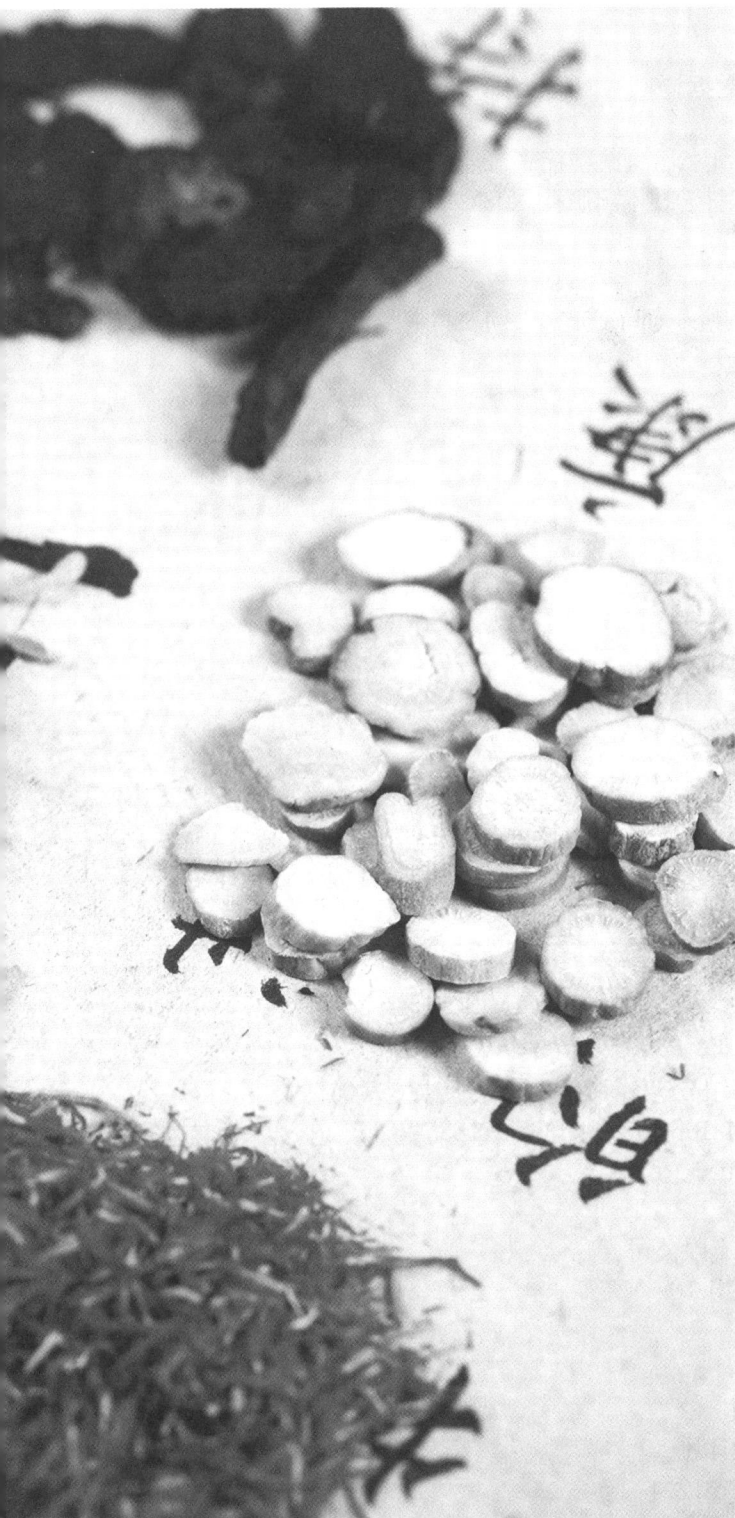

白山黑水，杏林撷珍

——东北名医医案精粹

梁群 蔡昕 主编

朱永志 主审

黑龙江科学技术出版社
HEILONGJIANG SCIENCE AND TECHNOLOGY PRESS

图书在版编目（CIP）数据

白山黑水，杏林撷珍：东北名医医案精粹 / 梁群，
蔡昕主编. —— 哈尔滨：黑龙江科学技术出版社，2022.7
ISBN 978-7-5719-1512-4

Ⅰ. ①白… Ⅱ. ①梁… ②蔡… Ⅲ. ①医案 – 汇编 –
中国 – 现代 Ⅳ. ①R249.7

中国版本图书馆 CIP 数据核字(2022)第 129226 号

白山黑水，杏林撷珍——东北名医医案精粹
BAISHAN HEISHUI, XINGLIN XIEZHEN——DONGBEI MINGYI YI'AN JINGCUI
梁群　蔡昕　主编

责任编辑	闫海波	
封面设计	林　子	
出　　版	黑龙江科学技术出版社	
	地址：哈尔滨市南岗区公安街 70-2 号　邮编：150007	
	电话：（0451）53642106　传真：（0451）53642143	
	网址：www.lkcbs.cn	
发　　行	全国新华书店	
印　　刷	哈尔滨市石桥印务有限公司	
开　　本	787 mm×1092 mm　1/16	
印　　张	13.5	
字　　数	270 千字	
版　　次	2022 年 7 月第 1 版	
印　　次	2022 年 7 月第 1 次印刷	
书　　号	ISBN 978-7-5719-1512-4	
定　　价	69.00 元	

「序 言1」

中医药在历史上对中华民族的繁荣昌盛功不可没，至今对人类生命科学仍然显示出自身独有的科学价值，并永不枯竭。临床是中医生存与发展的根基。面对疾病，面对人类健康医学的宗旨，研究中医理论，掌握疾病防治能力，始终不能脱离临床。宝贵的中医临床经验与真知灼见都是在长期大量的临床重复中积淀的结果，只有在艰苦的临床历练中不断探索，不断总结，才能有所作为，有所创新。"悟其理，行其道，且苦行其道，方能有成。"不断提高临床能力与水平，永无止境。植根于中华文明的中医药虽历经劫难却生生不息，其根本是确能防病治病、修心健身。源于临床的经验弥足珍贵，基于临床的创新是学术生命力的源泉，永不枯竭。她代表着未来生命科学与临床医学的发展方向。正本清源是生存之道，原创不熄是发展之本。而本书的出版正是梁群教授体现此价值理念的响应。

梁群教授在急危重症医学这个重要的工作领域30年如一日，对工作精益求精，坚持不懈，勤于学习，善于实践，秉公无私，发扬精诚之医德，视患者如亲人，用大爱来诠释"生命卫士"的意义。她严于律己，宽以待人，在工作中取得一个又一个卓越成就，身为全国急危重症医学领域著名的专家，长江学者特聘教授，二级教授，博士、博士后导师，黑龙江省名中医，龙江名医，黑龙江中医药大学护理学院院长、黑龙江中医药大学附属第一医院急诊、重症医学科主任，急症教研室主任，默默付出，诲人不倦，她竭尽全力为患者除病痛，守护患者健康、生命，不辞艰辛，执着追求，是当之无愧的急危重症医学领域的"守门人"，更是为医药卫生事业和人类身心健康艰苦奋斗的真正勇士。梁群教授回忆几十年的为医历程，无时无刻不在面对各种难题，但最大也是最多的难题却是如何面对渴望求生而又无力回天的病人，亲身体验可行的路有两条：一则虔诚再读旧籍以自省，二则虚心请教前辈求真谛。如今，国家大力扶持中医药事业，同仁当齐心协力，趁势振兴！"惧非其人，而时有所隐"，医道之隐现，中医之存废，不仅取决于政策的支持与否，更为重要的是中医药人才的出现与否，正所谓人能弘道。梁群教授秉承着"医德广披是所愿"的崇高理想，培养后学，不遗余力，热心中医药事业建设，重视下一代接班人的培养。素来从善如流，对学生、同仁皆是善以待人，不辞辛劳地为大家创造学习条件和机会。历史证明，中医名医、大家，无疑是捍卫中医、彰道于天下的引领者。名医之属，教育即可成之，大家之流，非天机不可造就。然而，要想成就名医和大家，即便天资深远、聪慧玄通之人，亦需要学习之参考或借鉴，故历代贤德将学术思想和经验总结成书，无疑为有志于医的人创造了一定的成才条件。

本书将为大家体现各医家丰富的学术思想和临床实践经验，值得各位读者参考借鉴。诸老皆长好医术，不慕荣利，溯源《灵》《素》，问道长沙，理论独树一帜，临证颇有所得。

李 延

2022 年 3 月 21 日

「序言2」

在我国数千年的历史长河中，中医药为中华民族的健康和发展做出了巨大贡献，积累了丰富的实践经验。中医药具有几千年的悠久历史，它由多部经典的深厚理论构筑起坚实的基础，也汇聚了历代医家积累的丰富经验，是一个"理法方药"完备、"道术并重"的独特医学体系。历代名医的学术思想和临证经验是中医药学的中药组成部分，能凸显中医药的特色和优势，而其学术经验之精华集中反映于医案。医案在中医学术经验传承中具有极其重要的、不可代替的学术地位，在中医学习、临证、科研中，具有积极重要的承启作用。

名老中医是将前人经验、中医学基本理论与自身临床实践相结合来解决临床当中所遇疑难杂病的典范，代表着当前中医学学术思想水平和临床发展水平的最高境界，是当代中医学学术和临床发展的杰出代表，其中名老中医学术思想的传承与实践功不可没。"十三五"规划中提出中医药发展应当总结中医优势病种和临床基本诊疗规律，挖掘民间优秀中医诊疗技术和方药，全面系统地继承名老中医专家学术思想和临证经验，推动我国中医药事业发展，为中医学走向世界奠定坚实的基础。

名老中医医案经验代表着中医学术发展的方向，是理论创新的前沿，作为名老中医临床思维的载体，医案是描述其临证经验、诊疗过程、诊疗思想的一种方式，医案收集是对成果进行学术交流的一种工具。名老中医的医案是中医继承创新与发展的源泉，是理论与实践的重要载体，其传承工作任重而道远，同时名老中医是中医传承的重要纽带，其学术思想是通过长期临床实践和理论研究凝练而成的精华，具有极强的学术研究和临床指导意义。传承名老中医学术思想与临床经验，不仅对推动中医药学术进步具有积极作用，也对培养新时代青年中医具有推动作用。

中医治疗内科疾病近年来迅速发展，成为医学中不可忽视的中坚力量。中医针对内科急证及慢性疾病，有其独特的辨证体系，区别于现代医学的思维模式，也有别于现代医学的治疗方法。中医之生命在于理论，理论之根源本于临床，临床水平之检测在于疗效。临床疗效是迄今为止一切医学的核心问题，也是中医学强大的生命力之所在，只有通过临床实践才能不断地总结提高。各位名老中医坚持理论结合临床的治疗理念，通过不懈的钻研和不断学习，验证了中医结合治疗疾病的优越性，集诸位大成者于此书。本书无论从临床实践还是理论体系，均体现了各位名老中医丰富的临床经验及由此累计的宝贵学术思想。

孙伟正

2022 年 6 月 6 日

前言

中医药文化是中国优秀传统文化的重要组成部分，蕴含着丰富的人文科学和哲学思想，是中国人民在千百年的中医药事业发展中孕育出来的宝贵财富。中医医案是这一宝贵财富中的重要组成部分，涵盖了中医基础理论和临床各方面的知识，记述了医家对病证的辨证施治的全过程，反映了各位名家的学术思想与临床经验，各有不同特色，各有独到见解。章太炎先生曾做过这样的论断："中医之成绩，医案最著，欲求前人之经验心得，医案最有线索可寻，循此钻研，事半功倍。"可见其重要性，但如今各名家医案较为零散，给临床工作的中医医师查阅资料带来了诸多不便，编者鉴于此，决定对东北三省20位名家的临床治疗经验进行收集和归纳，汇编成册。

本书共收录20位名老中医医案，按省份划分，以年龄排序，对各位名家在临床中典型的医案进行整理，提炼其中的学术思想、治疗经验及治疗方法等，各案末尾附有编者按语，阐发各医案奥义，供给当代医生学习与研究，吸取精髓，总结规律，发扬真谛。

《医宗金鉴》说："医者书不熟则理不明，理不明则识不清，临征游移，漫无定见，药证不合，难以奏效。"读书为了明理，明理是为了识清，识清方可临床辨证准确。本书以介绍治疗经验和方法为侧重，取材严谨，坚持以"勤求古训、博采中方"的精神，总结从医数十年的中医治疗经验，内容以急危重症及疑难杂症为主，虽然有许多老先生都已驾鹤西去，但他们宝贵的教学和临床经验应被后人总结、传承并发展。篇尾尚有按语，对本篇医案进行详细的讲解和总结，个人学有师承，虽严谨珍贵，但也不免有待改正之处，望广大读者批评指正。本书诚为整理、继承、推广名老中医经验，希望读者可以短期高效的掌握名老中医的诊疗经验，以提高临床学术素养和诊疗水平。

为适应我国中医发展策略，更好落实中医发展政策，加快祖国医药发展现代化的步伐，从近代中医发展宝贵材料中选取中医临床治疗经验，汇编成册。本书旨在将中医理法方药、辨证论治及临床治疗三者融为一体，内容除了各医家的学术思想、医案等，还附有各位名家的简要医事，望青年中医人从医德、医理、医技均可得到借鉴从而得到自我提升。本书亦旨在更好地为祖国人民及世界人民服务，为祖国及世界继承和发扬祖国医学尽绵薄之力。

梁 群

2022 年 7 月

目 录

黑龙江省名家医案 1

  华廷芳治疗红斑狼疮及血小板减少性紫斑症经验 3

  郑侨治疗内科杂病经验 13

  吴惟康治疗崩漏经验 23

  陈景河治疗循环系统疾病经验 33

  王德光治疗消化系统疾病经验 43

  邹德琛治疗消渴病经验 53

吉林省名家医案 61

  马志治疗妇人崩漏及小儿麻疹经验 63

  任继学治疗内科杂病经验 73

  程绍恩治疗内科杂病经验 83

  李莹治疗肾系疾病经验 93

  南征治疗疑难杂病及危重症经验 103

  杨宗孟治疗妇科疑难杂症经验 115

辽宁省名家医案 125

  王乐善治疗疑难重症经验 127

  崔兴源治疗咳喘经验 135

  卢玉起治疗痹症经验 145

  李玉奇治疗萎缩性胃炎经验 153

  查玉明治疗心血管疾病经验 165

  李寿山治疗内科杂病经验 175

  周学文治疗溃疡性结肠炎经验 185

  杨积武治疗心力衰竭经验 195

跋 203

总 结 204

黑龙江省名家医案

共选载黑龙江省 6 位名老中医的临床治疗经验，均按照出生日期为序依次排列。本篇集龙江 6 位名师理论建树和宝贵的临床经验之精华，并附各位医家小传、介绍医家一生悬壶济世之经验及学术精华，包括擅长疾病的诊治、疑难杂病的效方和名家学医生涯及成才之路的介绍。对于各疾病论述形式未尽一致，仅根据临床体会的侧重点来真实描述，将医家们的诊疗思想与临床心悟穿插其中，希望能对中医药临床工作者以及热爱中医药的读者有所帮助。由于时间仓促，水平有限，疏漏之处在所难免，祈请读者和同道批评指正。

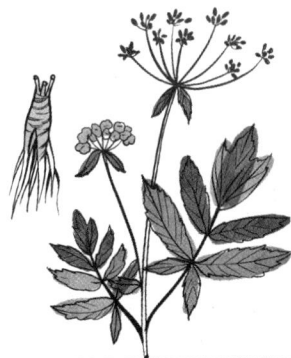

白山黑水，杏林撷珍——东北名医医案精粹

华廷芳治疗红斑狼疮及血小板减少性紫斑症经验

◎ 名医简介 ◎

华廷芳（1911—1985 年），男，汉，奉天庄河人。1934 年起独立行医，在齐齐哈尔世一堂、万育堂为坐堂先生，历任齐齐哈尔市中医联合诊所所长、第一医院中医科主任。业余为齐齐哈尔市中医讲授《伤寒论》，为西学中医班学员讲授《金匮要略》等课程。先后荣获齐齐哈尔市卫生局、医务工会、科技协会等单位授予的先进工作者称号。1959 年，华廷芳调到黑龙江省中医学院，任基础部伤寒教研室主任。在医疗和教学中，谨遵古训，博采现代各家之长，对《内经》《伤寒论》《金匮要略》《医宗金鉴》等医学典籍，精心研究，认真应用于临床、教学实践。同时其经过多年的探索，对治疗"血小板减少性紫斑病""系统性红斑狼疮"等的中医治疗取得较系统的经验，发表数十篇论文，引起医学界的重视，其一生施治血小板减少性紫斑病患者千余例，治愈率达 90%。对系统性红斑狼疮采用消毒解热、活血养阴的治疗方法，有效率达 80%。华廷芳治学严谨，认真负责。常为备好一堂课彻夜不眠。保存下来的教案有 34 册，达 200 万字，内容丰富，字迹工整。保存下来的病情记录有 90 册，病例上万，这些都为发展中医学和培养中医人才积累了宝贵资料。

◎ 学术思想 ◎

1. 精究经典，以广其用

（1）华老长期从事经典的理论教学，精研经方，准确掌握其主治证候之病因病机、症状特点以及应用指征，如此在临床上得到广泛应用，达到神变无方而又万变不离其宗的境界。以《伤寒论》中经典方剂小柴胡汤为例，历代医家对《伤寒论》第 96 条中的"往来寒热，胸胁苦满，嘿嘿不欲饮食，心烦喜呕，或胸中烦而不呕，或渴，或腹中痛，或胁下痞硬，或心下悸，小便不利，或不渴，身有微热，或咳"等诸多症状均列作小柴胡汤主治证候。华老在充分理解原文的基础上指出："小柴胡汤既非汗吐下利之猛剂，又非大寒大热、大攻大补之药，故称之为和解之剂""小柴胡汤可通行足少阳胆经、手少阳三焦经。上焦病包括心肺及胸以上诸病，中焦病包括脾胃及胰腺肠诸病，下焦病则包括肝肾及子宫前后等诸病"。"正因为小柴胡汤可通行于肝胆，游行于三焦，充斥于各部，上下内外，具左并右，有泛应曲当之妙，可以在其证中，但见一证便是，不必悉具，亦扩大小柴胡汤之治疗范围，使人不必拘于条文的几个症状。"在临床应用当中，华老将小柴胡汤广泛运用于诸如急性肝炎、乙型肝炎、胆囊炎、肋软骨炎、胸痹、支饮、神经性呕吐、慢性胃炎、胃溃疡、结肠炎、精神分裂症、无名热以及难以诊断的"嘿嘿不欲饮食"等病症中，均取得了良好的治疗效果。

（2）《伤寒论》之经典方剂小青龙汤，原方主治外寒内饮之疾病，在《金匮要略·痰饮咳嗽病脉证并治》中用于治疗水饮之邪泛溢于肌肤之"溢饮"。原方主治症状颇多，除咳喘外，尚有干呕、发热、口渴、下利、小便不利、少腹满等。但究其病因病机，则不外内有饮邪停聚，外有风寒相击两端，也即"外寒不解，与内饮相合，侵犯部位不同，所现症状各异"。原方以麻黄、桂枝发汗解表，以散风寒外来之邪气，以干姜、细辛散寒化饮，助麻、桂发散之力，佐以半夏、五味子，一以散结降逆，燥湿除痰，一以酸敛，以收耗散之肺气，辅以白芍理血分之水、甘草和中调药。华老用之于临床，除北方冬季呼吸内科常见之慢支、肺气肿外，妊娠咳嗽、外感咳嗽、浮肿咳嗽，甚至肥胖咳嗽，用之均验。

2. 审外揣内，标本兼顾

华老认为应仔细审查疾病所带来的表观反应，根据其变化的时间、程度、性质等，去诊断其疾病和具体症候，并结合个人的体质与生活环境等，整体全面地追究发病的本质原因及病机，在基本治疗的大法上灵活加减。如针对血小板减少性紫斑症属内热炽盛证的治疗之中，华老认为紫斑出现于皮肤之中，有色点而无头粒，按之不褪色，不隆起，或如蚁迹，或为云片，大小不等，乃血液被火熬煎，不安其宅，渗出于皮肤所致，但不能单紫斑即决定都遵循清热解毒止血法，必须观其病因兼症，色脉合参，整体观察，方不致误。华老认为从斑色而论，认为其红者，证明火毒尚轻，仍有新陈代谢之能，血液循环尚佳，故色红活也，乃心经一经之火盛；紫者火甚，熬煎至甚，故斑色紫，红之甚也，乃心挟肝胆相火为患；黑者，血液不能流通灌注，凝聚不流，故色转黑也，乃热甚久瘀之象。血小板减少，不能凝血，则各处出血，皮下、齿龈、鼻孔、眼底、前阴、内脏出血不止，则血小板愈少，而成恶性循环，皆乃热盛沸腾，血不循经所致。辨证论治认为如各处出血，唯一治法，以止血为重，止得一分血，即保存一分津液，延长一时寿命。而欲止其血，须治其本原，因血热妄行者，其病本在于血热破损其血络，而致血液溢出脉外，则以热者寒之可也；因前阴流血，血为气之母，血脱气亦随之流失，日久必致气随血脱，终致大气下陷，而其本在于中气下陷，故垂陷者举之可也；血出之后，必有未尽之血留于经络皮肤各处，故发为紫斑及瘀血斑，瘀血又可成为病本而致新的出血，如此恶性循环不愈，则应以行瘀活血之法，乃瘀者行之也；而失血之后，人必虚弱，形成亏损，必用温补之品，免成骨蒸劳瘵等病，乃虚者补之也，此应贯穿始终。华老认为虽然同一疾病可运用同种基本治疗大法，但证治时必须根据疾病不同阶段不同体质的症候特点加以用药，需观其表，思其里，辨病与辨证相结合，才能全面认清疾病的本质，灵活辨治。

3. 外科诸病，首辨阴阳

阴阳是一切外科疾病的辨证总纲。《素问·阴阳应象大论》有云："善诊者，察色按脉，先别阴阳"。《疡医大全·论阴阳法》云："凡诊视痈疽，施治必须先审阴阳，乃为医道之纲领，阴阳无缪，治焉有差！医道虽繁，而可以一言蔽之者，曰阴阳而已。"故外科疾病的辨证，首先应辨清病之阴阳属性，阴阳明晰，治疗大法即可定矣。华老遵前法，据临床，总结外科疾病的辨证论治，治疗外科疾病强调首应辨清病之阴阳属性。外科疾病的阴阳辨证不仅要从全身症状分析，而且更重局部表现，主要从发病缓急、病位深浅、皮肤颜色、温度、肿形高度、范围、肿块硬度、疼痛感觉、脓液稀稠、肉芽色泽、创面愈合等方面辨证。华老指出，痈发六腑，属阳，症多红肿热痛，易消易溃易敛；治法则遵《外科证治全生集》之"痈肿以消为贵、以托为畏"；治疗中则将其划分为初起、成脓和溃后三个阶段，分立法度而治之。疽则发五脏，属阴，平白塌陷，坚硬如石，难消难溃难敛，治当以回阳为主。证分阴阳，治疗用药亦随之而出，阳证用阴药，阴证用阳药。所谓"寒者热之，热者寒之"也。华老在治疗外科疾病中常以寒凉之品治疗阳证，以温热之药治疗阴证。华老临证用药中亦常用阴阳属性辨药，如其每用角霜治疗乳房红肿热痛，认为鹿角属纯阳之体，督脉最盛，而角生督脉，为阳中之阳，善能通经活络，化血行瘀，经络通，瘀血化，乳痈自愈。

◎治法特点◎

1. 治法多样，据病施治

（1）华老在治疗妇科下阴病，如带下、阴痒、阴挺、外阴白斑以及蛲虫症、阴囊水肿等下部病证时，在辨证施治予以汤剂的基础上，尚往往辅以中药熏洗。药物熏洗是祖国传统外治法中的一大特色，具有开泄腠理、通调气血、祛风除湿、清热解毒、消肿止痛、疏风止痒等功效，因其具有简便易行、疗效确切、毒副作用小等优势，广泛应用于临床，华老用其治疗下部病症，疗效满意。

（2）华老在治疗体表局限性病症时，内服的同时往往采用中药直接外敷。直接外敷法多适用于病位接近体表且限于局部的病症，且多遵循就近原则，敷于患处，使药物直达病所，奏效迅速，弥补内治法疗效之不足。如华老在治疗外科病时，常用口服药物配合金黄散、芙蓉叶散、三白散、梅花点舌丹等药物直接外敷，双管齐下，内外同治，疗效满意。此外，华老在治疗烧烫伤及冻疮时特附有烫伤药及冻疮药的方药及用法，临床应用收效甚速，屡试屡验。

（3）华老以外治法治疗鼻衄患者时，手法多样，如灯火灸、扎指法、吹鼻法、贴敷法等，古法沿用。灯火灸疗法即用灯芯草（或细苎麻绳）蘸植物油点燃后，快速点按在患者身体穴位上直接灼烫的一种灸法，是根据中医经络学说的理论而形成的。它是通过灯芯火对穴位产生温热刺激作用，借助经络的传导，激发经络之气，以疏通经脉，调和气血，调整脏腑的阴阳平衡，促进机体功能活动恢复正常。少商穴为肺经井穴，具有泄热开窍、回阳救逆、利咽镇痉之功效，华老采用灯火灸灸少商穴，可摄血归经，收摄止血，从而起到止鼻衄的作用。扎指疗法即用线绳绑扎手指，刺激相应部位，以达到治疗目的的一种方法。《外治寿世方》对本法已有记载，称"鼻血，用线扎紧中指第二骨节弯曲之处"，捆扎中魁穴可治。中魁穴在心包经脉上，可起调节气血作用，中指本节位置与之相近，故华老结扎中指亦可达到止血的目的。吹鼻法是将药物粉末吹入鼻中的用药方法，此法有苏醒神志、止血等功用。华老吹鼻所用药物为头发烧灰即血余炭。血余炭有消瘀止血之功，采用吹鼻法直接作用于患处，作用直接，起效迅速，鼻衄立止。此外华老运用穴位贴敷疗法以吴茱萸贴敷涌泉穴，可引气血下行，有上病下治之意，对治疗鼻衄患者立竿见影。

2. 治疗紫癜病，以止血为重

华老认为治疗紫癜病不能单看紫斑即决定治法，必须观其病因兼症，色脉合参，整体观察，方不致误。如各处出血，唯一治法，以止血为重，止得一分血，即保存一分津液，延长一时寿命。欲止其血，须治其原，因血热妄行，则以热者寒之可也；前阴流血，日久滑脱，大气下陷，则垂陷者举之可也；血出之后，必有未尽，留于经络皮肤各处，故发现紫斑及瘀血斑，以行瘀活血之法，乃瘀者行之也；失血之后，人必虚弱，形成亏损，必用温补之品，免成骨蒸劳瘵等病，乃虚者补之也。根据数十年对血小板减少性紫斑症的临床治疗体会中，华老将其分为4型，即前阴流血型、齿衄鼻衄型，两者以牛角地黄汤加减，前者加以地榆、茜草等收涩止经血，后者加荷叶、白茅根、大黄、牛膝凉血止血、引血下行；身有出血点型，以桃红四物汤加减治疗；针对第4型血小板减少者，患者无其他出血现象，只有血小板减少，可用补剂，阴虚者用枸菊地黄丸、天王补心丹，阳虚者用圣愈汤、归脾丸；若遇患者热盛侵心，邪蒙脑窍，高热神昏谵语，则急用安宫牛黄丸、牛角化毒丸以清热解毒、醒神开窍，此为血被热扰，热毒除则血方得止。

3. 治疗红斑狼疮，分期复法

华老认为疾病是一个发生发展的动态过程，应随时观察患者的病情变化而对方药做出调整，而非固执一方单法。如针对治疗系统性红斑狼疮，华老认为本病急性期应以清热解毒为主要治法。因毒之为病不同，故解毒之法，有以生克而解者，有以专能而解者。如甘草性甘，以甘解百毒，行其中和也。水牛角喜食毒辣，角生鼻上，得肺气最盛，是因寒气而解毒也。升麻纹如车辐，通行经络，其性上升，是以蛊毒入口皆吐出，以吐而解毒也。其他如双花、连翘、大青叶、大力子等皆有解毒作用，以其寒凉也。故药之解毒者，多具寒凉之性，而寒凉之药，非皆能解毒，视其功能之专长。本病为毒自内发者多，常用山慈姑、双花、连翘、蚕沙、重楼、苦参、马齿苋、半枝莲、土茯苓、菊花、川贝等性寒之清热解毒药治疗本病。瘀则为毒，通则不痛，故清热解毒同时应辅以川芎、鸡血藤等行气活血散瘀之品。而热毒之邪伤及阴液，又见阴虚之证，故在清热解毒的同时，应辅以凉血养阴祛风之法，华老常用当归、白芍、生地、丹皮、紫草、荆芥、防风、蒺藜等。此病迁延难愈，患者患病日久，会出现体弱无力，食减消瘦，正气日耗而出现气阴两伤的现象，正虚邪恋，余热难清，故应施以攻补兼施之法，如气虚甚则用人参、黄芪补之；若脾虚食欲不振则用白术、莲子、山药、鸡内金、扁豆、砂仁、紫蔻；若肺阴虚则用沙参、百合、川贝等。

◎基本方及方解◎

1. 红斑狼疮基本方药及方解

山慈姑 10g	蛇床子 10g	半枝莲 10g	重 楼 10g
蝉 蜕 15g	蛇 蜕 15g	当 归 20g	生 地 20g
白 芍 20g	川 芎 20g	甘 草 10g	

方解：本方为治疗系统性红斑狼疮基本方，本病以面部红斑、皮疹为主，同时伴见发热、

瘙痒等症，方中山慈姑、重楼、半枝莲以清热解毒；热伤津液，耗伤阴血，则配生地、当归、白芍以凉血活血，养阴生津；血虚则生风，则见皮肤瘙痒，配蛇床子、蝉蜕、蛇蜕以祛风止痒；辅以川芎行气散瘀，甘草调和诸药。若症见高热则用牛角、羚羊角、生石膏；五心烦热或低热，则用紫草、牡蛎、地骨皮、青蒿、生地、元参、寸冬；痒者加防风、荆芥、蒺藜、僵蚕、蝉蜕、蛇床子；关节痛则用桑枝、老节、乳香、没药、大艽、白花蛇、全虫、蜈蚣；湿盛者加防己、薏米、云苓、木瓜，或白术、苍术；失眠者加枣仁、柏子仁、合欢皮、夜交藤等。总之，当随证加减，不可执一。

2. 血小板减少性紫斑症基本方药及方解

| 水牛角 20g | 生 地 20g | 白 芍 20g | 丹 皮 20g |
| 当 归 20g | 红 花 15g | 甘 草 15g | |

方解：本方为治疗血小板减少性紫斑症的基础方，以牛角地黄汤加减，方中水牛角清热解毒，生地、白芍、丹皮凉血止血，养阴生津，红花、当归活血化瘀，配甘草以调和药性。临床因根据出血的不同类型予以加减，如前阴出血型者需加茜草、地榆炭、艾炭、阿胶以凉血止血，加龙骨、牡蛎收涩升提；齿衄鼻衄型应加牛膝、大黄引血下行，加柏叶、荷叶、白茅根、藕节凉血通络；皮肤血点瘀斑者，加桃仁、川芎、竹茹、瓜蒌活血通络；后期调理可用补剂如枸菊地黄丸、归脾丸等。

◎病案举例◎

病案 1

邓某，男，47 岁，初诊日期：1979 年 8 月 5 日。

主诉：鼻部、头部及龟头有红斑，瘙痒落屑 2 月余。

现病史：患者 2 月前因高温作业，汗出当风而发病。症见鼻柱、龟头处狼疮各 1 处，头部各处亦有，痒极落屑，午后身微热，四肢尤甚，脉象沉缓。在哈尔滨市各大医院进行免疫抗体等相关检查，诊断为系统性红斑狼疮，行常规治疗稍见好转后症状又复现。

【中医诊断】红蝴蝶疮。

【西医诊断】系统性红斑狼疮。

【辨证】风入血脉，阻滞经络。

【治法】祛风活血，舒经通络。

【处方】狼疮方加减。

菊 花 15g	蝉 蜕 15g	蛇 蜕 15g	山慈姑 15g
重 楼 15g	生荷叶 20g	蒺 藜 15g	蚕 沙 15g
当 归 25g	白 芍 15g	生 地 25g	川 芎 15g

水煎服日 1 剂。

二诊（8 月 15 日），服药 10d，患者鼻柱、龟头处色素渐退，痒瘥，惟服药后 3h 心烦，1h 即过，大便每日 3~4 次。上方去山慈姑、重楼、白芍，加紫草 15g、丹皮 15g、赤芍 15g 以增强清热凉血，活血行瘀之力，加荆芥 15g、防风 15g 以增强祛风止痒之力。

三诊（8月25日），继服药10d，患者鼻柱处狼疮已轻，色素渐退，痒减，头部瘙痒亦减，惟后背局部瘙痒落屑。上方去紫草，加鸡血藤15g以增强养血活血之力。

四诊（9月4日），继服药10d，患者鼻柱处狼疮继续减轻，惟头部微痒，落红屑，皮损处基底有红点，龟头处狼疮面积缩小，色红。上方去鸡血藤、荆芥、当归、生地，加苦参25g、马齿苋25g、土茯苓25g、金银花15g以增强清热解毒之力。

五诊（9月16日），服上方10d，患者鼻、龟头处狼疮已消，色素渐退，唯见夜间五心烦热，无力，食入有时胀满，大便溏，日2次。上方去荷叶、菊花、蚕沙、蒺藜、马齿苋、苦参、土茯苓、金银花、防风，加党参15g、白术15g、柴胡15g、青蒿15g、骨皮25g、玄参25g、麦冬15g、厚朴20g、枳壳20g以健脾消食，养阴生津。

六诊（9月26日），服上方10d，患者胀满不欲饮食已消，惟颜面头部狼疮瘙痒，搔则落屑。上方去玄参、麦冬，加茯苓15g、蒺藜15g、生荷叶15g、紫草15g以增强凉血解毒，祛风止痒，引药上行之力。

【按】患者共计诊治6次，服汤药50余剂，为期2月而愈。其因高温作业，汗出当风，故风入于血脉之中，阻塞经络，凝滞气血，故而出现狼疮。风则作痒，瘀则为毒，故初则以山慈姑、重楼、蚕沙、苦参、马齿苋、金银花、土茯苓等清热解毒；以当归、白芍、生地、川芎、生荷叶、紫草、丹皮、鸡血藤等活血行瘀；以蝉蜕、蛇蜕、蒺藜、防风、荆芥、蛇床子祛风止痒；以菊花、白芷、生荷叶引药至于病所；故数十剂后，诸症显效。五诊之后，因其五心烦热，食入有时胀满，故以柴胡、青蒿、地骨皮、玄参、寸冬养阴治其五心烦热；以厚朴、枳壳、人参、白术、云苓、甘草健脾消食，治其胀满、大便溏、不欲食等症，故服药数十剂，而临床症状基本痊愈。

病案2

钱某，女，26岁，初诊日期：1979年5月29日。

主诉：两颊及双上肢红斑痒极、流黄水2年余。

现病史：两年前患者两颊上肢狼疮痒极，对称分布，破则流黄水，逢阴雨天症状加重，关节痛甚。现症见患者高热，关节痛，无力，下肢浮肿，黑红色，腰部、四肢红痛，盗汗、自汗，月经有血块，量少紫黑，大便干，2~3d一行，小便黄。舌尖红，苔白，脉滑数。检查有胃下垂，肝区微痛，行狼疮相关抗体检查阳性，骨髓涂片检出狼疮细胞。

【中医诊断】红蝴蝶疮。

【西医诊断】系统性红斑狼疮。

【辨证】风入血脉，阻滞经络。

【治法】祛风活血，舒经通络。

【处方】狼疮方加减。

大　黄 5g	生荷叶 15g	山慈姑 10g	重　楼 5g
蝉　蜕 15g	蛇　蜕 5g	金银花 15g	连　翘 15g
生　地 25g	白　芍 15g	当　归 15g	麦　冬 15g
生石膏 40g	薏　米 15g		

水煎服日1剂。

二诊（8月18日），服药30d，患者低热，体温37.4℃，四肢关节痛，足跟痛，行路则甚，腿肿痛，胸胁胀痛，狼疮稍痒，后背酸痛，经略有血块，量少，小便黄。上方去大黄、石膏、连翘、麦冬、金银花、生荷叶、山慈菇、重楼，加柴胡15g、黄芩15g、厚朴15g、川牛膝15g、木瓜15g、防己15g、川芎15g，以增强清热解郁、舒经活络止痛之力。

三诊（10月12日），继服药30d，患者疮痒，皮下有出血点，各关节痛，下肢肿，胸胁胀痛，大便黑，小便黄，口唇干痛，低热，体温37.4℃，经行腹痛，有血块，前额、眉毛、两腮、两耳、鬓角、下巴起红疹如米粒大。使用一诊方药去大黄、石膏，加蛇舌草15g、半枝莲15g、红花15g、蒺藜15g，以增强清热解毒、活血化瘀之力。

四诊（11月9日），继服药15d，患者胸胃胁胀痛，关节痛，面身红疹仍痒，低热，体温37.4℃，经行腹痛，有血块。上方加玄参25g、麦冬15g、青蒿25g、骨皮25g、柴胡15g、瓜蒌15g、厚朴15g、枳实15g，以增强理气止痛、清虚热解郁之力。

五诊（12月13日），服上方30d，患者经行腹痛，有血块，手背、手心及腕部生有红疹，两下肢肿，各关节痛，颜面红热，近几日夜间低热，体温37.5℃，外阴痒极，右肋下、腹股沟部疼痛。以二诊方去柴胡、厚朴、黄芩，加白茅根15g、藕节15g、生石膏40g、羚羊角5g，以增强清热解毒、活血止痛之力，减轻行经腹痛。并配合外洗方熏洗，方用防风25g、荆芥25g、艾叶25g、透骨草5g、蛇床子25g、白鲜皮25g、紫荆皮25g、海桐皮25g、苦参25g、川椒15g、雄黄20g、白矾20g，日熏2次洗2次。

七诊（2月6日），服药10d后，患者下肢肿胀减轻，块渐消，胸胃胁及各关节痛减，后背酸胀疼痛亦轻，狼疮渐少，色素渐退。经检查肺肝肾功能正常，血常规中白细胞9.4×10^9/L，红细胞4.16×10^{12}/L，血红蛋白90g/L。上方加防己、薏米、茯苓、人参、白芍、葛根、陈皮、厚朴以补益脾胃，行以祛湿活络。（六诊略）

【按】红斑狼疮乃胶原性疾病之一，其证非常顽固，反复性大，变化多端，常以发热、关节痛、血沉快为其特点，侵犯心、肝、肾，病型互相转化，不始终在一经。有误诊为冻疮、皮肤病者，注射抗生素不见效，激素控制一时，不能根除。此患者共计诊治27次，服药400余剂，为期2年，而临床症状基本痊愈。其证不单纯为红斑狼疮，夹杂有痛经病、胃病、肝郁气滞病，故其病屡变，方剂亦屡易，非一方一法所可治愈者，必须随证加减，灵活变通，包括清热解毒、活血调经、疏肝健胃、通便利尿、祛风除湿、扶正活络等法。

病案3

宋某，女，32岁，初诊日期：1956年5月17日。

主诉：全身散在紫斑，鼻腔出血10余日。

病史：患者既往每逢春季换季，必犯鼻衄，现症见鼻衄不止，身热自汗，大便干燥难排，左下肢浮肿，舌苔焦干，全身大小不等紫斑，左小腿硬结，脉滑数。当下产后40余日，最近一次月经，已过5d。行血常规等相关检查诊断为"血小板减少性紫斑症"。

【中医诊断】紫癜病。

【西医诊断】血小板减少性紫斑症。

【辨证】阳明热盛，迫血妄行。

【治法】苦寒急下，活血行瘀。

【处方】牛角地黄汤合泻心汤加减。

| 水牛角30g | 生 地30g | 赤 芍30g | 丹 皮30g |

| 生石膏 5g | 桃 仁 30g | 红 花 15g | 乳 香 15g |
| 没 药 15g | 川黄连 30g | 大 黄 10g | 黄 芩 30g |

加水 900ml，煎成 300ml，分 2 次服，早晚各 1 次。

二诊（5 月 18 日），服药 1d 后，患者左小腿肿渐消，但腿肚稍硬，舌有润状，无口渴身热减，斑色已淡，且无新生，自汗减少，左头部稍痛，脉象稍减。上方去黄芩、黄连，加牛膝 15g 以强筋骨，破血行瘀。

三诊（5 月 21 日），继服药 3d，患者左侧头眩，发热微渴，右鼻孔稍有血，全身紫斑，色退渐消，且无新生，二便通畅，食眠尚佳，左小腿有少许硬，四肢颜面有贫血状。上方去石膏、大黄，加花粉 15g、知母 15g、菊花 10g、槟榔 10g，以增强清热生津、行气利水之力。

四诊（5 月 24 日），继服药 3d 后，患者紫斑已消，仅有瘢痕，左小腿已软化，鼻衄止，渴减，惟四肢微热，左半头眩，二日不大便，颜面四肢贫血，上方去天花粉、槟榔，加玄参 15g、麦冬 30g、天冬 30g、赭石 15g、地骨皮 15g、骨皮 15g 以增强养阴清热、生津退热之力。

五诊（5 月 25 日），服用上方 1d 后，身躯四肢热已退，衄止，瘢痕全消，左小腿肚已软化，饮食如常。本想再予补气血之剂，但因家庭原因，患者要求出院。

【按】此患者大衄不止，身热自汗，舌焦口干，乃阳明热盛，迫血妄行，故用大剂凉下之大黄泻心汤，即高者抑之也，并合治疗血小板减少性紫斑症基础方之牛角地黄汤加减。方中水牛角、川黄连、黄芩清热解毒，大黄、生石膏泻阳明之热，与红花、桃仁、丹皮、赤芍共奏活血化瘀之力，生地凉血养阴生津，乳香、没药活血消肿止痛。热退瘀化则血流归经，紫斑得消。

病案 4

曲某，女 25 岁，初诊日期：1955 年 4 月 25 日。

主诉：发热，全身紫斑、前阴流血 1d。

病史：患者症见恶热，大渴喜饮，神志昏迷，谵语；身起紫斑，其小者如绿豆大，大者如核桃，按之不褪色，不痒痛；前阴流血，烦躁不安，瞳神昏愦，目不识人，咽痛头疼，小便红，大便黑；脉洪数，每分钟 150 次，检查血常规中白细胞 18×10^9/L，红细胞 1.35×10^{12}/L，血小板 67×10^9/L，凝血试验中，出血时间为 7min，凝血时间为 3min，束臂试验阳性，经会诊后确为血小板减少性紫斑症。

【中医诊断】紫癜病。

【西医诊断】血小板减少性紫斑症。

【辨证】邪入心包，热迫血行。

【治法】清热解毒化瘀。

【处方】安宫牛黄丸合牛角解毒丸。

牛 黄 35g	郁 金 35g	水牛角 35g	川 连 35g
朱 砂 35g	冰 片 10g	麝 香 10g	珍 珠 25g
栀 子 35g	雄 黄 35g	黄 芩 35g	

共末，蜜大丸。

| 水牛角 5g | 桔 梗 5g | 赤 芍 25g | 牛蒡子 25g |

生 地 25g　　元 参 30g　　连 翘 30g　　芒 硝 10g

甘 草 10g　　青 黛 10g

共末，蜜大丸。

各 3 丸合服，分 3 次，4h 服 1 次，白水送下。

二诊（4 月 29 日），服药 4d 后，患者脉减症轻，前阴流血已少，斑点渐消，能静卧安眠。仍以前方各 6 丸，合服 4h 服 1 次。

三诊（5 月 3 日），服药 4d 后，神志已清，目能识人，流血已止；紫斑消失，且无新生；饮食增进。脉搏 125 次 / min。仍以前方各 5 丸合服，每日 3 次，服用 3d。

四诊（5 月 6 日），服药 3d 后，患者诸症痊愈，后以口服杞菊地黄丸、人参归脾丸，每日 3 次，以善其后。

患者乃于 5 月 17 日出院。出院时血常规检查：红细胞 3.50×10^{12}/L，白细胞 0.6×10^9/L，血小板 220×10^9/L，出血时间 2min，凝血时间 1.5min，束臂试验阴性。

【按】患者大便黑，小便红，目昏不识人，不但前阴流血，皮下出血，内脏及眼底亦有出血现象；恶热谵语，神昏烦躁，咽头痛，脉洪数。此皆热盛侵及心包及脑神经之故。故不但出现昏迷症状，而血被热扰，各处有出血现象。欲治其血，必先清热。用牛黄安宫丸清心包之热，芳香开窍。因牛黄善入心经，加以水牛角、川连、栀子、黄芩等助其清热解毒之力。方以寸香、冰片香窜开窍，解毒去秽；朱砂、珍珠、雄黄以清热解毒，镇静安神；郁金行气活血；化毒丸之赤芍生地活血行瘀；牛蒡子、连翘、青黛、朴硝以泄热解毒；甘草缓药之力，留于中焦；桔梗载药于上焦，散结止痛；元参滋阴生水之源。药具清热解毒，芳香通窍，镇静安神，活血行瘀之功，故能达到疗效。牛黄安宫丸，能治疗一切急性热证温毒斑疹、神昏谵语、烦渴狂躁、唇焦舌裂、咽喉肿痛、痰火迷神、口噤痉厥、喘急抽搐等等热证，无不立效。

◎ 总结 / 体会 ◎

系统性红斑狼疮为自身免疫性疾病，临床好发于育龄期女性，可累及多器官、多系统，临床表现复杂，属于难治性疾病。西医治疗本病主要采用非甾体抗炎药、糖皮质激素、免疫抑制剂等药物治疗方法，取得一定的疗效，但毒副作用也日趋明显。华老深研历代中医典籍，根据系统性红斑狼疮患者最常出现皮疹之症状，且半数出现面部蝶形红斑，怕日光暴晒，结合本病好发头面、痒甚且痛、怕晒日光等症状，华老认为本病属"阳疮"范畴，基本病机为热毒侵袭，血瘀经络，可从毒论治。系统性红斑狼疮之热毒即以毒自内发者多，其病因多为感受毒热之邪。此类病人素体阴虚或内热体质，加之阳光暴晒、汗出当风而致外感风热毒邪，或饮食不节、湿热内生、蕴而成毒，或久服激素及细胞毒药物等阳热性质药物，而致毒热之邪蕴于血分，燔灼营血发为皮肤红斑，灼伤血络，血溢肌肤则发为紫斑；气血凝滞，经络阻塞，则发为结节并伴皮肤痒痛；热盛肉腐，则皮肤破溃流脓；毒邪炽盛，进一步侵犯脏腑，脏腑功能失调，则可累及心、肺、肾等，出现癫痫、心悸、胸痛、咳嗽、咯血、水肿等症。因此在治疗系统性红斑狼疮，可以清热解毒、凉血养阴为基本大法。

血小板减少性紫斑症是一种以血小板减少为特征的出血性疾病，主要表现为皮肤及脏器的出血性倾向以及血小板显著减少。祖国中医对紫癜病尚无系统性论文，但其论述皆散于诸篇，如《医宗金鉴·外科心法》葡萄疫记载："此证多因婴儿感受疫气，郁于皮肤，凝结而成大小青紫斑点，状如葡萄，发于遍身，惟腿胫居多，齿龈腐烂，臭味出血，久则虚人。"中医认为紫斑症的病因很多，大致有因外感六淫者，有内伤七情者，有因积热者，有由阴寒者，内热炽盛居多，多可用牛角地黄汤加减治之。治疗紫斑病，首当其冲，应以止血为重，止得一分血，即保存一分津液，延长一时寿命。欲止其血，须治其原，因血热妄行，则以热者寒之可也；前阴流血，日久滑脱，大气下陷，则垂陷者举之可也；血出之后，必有未尽，留于经络皮肤各处，故发现紫斑及瘀血斑，以行瘀活血之法，乃瘀者之也；失血之后，人必虚弱，形成亏损，必用温补之品，免成骨蒸劳瘵等病，乃虚者补之也。

（梁　群　朱嘉敏　整理）

郑侨治疗内科杂病经验

◎名医简介◎

郑侨（1913—1998年），男，汉族，黑龙江省西兰县人。曾先后在兰西、肇东两地行医数十载。1947年参加革命，1956年加入中国共产党，1960年结业于北京中医学院师资教学研究班。先后在肇东县（现肇东市）中医药社任副经理，县中医院、人民医院任技术副院长等职。郑老是1952年肇东县（现肇东市）立中医院创建、1979年中医院复建重要组织领导人之一。曾先后任过县委、县人委、县工会职员，县科协、县政协副主席，省、县党代会代表，被选聘为省、地、县中医学会理事、副理事长，省中医学会顾问等要职。新中国成立初期，他几乎走遍肇东十几个乡社开展防疫、慢性病医治、普查普治等各项基层医疗工作，传播经验，救治病人。20世纪70年代面对中医事业后继乏人的严峻问题，他积极配合县卫生局组织参与多届中医药人员培训工作，承担两届省办名医带高徒教学，多次担任省地县的学术讲座和教学任务。1980年他任校长，亲自制定教学计划、教学大纲，培训全省各地中医工作者150余人。郑老几十年坚持临床医疗、科研、教学的同时，不断总结经验撰著，其许多科研论文、专著被辑入国家、省级出版的医书中。如《老中医经验汇编》《老中医医案选》《千家妙方》《龙江医话医论集》《北疆名医》《中国现代名中医医案精华》《郑侨医疗经验集》等。由于郑老的突出成绩和无私奉献，先后被评为县特级劳动模范、优秀共产党员、先进工作者标兵；黑龙江省劳动模范，卫生先进工作者标兵；全国卫生先进工作者，黑龙江省科技先进工作者，绥化地区科技先进工作者标兵。荣获绥化地区重大科技成果奖。郑老擅治内妇儿科杂症，尤擅长内科疑难杂症，对冠心病、哮喘病、糖尿病、肝脾胃疾患、急慢性肾炎、肾功能不全、前列腺病、性功能减退、不育不孕、风湿病、癫痫、血小板减少性紫癜等更有独到之处。

◎学术思想◎

1.急危重症多病实体虚

病实体虚是指疑难杂症尤其是急危重症往往表现为既有邪气实的一面，又有正气虚的一面，多呈虚实相兼的局面。一般而言，外感病症初起常以邪实为主，若邪气过盛，正不敌邪，进而导致正气耗伤，病情多由实致虚，或表现为虚实夹杂。内伤病症多在久患痼疾、脏腑气血阴阳亏损的基础上，复加某种诱因导致病情发作或加重，出现气滞、血瘀、水停、痰聚、生风、酿毒诸变，这些病理因素，或助邪或伤正，导致阴阳失调，气机逆乱，从而表现因虚致实、虚实并见的特点。由于人是一个极其复杂的有机体，邪正虚实往往错杂相兼，初病未必就实，如虚体感冒，治当扶正解表；久病亦未必就虚，往往伴有气滞、痰饮、水湿、瘀血等。

13

例如慢性肝炎既有疲劳乏力、腰酸膝软、口干便溏等肝脾肾俱损的征象，又有胁痛、脘痞、尿黄、食欲缺乏、目赤、口苦、口臭、舌红苔黄腻、脉弦滑等湿热瘀毒互结之表现。

2. 疑难杂症病因错杂

（1）疑难杂症较为单一的病机病证固然存在，但病证交叉相兼的情况更为多见。特别在当今生活条件下，社会、心理、环境、遗传、生物、物理、化学等各种因素都可以成为导致人体疾病的原因。也就是说，外感六淫、内伤七情、饮食劳倦等多种病因可同时或先后侵袭人体，致使气血失调，多脏受损；临床上病人往往多种病因交错、复合，多病丛生，病理因素复杂。疑难杂症病因虽多繁杂，然概而言之，则为内、外两端。外因多与感受六淫或温疫热毒有关，内伤多因脏腑功能失调而变生，如痰浊、水饮、瘀血，以及内生风、火、毒等。在疑难杂症发病中，内、外病邪并非单独致病，而常内外合邪，因果夹杂为患。因外感邪气与内生病邪具有"同气相召"的特性，而致内外相引。如卒中每因外风引动内风；真心痛，原本存在心脉不利、气机郁滞的病理基础，可因寒邪痹阻心脉，心脉阻碍，引发剧痛。

（2）疑难杂症无论外感还是内伤，其发病中主要病理因素多为风、热、火、痰、饮（水）、湿（浊）等病邪的形成，也多与风火有因果联系及转化关系。如邪热亢盛，血液受热煎熬，胶凝成瘀，则瘀热互结。火热炼津蒸液，则津凝成痰；痰郁化火，可致痰热互结，所谓"痰即有形之火，火即无形之痰"。风动痰升，内风挟痰，上蒙清窍、横窜经络，则见风痰征象。津血同源，痰瘀相关，因痰生瘀者，痰浊阻滞脉道，妨碍血行，则气阻血滞成瘀。因瘀生痰者，瘀阻脉道，水津失其输布，则聚而成痰，或瘀阻水停。湿热浊瘀互结，阻遏气机，三焦气化失司，肺脾肾功能失调，而使水毒内生，上逆凌心犯肺，下则肾失司化。而毒的生成，也是在疾病发展演变过程中，由风、火、痰、瘀等多种病理因素所酿生，常见的如风毒、热毒、火毒、湿毒、水毒、痰毒、瘀毒等，其性质多端，且可交错为患，使多个脏器发生实质性损害，功能严重失调。

3. 疑难"怪病"多则之于痰

（1）怪病大都是精神神经、体液之类的疾病，虽与疑病多郁以精神症状为主有相似的地方，但从临床表现上一为繁杂多变，一为怪异奇特；一者多无形可征，以功能性疾病为主，一者多有形可查，以实质性疾病为多。目前，从临床上来看由痰引起的疾病远远超出了这一范围，它涉及现代医学的呼吸系统炎症病变，及支气管腺体分泌亢进；消化道过度及异常的黏液分泌，或病理性组织增生；心血管系统冠状动脉循环功能不全，心肌缺血、缺氧；中枢神经功能失常，兴奋性增强或低下，以及脑缺氧，脑水肿；躯体局部慢性增殖性炎症，或某些特殊性病理组织增生等。不论任何系统的任何病变，凡表现有"痰"的特异性症候的，俱可根据异病同治的精神从痰论治。

（2）痰的治疗需区分脏腑虚实，凡因病生痰者，不能见痰治痰，应先治其病，治其脏腑，病去痰自然消除。同理，因痰而生病者，因先治痰，痰去则证自愈。按脏腑经络病位、痰之性质，临床上常用祛痰、化痰等不同药物、方剂治疗疾病。

◎治法特点◎

1. 因人制宜

（1）理论基础：重视个体，以人为本，具体情况，具体分析、具体治疗，这是中医治病的基本要求，也是疑难杂症治疗的重要指导思想之一。同一疾病，同一致病微生物，可能由于年龄、气候、季节、地域、个体之异，而表现为性质迥然不同的六淫邪气。如流行性出血热，江苏地区多为阳热亢盛的温热性症候，而江西地区则常见湿热性症候，东北地区气候凛冽，则多呈伤寒型表现。尤其值得注意的是：由于个体差异，机体对病邪的反应也各不相同，凡属青壮年，阳气旺盛，易于从阳化热，一般均见阳热亢盛表现，但也有少数病人，素体阳虚，寒疫直中，不从热化，而表现少阴病候者。又如同为郁怒伤肝，由于个体的差异不同，有的人仅表现为肝气郁结，有的人则表现为风阳上扰，有的人却表现为肝火炽盛，在治疗上则应分别选用疏肝理气、平肝熄风等不同方药进行治疗。

（2）郑老临床治疗：治疗血小板减少性紫癜时从心脾两虚、肝肾不足论治而获效者，也有从瘀热动血、络损血溢而获愈者；同为高血压，有从清肝泻火而取效者，也有温阳补肾而治愈者，虽一补一泻、一寒一温，治法相反，获效则一，贵在实事求是，具体问题具体分析，强调因人制宜的重视个体化治疗在郑老治疗疑难杂症中体现得尤为明显。

2. 治有主次

（1）理论基础：临床对多种病理因素错杂同病者，必须注意抓住主要矛盾方面，治有主次。如痰瘀相兼者，应分析是因痰致瘀，还是因瘀停痰，探求其形成原因，以确定直接治痰治瘀的主次，或是间接地调整脏腑功能，通过治痰之本、治瘀之因而解决。治有主次重点是要善于注意并把握疾病的标本缓急。标本理论的应用，在临床有很大的灵活性，"急则治标，缓则治本"是普遍的原则，理应遵循。

（2）郑老临床治疗：因某一疾病并发危急重症发生厥证时，郑老认为原发病为本，厥脱证为标，首要救治厥脱——标急从权。中风急性发病时，阴精亏损余下，血气并逆于上，风扬、痰火升腾，属于本虚标实。当先息风化痰、清火散瘀、治标缓急，继则滋肾养肝治本。但另一方面，有时急时治本，缓时标也能收到好的效果，如治疗咳喘长期持续发作，用化痰平喘，宣肺泄肺治疗诸法，喘不能平，辨证属肺肾阴虚，痰热内蕴者，用滋养肾。所以清化痰热之品，反而控制发作。这就说明，发时未必皆为治标，平时亦不尽完全治本。对于肝硬化腹水鼓胀患者，虽属标实为主，蛋清养肝肾或滋养肝肾，治本之法。易收到利水消肿的效果，且优于逐水治标之法。由此可见，对标本及治有主次的处理，郑老做到灵活应用。

3. 复法合方

治法是选方组药的依据，理应做到方随法定、药依证选，但因疑难杂症往往症候交叉复合，表里、寒热、虚实错杂，多脏传变并病等，为此，处方常有寒热并投，升降互用，消补兼施的情况。在根据症候主流，确定处方基本治则后，以主方为基础，辨证配合相应的辅助治疗方药，复合立法，解决病机的兼夹复合情况，在疑难杂症的治疗中显得格外重要。如寒凉清泄的处方中配以温热药；通降下沉的处方中，配以升散药；阴柔滋补的处方中，配以香燥药；疏泄宣散的处方中，配以收敛药，这样才能适应具体的病情，切中病机及各种病理因素，兼顾到虚实寒热的错杂和体质等各种情况，避免单一治法造成药性的偏颇。

◎基本方及方解◎

1. 基本方药：八味安神汤

熟　地 15g	山萸肉 15g	茯　　神 15g	琥　　珀 12g
龙　骨 30g	当　归 12g	枸杞子 15g	肉苁蓉 12g
白人参 12g	炙甘草 9g	炒酸枣仁 30g	九节菖蒲 12g

2. 方解

本方滋阴补肾、强志益精、镇静安神。适用心肾不交之心悸症和失眠症。心悸气短、健忘失眠、怔忡、脉细弱微急无力等。本方系从《小儿药证直诀》之六味地黄丸和《济生方》之归脾汤化裁而成。方用熟地、山萸肉补血滋阴、补益肝肾；茯神、炒枣仁益脾养肝、宁心安神；人参、甘草补脾益气；琥珀、菖蒲强志益精、镇静安神。诸药合用，共奏滋阴补肾、强志益精、镇静安神之功。临证运用必须根据病情变化，灵活加减运用，如以心悸为主者，可加生龙骨、当归、肉苁蓉、枸杞子。

◎病案举例◎

病案 1

李某，男，36 岁，初诊日期：1975 年 6 月 10 日。

主诉：患者意识不清，神昏谵语，躁动不宁 2 月余。

现病史：家属代述患者 2 月余前，初病发热咳嗽、头身痛、微觉恶寒。就医服药后，身大汗出而病未愈，后经多方治疗病仍未愈，日渐加剧。现卧床不起，不食，口渴喜凉，却不欲饮，小便黄赤，大便热结旁流味臭。

检查：颧赤，目眦，白睛赤，口唇破裂，舌红绛，苔中根部黄焦起刺，齿龈渗血，身有散在紫色斑点。口鼻气热，呼吸气促。扪之四肢肘膝厥冷，脉微急数无力。

【中医诊断】神昏。

【西医诊断】昏迷，紫癜，牙龈出血。

【辨证】据四诊所见，病属温病误用辛温发汗、阴伤液耗、热入营血。

【治法】清热解毒凉血，养阴生液法。

【处方】清宫汤加减。

生　地 20g	元　参 25g	莲　须 10g	连　翘 20g
广　角 15g	丹　皮 20g	金银花 50g	白　芍 20g
甘　草 10g	麦门冬 20g		

1 剂 2 煎，取汁 300ml，4h1 次，1 日服尽。

二诊（1975年6月11日），前方药1剂尽服，神志清，谵语止，嘱之再服药2剂。

三诊（1975年6月13日），齿龈渗血止，全身斑点渐退，余症悉减。营血之热欲去，阴津渐生，心包之热邪亦随去。见有四肢颤动，系肝阴亏阳旺、肝风内动之兆。继前方加平肝镇静之钩藤25g、石决明25g，1剂两煎，取汁250ml，早、晚2次温服，再服药3剂。

四诊（1975年6月16日），诸症悉除，二便调，示三焦气化复。脉转缓滑无力。已能起床活动，可食少量米粥。心包、营血之热邪已除，气阴回复。但病后体弱，当滋充精、津、血、液，改服酸甘化阴、守阴留阳之生脉散，佐以资脾健胃增液之品。

【处方】

> 党　参25g　麦门冬15g　五味子15g　山　药50g
>
> 鸡内金20g　神　曲20g　麦　芽20g　陈　皮10g
>
> 元　参25g　甘　草10g

水煎服，服法同前，连服4剂。

【按】病系温热病误用辛温发汗之剂，致津液耗竭，温热未去，热邪深入营血酿成坏病。辨证要点；身上紫色斑点、口渴不欲饮、目眦白睛红赤、齿龈渗血、舌质红绛等，均系温热入营血无疑。大便热结旁流味臭，非阳明腑实热结实证，乃热结肠道、传导失司、清浊不分。四肢肘膝厥冷非亡阳之厥冷，乃热深厥深、热极则寒之厥冷。脉微非亡阳之欲绝之微是血热营伤、气阴亏极、脉道不充，故微而，急数无力，乃阴液枯竭、孤阳独炽之脉。病属危笃，故投清热解毒、凉血养阴生液之剂，以挽千钧之虞。方中广角、莲须清心经之热邪；生地、元参、麦冬生水以滋阴液，金银花、连翘、丹皮以清热解毒、凉血消斑，清营分之热，以复气阴；白芍、钩藤、石决明敛阴柔肝，镇静熄风。热邪清，阴液充，阴平阳秘，则病愈。

病案2

曲某，女，29岁，初诊日期：1970年4月10日。

主诉：咳嗽咯血2年。

现病史：患咯血病2年之久，西医诊为"支气管扩张"。有慢性肝炎、风心病史。主症；月经赶前，动则淋漓不断，血色紫黑。午后发热，咯血，血色先紫黑后鲜红，少则5d咯血1次，多则10d咯1次，有时可连续咯血两天，咯血量多达500ml。胸痛、心跳气短、失眠易惊、四肢酸痛，口干渴不欲饮，食少便秘、小便黄浊。

检查：颜面苍白少华，口唇青，舌质淡无苔，体质消瘦，精神不振。呼吸气短，语声急躁。脉弦数。

【中医诊断】咯血证。

【西医诊断】支气管扩张。

【辨证】肝阴不足，阴亏阳炽，灼伤肺络。

【治法】滋阴抑阳、敛阴柔肝，生血固络、凉血止血。

【处方】咯血方加减。

> 山　药50g　石　斛25g　玄　参25g　麦　冬20g
>
> 生白芍20g　当　归15g　龙　骨25g　牡　蛎25g
>
> 藕　节50g　茅　根20g

1剂两煎，取汁300ml，早午晚3次温服，连服10剂。

二诊（1970年7月20日），服药后咯血止，3个月未犯。嗣后犯时血量很少。仍用前方加大小蓟50g，龙牡各改为50g。服法同前，连服15剂。

三诊（1970年8月5日），脉象缓滑，月经调，咯血止，诸症消失。惟心悸失眠，食欲欠佳。此系阴充阳平，肺阴回、络脉复。因失血日久，血不荣心，脾胃失调之故。改服益气滋阴养肺，生血补心安神，佐以健脾消食之品。

【处方】

党　参 25g	麦　冬 15g	花　粉 20g	当　归 15g
炒枣仁 25g	鸡内金 20g	神　曲 20g	麦　芽 20g
竹　茹 20g			

服法同前，连服8剂愈。追访3年未犯。

【按】 从脉证分析，证属七情郁结，肝郁化火犯肺，耗伤肺阴，阴亏阳炽，络脉损伤咯血证。脉弦数是肝郁化火之脉；经血赶前，淋漓不断，日多不止，是肝火伤阴，肝阳偏旺，肝不藏血，血热妄行之故；胸痛为肝气郁结，疏泄条达失调，气机闭阻之证；心跳、气短、失眠为失血过甚，血少不荣心、神不归舍之象；便秘、小便黄浊、口干渴不欲饮，为阴亏阳炽、肺之气阴耗伤、肺失肃降之职；因肺与大肠相表里，通调水道下注膀胱故也。四肢酸痛为母病及子，肝肾阴亏，筋骨失养。治拟滋阴抑阳、敛阴柔肝之剂，即"壮水之主以制阳光"之义。佐以固络凉血止血之品，其中玄参、藕节、龙骨、牡蛎、白芍为重点药物。用此之意，宗《素问·生气通天论》："阴平阳秘，精神乃治"，使阴充阳平、络复血止而愈。最后服益气滋阴养肺之品，以复肺之气阴；和服生血补心安神之品，以复心之阴血；佐以健脾消食之品，调和脾胃，助气血生化之源而收功。

病案3

于某，女，69岁，初诊日期：1977年6月10日。

主诉：结肠癌7月余。

现病史：发病7个月余。1976年11月经肿瘤医院检查诊为"结肠癌"，待做病理检查。

主症：左肋下部有包块如成人拳头大，坚硬，痛有定处。腹膨大有腹水，胃胀不思食，便秘，小便短少、色浅黄，眩晕，倦怠。

检查：精神疲惫，表情痛苦，颜面苍白，唇紫，舌质淡红有紫点、无苔。脉弦涩，原体重80kg，现降至57.5kg，自己不能行动。

【中医诊断】 症瘕病。

【西医诊断】 结肠癌。

【辨证】 气滞血瘀。

【治法】 益气健脾、化滞削坚、活血行瘀。

【处方】 理冲汤加减。

黄　芪 25g	党　参 20g	于　术 20g	山　药 25g
知　母 20g	天花粉 20g	三　棱 20g	莪　术 15g
鸡内金 25g	当　归 20g	桃　仁 20g	

1剂2煎，取汁300ml，早、晚2次温服，连服10剂。

二诊（1977年6月20日），腹膨大消半，肿块缩小，仍然食少胃胀，便秘。脏腑气化机能微调。三焦之职欲复，气滞微散，血行渐畅。仍有脾胃健运失司之故。改服自拟消食汤加减，以扶脾胃运化之机，助气血生化之源，通利三焦。

【处方】

党 参25g	白 术25g	茯 苓25g	神 曲25g
麦 芽20g	陈 皮20g	白 蔻10g	厚 朴15g
枳 实15g	大腹皮20g	泽 泻15g	木 通15g
酒大黄7.5g	甘 草10g		

1剂2煎，取汁300ml，早、晚2次温服。

三诊（1977年6月30日），胃和食增，便调，小便利量多，腹消如常，肿块同前，脉转弦滑。脾胃健运、机能渐调，脏腑功能欲复，三焦气化功能已畅，气血循行微利，症瘕渐散。仍用理冲汤加味，集中攻坚削积，以散症瘕。嘱连服药10剂。

四诊（1977年7月01日），服药后饮食倍增，体力已复，行动自如，肿块缩小如鸭卵，诸症悉减，脉转缓滑。改服加减消食汤，前方减酒大黄、泽泻、木通，加香附20g，嘱连服药10剂。

停药数月后，体重增至77.5kg，诸症消失，肿块如鸭卵未发展，已如常人，无任何不适，可做简单家务劳动。追访3年，病未复发，8年后因脑出血病故。

【按】从脉证分析，本例系肝郁气滞，脾运无权，气血来源逐渐减少；脏腑机能日衰，气机不疏；以致气行失利而后血瘀；瘀血凝结日久形成坚硬肿块，固定不移而疼痛。"症者徵也"，有形可征，肿块固定、坚硬牢固、推之不移，就是积或称为症；"瘕者假也"，可以推移转动，忽聚忽散，就是瘕或称为聚。一般认为积为血病，聚为气病，本例先气病而后致成血病，故定为症瘕。因脏腑机能衰弱，气机失调形成本证，故治疗采取益气健脾之品，以壮脏腑之气机；用化滞破积削坚之品，以消肿块；用活血行瘀之品，以推动营卫循行，舒通血脉，助破坚消积之力。兼服益气健脾、消食化积之剂，助气血生化之源，以培固后天之本，亦为消症破积必须佐用之治法。

病案4

某某，女，28岁，初诊日期：1977年10月9日。

主诉：大汗淋漓，四肢厥冷，牙管紧闭、口吐白沫，项强抽搐1次。

现病史：患者7d前初产，今晨突然大汗淋漓，四肢厥冷，牙关紧闭、口吐白沫，项强抽搐，20min后不适症状缓解，抽搐停止。家属速带产妇患者来医院就诊，查体可见：面色苍白，唇色白，舌淡无苔，两目青暗直视，呼吸短促。就诊期间，患者抽搐再次发作。详细询问病情，患者生产时大量失血，现恶露多，自觉头晕心悸不安。按之腹软濡无硬块，脉浮大无力中空，沉取似有似无。

检查：暂无其他实验室检查。

【中医诊断】产后痉证。

【西医诊断】子痫。

【辨证】气血双亏，表阳不固，外邪虚中。

【治法】大补气血，益阳固表法。

【处方】十全大补汤加减。

当 归 20g	川 芎 10g	熟 地 25g	人 参 20g
白 术 20g	茯 苓 20g	炙 草 10g	黄 芪 50g
桂 枝 10g	牡 蛎 50g	酒芍药 15g	双钩藤 20g

1剂2煎，取汁300ml，4h1次，1日服尽。

二诊（1977年10月11日），服药2d，患者肢温痉止汗无，六脉转细弱无力。此时产妇气血逐渐恢复，卫气固护作用加强，肝风平缓之征。继补血加味汤，取其生血通阳之效。

【处方】补血汤加减。

当 归 25g	黄 芪 50g	熟 地 20g	枸杞子 20g
山 药 25g	党 参 25g	炙 草 10g	龙眼肉 25g

1剂2煎，取汁300ml，早、午、晚分3次温服。

三诊（1977年10月14日），前方药服3剂，痉证未再发作，面色红润，脉缓滑无力，唯觉心悸难寐。此时因痉证发作时汗出过多，损伤心阴，汗乃心之液，过汗伤阴，当补心阴，心阴充足，神归于舍则能安。给予生脉益气生津，佐以补心安神、通心气之品。

【处方】生脉散加减。

党 参 25g	麦 冬 15g	牡 蛎 50g	山 药 25g
枸杞子 20g	炙 草 10g	五味子 15g	节菖蒲 15g
炒枣仁 20g			

煎服法同前。服5剂。药后患者神爽食佳而愈。

【按】《经》云："阴在内，阳之守也，阳在外，阴之使也。""阳者，卫外而为固也"。本病属阴不能守、阳不能固为患。因由产时失血过多，阴损及阳，血虚气弱，筋脉失养；且产后百节弛张，阳虚不固；复感外邪引动内处之因而发病。治招十全大补汤，峻补已伤之气血，固表阳、壮内虚之体以治本。方中重用黄芪，佐以桂枝、牡蛎、钩藤补阳固表止汗，平肝熄风止痉。继用补血汤加味，生血通阳，平补肝资，滋补脾胃，补气生津益肺，以调达脏腑，令其平和。痉止后，留心悸难寐之疾，酌其过汗心阴耗伤，心气未复，故用益气生津之生脉散加酸枣仁、节菖蒲、牡蛎敛心神，通心气，镇静安神以收功。

◎ 总结 / 体会 ◎

辨病辨证：内科疑难杂症病机常有交错，当临证之际：①注意寒热的错杂、真假及病机相反。②详辨是因病致虚，还是因虚致病，治病和补虚应该以何为主、为先，分清邪正虚实的轻重缓急，选择扶正与祛邪治法的主次、先后。③要特别注意"大实有羸状，至虚有盛候"的情况，以提高疑难杂症疗效。

遣方用药——大方：方药应该精炼严谨，但在病绪多端，需要复合应用多法组方配药时，大方多药，又不应加以非议排斥。大方为七方之首，药味多是其特点之一（还有药力猛、药量重等），适用于病有兼夹，尤其是肿瘤等疑难杂症重病的患者。但必须做到组方有序，主辅分明，选药应各有所属，或一药可兼数功者，尽量组合好药物之间的相须、相使、相畏、相杀的关系，避免降低或丧失原有药效。切忌方不合法，主次不清，药多杂乱无章。即使单一的证，有时也需通过复合立法，求得相互为用，以形成新的功效，如温下法、酸甘化阴法、苦辛通降法等。此外还可借复法取得反佐从治，或监制缓和其副作用。实践证明，温与清与补的兼施，气血并调，升降并伍，更能中医药临床治疗效果。

遣方用药——小方：一般小方用药仅 1~4 味，但其组合多很精当，经过长期的临床检验，疗效可靠，应用灵活。如治疗心悸，属心气不足而有气滞瘀阻见证者，可用生脉散合丹参饮加味；有湿热郁结，心肾失交、心神不宁者用温胆汤合交泰丸等。小方整合处理疾病各个环节，然后灵活选择对药配伍，临床中常可收获意外之疗效。

（梁 群 刘春慧 整理）

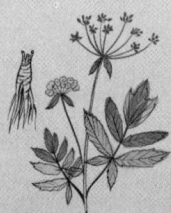

白山黑水，杏林撷珍——东北名医医案精粹

吴惟康治疗崩漏经验

◎名医简介◎

吴惟康（1917 — 1998 年），男，汉族，黑龙江省阿城县（现哈尔滨市阿城区）人。早年从教，曾先后任黑龙江省阿城县小学教师、校长，1940 年正式悬壶于阿城县，后迁至哈尔滨市坐堂行医，任黑龙江省卫生协会中医诊所所长。1951 年，吴惟康进入哈尔滨市中医进修学校深造，20 世纪 50 年代末，在北京中医学院研究班学习，获得了进修研习的机会后，得到了当时多位名医专家的指点，经过多年的积淀，有着扎实深厚中医学功底的吴惟康开始与各派医家的学术思想发生碰撞，他一边博采众长，扬长避短，择善而从，一边敢于突破自己，思想迸发，勇于创新，对历代医家的思想理论提出了很多独到见解，并且大力倡导"扩前人所已发，阐前人所未发"。尤其是他对"扶阳气法"的发扬，在开拓创新上提出了新的见解，并且还创造性地提出"化瘀利水法"，在发展中医治疗思想上有深远影响。黑龙江中医学院建立后，历任黑龙江中医学院医史各家学说、温病、内科和金匮教研室主任，金匮专业硕士研究生导师，著名中医内科专家。其主要著作有《中国医学史简介》《中医各家学说及医案分析》《针灸各家学说》《医学史料笔记》等。善治血崩、小儿肺热、哮喘等急危重病及紫癜、风湿性心脏病、充血性心力衰竭、三叉神经痛、输卵管积水等内科奇难杂病。

◎学术思想◎

1. 继承中发展，法古而创新

（1）传承经典，术业有道。吴老常言祖国医学博大精深，《黄帝内经》是中医理论体系之核心，是临床各科的理论基础，纵观古今中医大家，无不精通经典，尤其是《黄帝内经》为中医基础理论之渊源，仲景六经之辨证论治之规范。吴惟康认为《伤寒论》《金匮要略》为《黄帝内经》理论的发展延伸，临床辨证施治规范，多示人以法，使之有章可循。此三部经典可谓医书之圣，乃学医必读，务须精研细读，悟其精髓，方能触类旁通，辨证有法，临证有据。

吴老根据《素问·五藏别论》中"魄门亦为五脏使，水谷不得久藏"之论，认为肛门为排泄糟粕之门户，是胃肠的末端，受胃肠支配，同时亦受五脏制约，而魄门的功能正常与否，亦能影响脏腑的气机升降。所以，魄门的启闭状况能够反映内在脏腑的功能盛衰，因此，吴惟康常善用此理论从五脏的角度出发，辨治便秘、泄泻等魄门的病变。

（2）兼收并蓄，博采创新。吴老治学严谨，涉猎广泛，精心研读各家典籍，取其精而去其粗，深刻领悟其学术思想的内涵，并将其融会贯通，结合临床实际有所创新，形成了自己独具特点的学术思想体系。吴老平素临证，既法宗《黄帝内经》《难经》、仲景，又博采众长；不拘一格，择善而从其自拟的救阴止崩汤、银翘地黄汤、香连芍药汤、健胃汤、加味当归拈痛汤、加味清热镇惊汤等诸多方剂，皆组方有法，配伍有制，遣方灵活，应用广泛，疗效显著。他注重遣方用药要灵活变通，不尚矜奇炫异，不为经典、条文所囿，古方新用，屡起沉疴。

2. 起沉疴需明病机

（1）病机乃之病之原。张景岳有言："机者，要也，变也，病变所由出也。"病机，即疾病变化的机理，能够揭示疾病发生、发展、传变的主要矛盾及疾病预后和变化趋势，是辨证论治的基石，也是确立治法的重要依据。《神农本草经》曰："欲疗病，先察其原，先候病机。五脏未虚，六腑未竭，血脉未乱，精神未散，服药必活。若病已成，可得半愈；病势已过，命将难全。"又《类经》云："病机为入道之门，为跬步之法。"《医经小学》云："学医之初，且须识病机，知变化，论人形而处治。"故为医者，不可不识病机。因此，吴老认为病机是中医学的重点，也是治疗疾病的难点与关键点，故而强调大凡治病，必先审因候机，后乃可投以针药，则切切犹拔刺雪污，桴鼓相应；不然则荡荡如系风捕景，终不可得。正如王冰所云："得其机要，则动小而功大，用浅而功深也。"

（2）"病""证"结合。吴老在临证中对疑难杂病比较重视辨证与辨病相结合，明确病史，从疾病的主证入手住主要病机，进而针对主证及病机，结合现代医学辅助检查结果，综合分析，全面把握病情具有针对性地进行用药治疗。但是，吴惟康强调必须注意的是辨证与辨病相结合，并不是单地否定辨证论治的重要性。辨病论治必须以中医辨证为基础，离开了中医辨证的辨病，就脱离了中医学的基本特点。反之，若完全依靠中医辨证，在诊断和治疗上不与辨病相结合，否认辨证与辨病相结合的必要性，同样也会阻碍中医学的发展。因此，只有将辨证与辨病有机的结合才能扬长避短，相得益彰，既能在临床上取得理想的疗效，又能促进新时代环境下中医学的长足发展。

3. 三因制宜，于动态中监控病情

（1）因人制宜。吴老指出，辨治疑难杂病在以上基础之上，还需重视三因制宜，动态客观地把握病情。由于疾病的发生、发展是因多种因素作用于人体，又随人体的个体差异性而呈现一系列应激的结果。因此，为了提高治疗效果，需要根据患者自身的不同情况采用不同的治疗方法，即遵循"因人制宜"的原则。因人制宜，即根据患者的年龄、性别、体质、生活习惯等不同特点，来考虑治疗用药的原则。吴老认为小儿生机旺盛，但气血未充，脏腑娇嫩，易寒易热，亦虚亦实，病情变化较快，治疗忌投峻剂，少用补益，药量宜轻；老年人生机衰退，气血阴阳亏虚，病多虚证，或虚实夹杂，治疗时，用药需防祛邪太过，伤及正气。又指出，男女在生长发育、生殖衰老方面存在一定差异，因此治疗妇科疾病时常以养血为主；而男科病治疗上则以惜精为要。同时，治疗疾病时，还要仔细询问，加以分析。注意患者的思想情况、性格特点及其所处的社会生活环境等，耐心开导，消除消极的心理因素，充分发挥患者的主观能动性，有助于建立良好的医患关系，从而提高临床疗效。

（2）因时、因地制宜。临床治疗用药，还需根据不同季节气候特点和地理环境确立用药原则。吴老认为，春夏季节，气候由温渐热，阳气生发，人体腠理疏松开泄，即使外感风寒，也不宜过用辛温发散药物，以免开泄太过，耗气伤阴；而秋冬季节，气候由凉变寒，阴盛阳衰，人体腠理致密，阳气内敛，此时若非大热之证，当慎用寒凉药物，以防伤阳，此即"用寒远寒，用凉远凉，用温远温，用热远热"之谓。我国幅员辽阔，南北地势高低、气候环境和风俗习惯等的差异，对人体的生理活动和病理变化影响亦不相同。《素问·异法方宜论》中指出由于五方地势之不同而有地理、气候、物产之差异，决定了五方之人的居住条件、生存环境、饮食结构及形质强弱的不同，因此，其病变特点和治疗方法亦各不相同。地势高者气寒，阴盛阳虚，治疗时应慎用寒凉之剂，以免克伐阳气；地势低者气热，阳盛阴虚，治疗时则要慎用辛燥之品，以免损及阴精。

◎治法特点◎

1. 重视扶阳

（1）扶阳需温阳。温阳，即通过温补或补益人体的阳气，而协调阴阳，扶正祛邪，使人体恢复阴阳平衡，促进疾病康复的治疗方法，是扶阳法中历代医家论述最多的方法。温阳的治疗思想来源于《素问·至真要大论》中"损者益之……劳者温之……寒者热之""热之而寒者取之阳""虚则补之"等论说。温阳之法，主要是针对阳虚病症而设。又《黄帝内经》十分强调人体阳气的重要作用，认为阳虚病证的发生是因在疾病发生发展过程中，损伤阳气所致，所谓"阳虚则外寒"。阳气既虚，虚当补之，阳虚则寒，寒当温之。补者，补其不足，养其正，培其本也；温者，温养、温通、温化之义也。所谓"形不足者，温之以气""寒者热之""劳者温之""损者温之"皆此之意也，是故阳虚以温补为其治疗原则。吴惟康认为五脏各有阳气，故又有温养五脏阳气之别，而五脏之中其又与心、脾、肾关系最为密切。因此，扶心阳用附子、桂枝；助心气用人参、炙甘草等；助脾阳用干姜、良姜、附子；健脾气用党参、白术、黄芪等；益肾阳用附子、肉桂、杜仲、菟丝子、巴戟天等。

（2）扶阳也需通阳。阳气之盛衰，决定疾病之发展转归与预后，而阳气之宣畅通达与否，亦至关重要。不同于温阳，通阳法则是针对阳气郁滞者而设，旨在通过疏通郁遏的阳气，恢复其正常的升降出入运动。《素问·六微旨大论》曰："非出入则无以生长壮老已，非升降则无以生长化收藏。是以孔降出入，无器不有。"升降出入是天地万物，乃至人体内阳气运动的基本形式，是阳用的表现形式，人体内的阳气通过正常的升降出入运动，来发挥其温煦、气化、防御、固摄等生理功能一旦运行受阻，即"阳气郁遏"，就会产生疾病，故岐伯曰："四者之有，而贵常守，反常则必害至矣。"基于前人对通阳法的观点，吴老认为通阳的目的亦是扶阳，意在振奋阳气，使之流行畅通，发挥正常的生理功能，并且在临床上擅长运用"宣痹通阳法""温经祛瘀通阳法"等治疗各种杂病，用苓桂术甘汤利水以通心阳；阳虚饮停中焦者，用五苓散、猪苓汤利水以通中阳；外受寒邪，内有停饮者，以小青龙汤散寒蠲饮以通肺阳，疗效颇著。

2. 注重五味化合

（1）组方含五味。吴老认为，每一个方剂都是一群药物有机地按照某种配伍关系组合而成的，而不是随意的拼凑。药与药之间，药与方之间有着一定的配伍关系。五味化合配伍是方剂配伍的方式之一，在中药配伍中具有重要的指导作用。在前人的基础上，结合临床经验，吴老对五味功能进行了系统概括，即辛能散、能行，甘能补、能和、能缓，酸能收、能涩，咸能下、能软，苦能泄、能燥、能坚。吴老依据五味化合理论，常选用阴阳属性相同或相反的药物，化合配伍使用，或相辅相成，或相反相成，用于临床，增强疗效。其常用的化合配伍有：辛甘化阳，酸甘化阴，甘淡渗利，酸苦、咸苦涌泻，辛开苦降，辛散酸收，甘补苦泻等。

（2）五味化合重胃气。吴老遵仲景组方用药必重人体胃气之训，治病常从脾胃论治，仿仲景调胃承气、白虎、十枣诸方，临床用药常将少量味甘补益之品与大队苦寒之药相配伍，寓补于泻，使实邪去、正气复，祛邪不伤正，扶正不碍邪。黑龙江地处北方严寒地带，民常喜食辛热味厚炙肉醇酒，脾胃运化多有不及，常病腹胀、痞满、泛酸、心中懊侬，日久食积不消，久郁化热，燥屎内结，腑气不通，大便难下，每多病便难之疾。吴老每临此证，常于调补脾胃之剂中配以苦寒泻下之味，去性取用，扶正祛邪，使邪去而正不伤，甚效。《黄帝内经》五味化合配伍理论是临床遣方用药的基础理论，仲景将其具体发挥应用于临床实践，经过历代医家的不断丰富、研究和发展，形成了一个比较完备的方剂配伍理论体系，不仅具有很高的文献的价值，亦具有相当高的临床实践参考价值。吴老精研《黄帝内经》、仲景五味化合配伍之道，善于总结前人之经验，对五味理论提出了深刻的见解，并将其理论广泛应用于临床治疗，获效颇甚。

3. 痰瘀同治

（1）化痰祛瘀需调气。人身之气血津液贵乎流畅，而津血的运行通畅又有赖于气的推动。气行则血行，气滞则血瘀。气虚则血运无力而致血瘀；顺则津液流通，则痰无由而生。气滞不行、气虚运行无力，均能致津液输布失调，聚湿生痰。三者痰瘀均为有形之实邪，相互搏结，则更易阻碍气机而为病，气滞不通则痰瘀阻滞愈甚，互衍互结，胶着难去。故吴老强调痰瘀同治亦当重视调理气机，气机调畅，则痰瘀分消。气机失常有虚实之别，故治气又有行气、补气之异。气滞痰瘀互结之证，以肝气郁滞者为多见，故治疗当行气疏肝，化痰祛瘀，常选用陈皮、厚朴、枳壳、青皮、郁金、槟榔等疏肝行气之品与化痰祛瘀药组方。气虚痰瘀互结之证，多以脾虚者常见，故治疗当益气健脾，化痰祛瘀，多选用黄芪、党参、白术、山药等补脾益气之品与化痰祛瘀药组方，以攻补兼施，标本同治。

（2）久病入络，搜剔宣通。"久病必入络"，临床痰瘀互结入络之证较为常见。吴老秉承叶天士"久病入络"之说，认为对于诸多慢性久病、疑难杂症、久病瘤疾，可考虑应用痰瘀同治之法，并将其广泛应用于诸痛证、郁证、痹证、症瘕积聚、瘰疬瘿瘤、噎膈等多种内、外科病症，妇科病症亦有用之。其在用药上每多选用土鳖虫、全蝎、地龙、猪蹄甲、水蛭等虫类药，以其血肉之质，动跃攻冲之性，搜剔走窜，追拔沉混气血之邪，荡涤痼结之凝痰败血，方能痰浊去而血凝开，经络得通，邪去正复。

◎基本方及方解◎

1. 基本方药：酸甘化阴止崩汤

当　归20g　　山　药25g　　龙眼肉50g　　五味子30g

炒枣仁 15g

2. 方解

《素问·至真要大论》云:"厥阴司天为化风,在泉为酸化""太阴司天为湿化,在泉为甘化",又《素问·天元记大论》云:"甲已之岁,土运统之",即甲已化土之意根据五运六气学说,天干甲和已又分别对应酸味和甘味,酸甘合而能化土,土生万物,从而阴精生化有源。此为酸甘化阴法之原始理论基础。又酸,能收、能涩;甘,能补、能缓、能和。纯酸味药味厚气薄,易致津生,不利于养阴,需与甘味药相配伍使用,甘补酸敛,酸甘合化,方能味敦厚而补阴。吴老根据前人的经验,把酸甘化阴法灵活地运用于临床,并提出此法功能滋五脏之阴,自拟酸甘化阴止崩汤,方中通过当归、山药甘收,五味子、龙眼肉、炒枣仁既能滋化阴津,又能摄气止血,有酸甘化阴,标本兼治之妙。比先标后本治法,取效更快。

◎病案举例◎

病案 1

杨某,女,20 岁。初诊日期:1956 年 6 月 15 日。

主诉:阴道大量出血不止半日。

现病史:1956 年 6 月 15 日初次往诊。患者忽于 1955 年 12 月 5 日月经骤然量多,继则淋漓不断,时多时少。曾用中药治疗,均无显效。延至 1956 年 6 月 14 日晚,突然大量出血不止,次日凌晨其家属来请往诊。现证:出血量多,色鲜红,质清,精神疲惫,头晕,面色苍白,肌肤干涩甲错,腹肌微急,无痛感,无硬块,无压痛。舌淡红无苔,脉细数。

检查:体温 37.1℃,脉搏 140 次 /min。

【中医诊断】崩漏。

【西医诊断】功能性子宫出血。

【辨证】阴虚血亏。

【治法】益阴补血,固脱止崩。

【处方】酸甘化阴止崩汤加减。

当 归 20g 山 药 25g 龙眼肉 50g 五味子 30g

炒枣仁 15g 白 芍 15g 炙甘草 10g

二诊（1956 年 6 月 16 日）,服药 1d,患者服药 1 剂,出血减少,头晕减轻,精神略疲,舌淡红无苔,脉细数,脉搏 110 次 /min。继投原方 1 剂。

三诊（1956 年 6 月 17 日）,继服药 1d,患者服药后,血已止。唯于当天早晨突然头痛剧烈,心烦躁扰,早 8 时家属邀往。体温 36.8℃,舌淡红无苔,脉弦数。此为血出虽止,但阴血大亏,筋脉失养,阴竭于下,风动于上,急投镇肝熄风汤。怀膝 7.5g,赭石 15g,生龙骨 5g,生杭芍 15g,牡蛎 10g,玄参 15g,天冬 10g,全虫 5g,菊花 5g,甘草 5g。水煎服,以平肝熄风。

四诊（1956 年 6 月 19 日）,服上方 2d,患者 6 月 19 日往诊。上方服两剂后,除体倦外、余症皆除,脉细数,脉搏 100 次 /min。复投酸甘化阴止崩汤,连服 12 剂,以巩固疗效。

【按】患者因阴血亏虚、不能载气,因此出现崩中下血、色鲜红,质清。因漏下过多,血虚不能濡润，因此面色无华，血虚又致头晕，阴虚则五心烦热，盗汗，舌淡红，脉细数。一派阴血亏虚之象，因此治宜酸甘化阴法，酸甘化阴止崩汤主之。吴老曾多次用酸甘化阴法治疗血崩证、血止后，出现头痛、心烦躁扰，仅此一例。盖与病之轻重久暂、体质强弱有关。患者年近三七，未及肾气平均，故仍未真牙生而长极，漏下半年之久，不免体虚非常，因此阴虚日久，不免内风煽动，因此三诊投镇肝熄风汤，以镇肝熄风，滋阴潜阳。风息痛止，则主要矛盾仍未阴血亏虚，故仍投酸甘化阴止崩汤，以滋化阴津，又能摄气止血，有酸甘化阴，标本兼治之妙。

病案 2

高某，女，31 岁，初诊日期：1957 年 7 月 26 日。

主诉：阴道出血不止 1d。

现病史：患者月经 15 岁初潮，30~35 d1 次，每次 3~6 d，经前与经期腹腰疼痛，血量时多时少，血色深红或紫黑，时有瘀块，生育 3 次，有胃脘痛病。7 月 25 日因持重挫闪，经期未至而忽然大下。现出血不止，色紫黑有块，腰酸，腹痛拒按，面色微黄，形容枯瘦，舌淡红无苔，脉沉涩。

检查：无。

【中医诊断】崩漏。

【西医诊断】功能性子宫出血。

【辨证】瘀血阻滞，血不循经。

【治法】和血化瘀利水。

【处方】加味生化汤加减。

当　归 15g　　川　芎 15g　　桃　仁 7.5g　　红　花 7.5g

丹　参 15g　　黑　姜 5g　　通　草 15g　　琥珀粉 2g（冲服）

二诊（1957 年 7 月 27 日），服药 1d，患者出血大减，腰痛止，腹痛减轻，脉沉涩。继投加味生化汤 1 剂。

三诊（1957 年 7 月 28 日），继服药 1d，患者尚有微量出血，无瘀块，继续投原方两剂而愈，随访月经按期，痛经亦失。

【按】 生化汤载于《傅青主女科》与《医宗金鉴·妇科》，两书药物略有出入，傅方有甘草无丹参《金鉴》有丹参无甘草，加味生化汤是吴老依《医宗金鉴》方加通草、琥珀而成。生化汤是治产后儿枕痛、恶露不行、少腹痛、包块等症的常用方，习惯上只限于产后病。今用生化汤活血消瘀，温经止血，加入利水化瘀安神的琥珀和开阴窍而利水的通草，以此治疗瘀血阻滞所致的崩漏证，即可起到化瘀利水、和荣止血的作用。正如曹颖甫在《金匮发微》中所云："妇人腹中疾痛，大要由于水湿太甚，血苑不通。"亦如《证论》云："血病而不离于水。"吴老所加之通草、琥珀即是利水湿以祛瘀之意。方中归芎和血消瘀，丹参养血祛瘀，桃仁祛瘀活血，黑姜温经止血，琥珀利水化瘀，通草开阴窍而利水为除瘀开通门路。诸药一开一阖，一攻一补，共奏和血化瘀之功，瘀化而不伤正，血和而崩漏自止。患者自初潮，经前与经期腹腰疼痛，血量时多时少，血色深红或紫黑，时有瘀块，又经持重挫闪，而出现经期未至而忽然大下，出血不止，色紫黑有块，一派血瘀之象，因此治宜和血化瘀，又因"妇人腹中疾痛，大要由于水湿太甚，血苑不通"，因此仍需利水，于原生化汤中加入利水之通草、琥珀，因此能获良效。

病案 3

王某，女，20 岁，初诊日期：1958 年 6 月 17 日。

主诉：月经淋漓 40 余日不净。

现病史：患者诉月经延后，2~3 月一至，色淡质稀量多，偶有血块，病历 4 年，经治效微。此次月经逾期半月来潮，初量较多，继之淋漓，40 余日不净，伴头晕乏力，腰膝酸软，睡眠欠佳，食欲缺乏，面色㿠白，舌淡，脉细无力。

检查：无。

【中医诊断】崩漏。

【西医诊断】功能性子宫出血

【辨证】肾阴亏虚，瘀血内停。

【治法】补肾祛瘀。

【处方】左归饮加减。

熟 地 10g	山茱萸 10g	菟丝子 15g	淫羊藿 10g
党 参 15g	山 药 10g	炙甘草 5g	杜仲炭 10g
血余炭 10g	炒蒲黄 10g	五灵脂 10g	

二诊（1958 年 6 月 19 日），服药 3d，患者仍淋漓不尽。上方加赤芍 10g、藕节炭 10g，以增祛瘀止血之力。

三诊（1958 年 7 月 23 日），继服药月余，月经按月来潮，其量减半，仍有头晕乏力，上方去杜仲炭、五灵脂，增黄芪 15g，白术 10g，当归 10g，以增补气养血之力。

四诊（1958 年 7 月 30 日），继服药 1 周，诸症皆平。

【按】吴老指出，肾主封藏，肾气盛则冲任血海蓄溢有度，月经应月而行，适时而止；反之则经乱失衡。本案患者月经后期，且经量少色淡，乃肾虚不得固摄，后淋漓不尽，气血亏虚加重，首诊用补肾固冲之法以补气摄血，继之以补肾固本"缓则治本"之意也，后以补气养血之品以复气力。药取补肾温阳，配以滋养肝肾之品，肝肾同调，经血互生，共奏补肾气益精血，治之中鹄，经汛复常。

病案 4

武某，女，38 岁，初诊日期：1957 年 4 月 20 日。

主诉：阴道出血 40 余日。

现病史：患者以往月经一直正常，本次月经来潮前因生气而心情不畅时经至，经来后持续 40 余日淋漓不净，量少、色暗红、夹血块少许。伴腰酸，神倦乏力，睡眠较差，并有时心慌，口干烦急，纳呆，舌苔薄黄，脉两寸细、关沉弦、尺弱。

检查：无。

【中医诊断】崩漏。

【西医诊断】功能性子宫出血。

【辨证】肝郁肾虚，冲任失调。

【治法】滋肾柔肝，调摄冲任。

【处方】左归丸加减。

生　地 15g	熟　地 15g	茜　草 15g	益母草 15g
旱莲草 15g	生杭芍 12g	当　归 9g	阿　胶 9g
枸杞子 9g	女贞子 9g	丹　皮 9g	制香附 9g
侧柏炭 9g	桑寄生 18g	茅根炭 30g	首乌藤 30g

二诊（1957 年 4 月 23 日），服药 3d，患者月经及血块减少，睡眠见好，仍腰酸，口干烦躁，舌苔白稍腻，脉沉弦无力，前方见效，原方继进 2 剂。

三诊（1957 年 4 月 25 日），继服药 2d，患者经行将净，唯晨起有少许，心慌已无，精神及睡眠亦较前好转。仍口干，腰酸，舌苔微黄，脉细略弦。当守原法，前方去茜草、益母草、制香附，加桑葚、茺蔚子、川断各 9g，7 剂。乌鸡白凤丸 20 丸，每次服 1 丸，日服 2 次。

四诊（1957 年 5 月 2 日），服上方 7d，血已净，唯寐稍差，口干，余好，舌苔薄黄，脉细弦，病已基本治愈，再拟养肝肾之法以善后。生地黄、旱莲草各 15g，山药 12g，丹皮、山萸肉、枸杞子、女贞子、桑葚、黄柏各 9g，牡蛎 24g，7 剂。

五诊（1957 年 5 月 9 日），上方继服 7d，余症皆平。

【按】溯其源，本病起于生气后经至而淋漓不断。盖肝主藏血，主疏泄，脾主统血，司运化，因怒气伤肝，肝郁乘脾，脾气受损，藏统失收摄之权，冲任不固，以致经漏不止。经色暗红夹有血块，乃气滞血瘀之征。肝肾同源，肝郁火旺则肾水亏，不能上济心火，心营暗耗，则心慌、寐差。神倦乏力，食欲不振，乃脾虚而运化失司。参之以脉，寸细尺弱，为心脾肾俱不足，气血虚弱之候，关脉沉弦，为肾阴亏，虚火上炎，而出现腰酸，口干烦急，舌苔薄黄等。患者郁怒伤肝，肝木乘脾，导致肝不藏血，脾不统血，冲任失调，经水淋漓不断 40 余日，予以养肝肾，调冲任，滋肾水以济心火之法，仿左归丸加减，服 6 剂后经血及血块减少，诸症好转。守原法再进 12 剂，并加用乌鸡白凤丸 20 丸，服后病情基本治愈。

◎ 总结 / 体会 ◎

吴老认为，妇女"以血为本，以气为用"，妇女一生有经、带、胎、产、乳等诸多特殊时期，从而导致其存在相应的特殊疾病，并指出经、带、胎、产、乳均以血为本，以气为用。而气血化源于脏腑，运行行于经络而布散于周身，其化生、转输、敷布的过程无不与脏腑功能密切相关，而其中尤以肝、脾、肾三脏在妇女生理、病理中占有重要地位。如肾主藏精，精可化血；肝主疏泄，并能藏血；脾主运化，能化血、统血，各脏器之间相互协调、相互作用，联系密切。因此，妇科疾病与肝、脾、肾之间存在着密切联系。"故辨治妇科疾病除了以气血为纲之外，尚需结合脏腑辨证，尤其是肝、脾、肾三脏。

吴老指出妇科疾病的发生是脏腑功能失常，气血失调，冲任督带，胞宫、胞脉、胞络受损，以及肾 – 天癸 – 冲任 – 胞宫轴失调综合作用的结果，而气血失调只是其中的一个重要环节。因此，辨治妇科疾病虽以气血为纲，但亦不可忽视脏腑、经络的协同作用。气血是构成人体生命活动的基本物质，也是脏腑、经络功能活动的物质。病在气分者，当以治气为主，治血为辅。治宜虚者补之，陷者举之，郁者散之、行之，逆者降之、平之。病在血分者，以治血为主，佐以治气。临床常见的血分病机有血虚、血瘀、血热、血寒等。治宜虚则补之，热者清之，寒者温之，血实宜决之。

崩漏属于急症，应坚持中医辨证，不要为西医诊断所束缚。目前对中医治疗急症的态度有二种倾向：一是对现代医学诊断的急重病证不敢用中医疗法，对中医治疗急症缺乏信心。二是富于现代医学的诊断和药理研究，以"中药西用"。现代医学治疗急症的方法固然优越，但如果大胆正确使用中医疗法，充分发挥中医辨证论治的特长，并进行用药方式的改革，也同样会收到满意疗效。如吴师针对血崩的主因灵活运用酸甘化阴法和化瘀利水法而奏效，这样的范例，不胜枚举。因此，按中医辨证论治的原理，以现代医学诊断做参考、改革剂型、实为中医治疗急症的可行措施。

（梁 群 王 龙 **整理**）

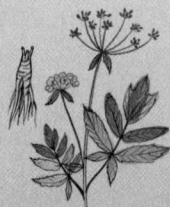

陈景河治疗循环系统疾病经验

◎名医简介◎

陈景河（1917—2016 年）男，汉族，辽宁省锦县（现凌海市）人。中共党员，齐齐哈尔中医院主任医师，黑龙江中医药大学兼职教授，黑龙江省名老中医。黑龙江省齐齐哈尔市中医院院长、名誉院长；黑龙江省中医药学会顾问；齐齐哈尔市中医药学会理事长；齐齐哈尔市医药工作组副组长；齐齐哈尔市卫生工作者协会副主任；政协齐齐哈尔市委员会副主席；九三学社中央委员；九三学社黑龙江省副主委、顾问；九三学社齐齐哈尔市主任委员，名誉主委；黑龙江省 5、6、7 届人大代表；齐齐哈尔市 2—9 届人大代表及人大常委会委员；中国老年学会中医研究委员会委员。曾荣获全国卫生先进工作者及省、市卫生先进工作者和劳动模范。临床 60 余年，学识经验丰富，广治内外妇儿各科疾病，但主攻内科，擅治各种疑难杂症，尤对久病痼疾精心研究，探微索隐，治愈多种久治不愈的顽症，并以为病家解除痛苦而欣慰。他精研中医，博览西医，积极采用中西医结合疗法，取得了一系列丰硕成果，所研制的中风防治片是其多年临床科研的结晶。先后获黑龙江省中医药管理局及齐齐哈尔市科技进步奖 4 项，联合研制的全自动艾灸机获国家专利。多年来在国家级刊物及国家、国际会议上发表论文 50 余篇。2006 年被国家中医药管理局授予全国仅有五名的"国医楷模"称号。陈老情系中医，硕果累累，身体力行，倡导国粹，为后人留下了宝贵的医学财富，堪称龙江医派的杰出代表。

◎学术思想◎

1. 衷中参西，诊病辨证相结合

（1）衷中参西，融会贯通。衷中参西即在医学理论研究和临床诊治上衷于中医学术思想，参照西医学说，是中西汇通派的一种学术主张，首见于张锡纯《医学衷中参西录》一书，其试图遵循"衷中"与"参西"的原则，沟通中西两医，发展祖国医学。陈景河老先生博极医源，精勤不倦，系统学习了中医的各门知识，包括内经、难经、伤寒论、金匮要略、药物学、方剂学、脉学，《医宗金鉴》之内、外、妇、儿科及针灸、眼科、骨科等，还博览了各家名著，王清任的《医林改错》、张锡纯的《医学衷中参西录》尤为陈老所赏识，对陈老的学术思想也产生了极大影响。陈老在临床上既继承中医传统理论之要旨，又悉心钻研现代医学知识，有较丰富的临床经验和独到之处，在治疗上以中医辨证为纲，且不妨取西医之长，具有鲜明的学术特色。

（2）病证结合，着眼实效。恽铁樵曾言："盖百学问，由两个系统化合而成的，必发生新效力，医学自不能例外。"恽氏所提倡不同学说"相摩相荡"受到陈老推崇，他认为中医哲学"精于穷理，而拙于格物"，西医哲学则"详于形迹，而略于气化"，中西医为两种截然不同的思维模式，二者的结合可扬长避短，正如清末医家周雪樵所言："中医之所以能自立，不至为西医所侵夺渐灭者，亦自有道焉，寒热虚实是也……凡治病器具盖用西法，至开方用药则用中法，有疾病及中药所不能及者，则以西药济之。"表现出西医辨病（诊断），中医辨证（论治），西医辨病与中医辨证相结合的病证结合模式，对治疗效果及疾病认识的精准度等方面都有着巨大的推动，是医学研究与临床的良好切入点。陈老指出，现代医学注重疾病辨治，而辨证论治则是中医学的特色，因此辨病与辨证的病证结合研究能够充分发挥中西医两种医学体系诊断、治疗疾病的优势。与传统中医辨证模式相比，病证结合模式优势显著，它可以从"病证—病机—病理—药理"层面达到经典深入化，诊断清晰化，治疗靶向化及预后精确化。

2. 治疗奇症，立法于症，着眼于本

（1）于"症"字着眼，运用经方辨治奇症。陈老认为奇症临床少见，症状千奇百怪，病因病机复杂，涉及病变脏腑繁多，且历代医籍记载较少，故论治奇病时，应本从《内经》，于"症"字着眼，了解疾病发生之机制，审查疾病之变化，正如清代黄元御《素问悬解·奇病论》将"厥论"称为"奇病论"，其载"厥逆"病，以头痛、数岁不已为主症，其病因病机为寒邪升发、浊气之逆，因脑为髓海，又肾主骨生髓，故骨髓为水之精液，而水位于下，其源在上，故骨髓以脑为主，若人身冲犯大寒，邪气内传至骨髓，骨髓之寒，上通于脑，则脑为之逆，脑逆则浊气不降，郁冲于头，是以头痛。又齿为骨之余，浊气填塞，故牙齿亦痛。如此辨证施治，虽病症称奇，但明晰"症"机，辨治从容。用药选方时，亦应以经方为根本，陈老熟读《神农本草经》《伤寒论》《肘后备急方》等历代方书，并融会贯通。查脉辨色时，亦皆从《内经》《伤寒论》平脉辨证之法及历代相传之真诀，常在分析症、证之机制的基础上，以仲景"观其脉证，知犯何逆，随证治之"思想为核心，结合脏腑经络辨证、卫气营血辨证、三焦辨证等辨治思路。如此则能洞见病源，审察毫末，所投之效，如桴鼓之应。

（2）从瘀论治，注重活血化瘀。陈老认为奇症之发病机制，总不离脏腑功能紊乱与气血失和，而气血失和之主要表现形式即气游血瘀。首先，生理上气血相互为用，气为血之帅，血为气之母，如清代高乘钧《医学真传·气血》指出："人之一身，皆气血之所循行，气非血不和，血非气不运，故曰：气主煦之，血主濡之。"可见气血对人身之重要性。其次，病理上根据人身体质、环境感受邪气等不同诱因，其所形成之气血功能失调可分为多种情况，或气虚不能推动血行，终成气虚血瘀；或气滞，血行不畅，瘀阻脉内，而成气滞血瘀；或寒积日久，阻碍阳气，阳气凝滞，而成寒凝血瘀；或血分蕴热，煎熬津液，阻滞血行而成瘀；或气滞、痰湿、寒凝等多种因素积于体内，使经脉气血运行受阻，停聚成瘀。再次，以气血为纲辨治奇症时，须知气血为病之特点。如在病初起之时，其病位在气，症候简单，病情轻浅，若及时治疗，则疾病可除，故邪在气分时少见奇病及疑难怪病，而当病久不愈，邪气入络入

脏时，其病位在血，病情深重，此时常见复杂、奇怪症候，故认为奇病多瘀，此时不可强攻，以免更伤正气，亦不可纯补，以防邪气留恋，当以活血化瘀疏其气血之法治之，使气血条达。总之，气血之运行与疾病密切相关，尤其是寒热夹杂虚实互兼之奇症怪病，非痰即瘀。

3.审机择药

陈老从医 70 余载，屡起沉疴痼疾，其带言："疗疾务寻求本之道，理在法先，药在方后。"然何求其本？但当详审其病机。刘完素于《素问·病机气宜保命集》言："察病机之要理，施品味之性用，然后明病之本焉。"可见，详审病机是临证制定治则治法之关键，亦是"施品味之性用"、选方择药之前提。清代医家徐大椿于《医学源流论》中提出"方之于药，似合而实离"之"方药离合论"，即所谓约有个性之专长，方有合群之妙用，药必合方，方必本药，离合有秩，轳方药俱兴。良医如良将，陈老认为，临证四诊合参可探"敌"之虚实，把握"病机"方能排兵布阵，医者只有做到知己知彼，才能出奇制胜，百战不殆。

◎治法特点◎

1.寒地多瘀，治宜活血

（1）气血同源，相互为用。陈老习遵经典，对历代医家相关论述仔细研析，主张"气血同源，相互为用"是治疗瘀血所导致相关疾病之理论基础，气为阳，主化生运行；血属阴，主濡润滋养，气中有血，血中有气，气与血即阴阳之不可离决，是人体生命活动的基本物质，如《医学真传》言："人之一身，皆气血之所循行，气非血不和，血非气不运，故曰：气主煦之，血主濡之。"气血的这种关系可概括为"气为血之帅""血为气之母"。气能生血。水谷精微转化成血，整个过程离不开气的运动变化，气的运动变化是血液生成的动力，气旺则血充，气虚则血少。气能行血。血液的运行，依赖于气的推动作用，运血者即是气，气行则血行，气止则血止，气有一息之不运，则血有息之不行。气能摄血。为气固摄作用的具体体现。《素问·生气通天论》言："是以圣人陈阴阳，筋脉和痛，骨髓坚固，气血皆从，如是则内外调和，邪不能害，耳目聪明，气力如故。"可见，气与血循环往复于经脉之中，环流不息，充盈营养全身，滋润四肢百骸，和调于五脏，洒陈于六腑，是维护人体生理功能的重要因素。两者不仅生成同源，而且无论在生理上还是病理上都是相互依存、相互为用。

（2）寒邪为病，瘀血遂生。《素问·调经论》有"人之所有者，血与气耳""气血不和，百病乃变化而生"之述，指出因气血在生理上的密切联系，决定了两者在病理上的影响。黑龙江省冬季漫长且寒冷，夏季短促而高温，春秋季节不明显。寒冷的冬季，气温甚至下降至 $-35\sim-25°$，人们在寒冷的环境下必然会感受寒邪的侵袭，寒为阴邪，易伤阳气，故寒邪致病，易导致瘀血发生，多病从生。

2.年老道滞，常用通法

（1）"通法"是一种中医临床运用广泛的治疗方法。在中医概念中"通"不仅是中医的一种治疗方法，更是一种治疗目的。陈老中医临床思维上注重"通法"的运用，特别是在治疗老年病时，首重病机，从通调谷道、水道、气道、血道四个方面入手，积累了丰富经验。

《素问·上古天真论》中描述了人的年龄由幼到老、身体由生长到壮再到衰的过程，其曰："女子七岁肾气盛，齿更发长……五七阳明脉衰，面始焦，发始堕。六七之阳脉衰手上，面皆焦，发始白。七七任脉虚，太冲脉衰少，天癸竭，地道不通，故形坏而无子也。"陈老认为，年老道滞其病因病机有三：其一，年老之人阴阳俱衰，阳衰则不能温煦脾土推动水谷精微运行而营养全身，阴衰则精血耗损不能濡养诸窍道、筋脉；其二，脏腑功能衰退，人从50岁开始，五脏按肝、心、脾、肺、肾的顺序衰退，肝气衰则肝失于疏泄而气机不畅，心气衰则血脉运行鼓动无力而壅滞，脾气衰则水谷精微运行不畅而淤积，肺气虚则失于通调水道而成湿、饮、痰，肾气虚则先天之精衰耗而阴阳失调；其三，气血亏虚，年老之人，阴阳和脏腑功能渐衰，气血生化之源不足，气血亏虚则不能濡养全身。总体概括，年老之人以阴阳、气血、脏腑虚耗为本，因虚致精气津液不足，或因虚致实而出现痰浊、水饮、瘀血等病理变化，最终使谷道、水道、气道、血道滞涩不通。

（2）灵活运用通法。《说文解字》曰"通，达也"，即没有阻碍，可以通过之意。《金匮要略》认为"若五脏之元真通畅，人即可安和"。《临证指南医案》曰："夫痛则不通，通字须究气血阴阳。"《古今医鉴》曰："不通则痛，气血壅滞也。通则不痛，气血调和也。"说明人体以"通"为要，以"通"为常。若人体脏腑、经络、气血、津液、诸窍等"不通"，则易变生疾病。《灵枢·邪客》也有"补其不足，泻其有余；调其虚实，以通其道，而去其邪"之说。故治疗应以通法为主，陈老常以"通法"治疗年老之人因阴阳、气血、脏腑虚耗，致使谷道、水道、气道、血道滞涩不通之病症，包括通利大便以通谷道，利水行气以通水道，调理气机以通气道，气血并治以通血道。

3. 肝为百病之贼，治宜疏调

（1）唯肝一病，延及他脏。肝为五脏之一，疏泄无形之气，贮藏有形之血，体阴而用阳，与五脏六腑之间有着密切的联系。清代黄元御在《四圣心源》中言："风木者，五脏之贼，百病之长。凡病之起，无不因于木气之郁。"其认为，脏腑之病皆与肝脏相关，并将肝冠以"五脏之贼""百病之长"。《知医必辨》有言："人之五脏，唯肝易动难静。其他脏有病，不过自病……唯肝一病即延及他脏。"肝乃将军之官，"升降发始之根也"，脏腑十二经之气化，均赖于肝胆之气化鼓舞，故肝病最易延及他脏。肝木属春，肝气疏调，犹如春气来临，万物得以发荣滋长。就脏腑而论，肝气疏泄，脾胃运化得健，则脾可升清，胃可降浊，而心血通达，肺气宣降，肾之藏得度。所以，当肝失疏进气机不畅之时，必然引起诸脏功能活动的病变。陈老经多年临床经验指出其中确有至理，肝通贯阴阳，把握气血之枢机，斡旋气机升降，在以脏腑为中心的生命活动中，肝具有独特的作用和重要地位。其言："肝郁为病，则气机不得宣调""气之为用，无所不至，一有不调，则无所不病。气机顺，百脉和，百病不生"。在临床实践中注重肝气疏调之重要作用，并以疏肝理气解郁为治疗大法。

（2）慎防伤及肝阴。在临床应用疏肝理气解郁之法时，陈老还特别强调须注意慎防伤阴。因肝气易郁，日久极易化火而伤阴，且疏肝理气之品多辛香燥热，故而易耗伤阴血，尤其在治疗久病兼阴血不足之患时更当慎重。陈老常选用药性平和之疏肝理气之品，如佛手、绿萼梅、代代花等。他同时指出，肝体阴而用阳之性临证之时切不可忽视。若疏肝解郁疗效不佳，更应注意敛肝、柔肝，他常用白芍、乌梅、木瓜等。此外，陈老强调气血之互调，在疏肝解郁之时，他常加入郁金、丹参、赤芍等活血之品，以求达血行气畅散郁之功。

◎基本方及方解◎

1. 基本方药：归脾汤

白　术10g	人　参10g	黄　芪10g	当　归10g
龙眼肉10g	茯　苓10g	远　志10g	酸枣仁10g
木　香5g	甘　草5g		

2. 方解

本方多由思虑过度、劳伤心脾、气血亏虚所致，治疗以益气补血，健脾养心为主。心藏神而主血，脾主思而统血，思虑过度，心脾气血暗耗，脾气亏虚则体倦、食少；心血不足则见惊悸、怔忡、健忘、不寐、盗汗；面色萎黄，舌质淡，苔薄白，脉细缓均属气血不足之象。方中以人参、黄芪、白术、甘草甘温之品补脾益气以生血，使气旺而血生；当归、龙眼肉甘温补血养心；茯苓、酸枣仁、远志宁心安神；木香辛香而散，理气醒脾，与大量益气健脾药配伍，复中焦运化之功，又能防大量益气补血药滋腻碍胃，使补而不滞，滋而不腻；用法中姜、枣调和脾胃，以资化源。配伍特点一是心脾同治，重点在脾，使脾旺则气血生化有源，方名归脾，意在于此；二是气血并补，但重在补气，意即气为血之帅，气旺血自生，血足则心有所养；三是补气养血药中佐以木香理气醒脾，补而不滞。

◎病案举例◎

病案1

李某，女，38岁。初诊日期：1996年1月29日。

主诉：心慌、心悸1个月，加重伴失眠5日

现病史：患者1个月前吵架生气后出现心慌、心悸，前往医院就诊，诊断为"快速性心律失常"，休息后症状有所好转，期间易受惊吓，1周出现持续性身倦疲软乏力。5d前因情绪剧烈波动，再次出现剧烈心慌、心悸，伴睡眠欠安，时有气短，喜长叹，不欲食，大便黏，不易排出，月经正常。

检查：心电图诊断为快速性心律失常。

【中医诊断】心悸。

【西医诊断】快速性心律失常。

【辨证】虚火内生，肝郁不达。

【治法】补虚清热，疏肝解郁。

【处方】补心调率汤加减。

何首乌15g	黄　芪60g	黄　精40g	党　参30g
石　斛20g	石菖蒲15g	柴　胡30g	麦　冬20g

葛　根15g　　生龙骨30g　　生牡蛎30g　　五味子10g

炙甘草20g　　神　曲20g

（浓煎，7剂，水煎服）

二诊（1996年2月4日），服药7d，心悸有所改善，但患者仍自觉心慌，惊动后有心动过速，时有气短。舌苔根部白浊，脉弦数。上方加苦参20g，紫石英10g，佛手50g，香橼15g，磁石30g，香橼、佛手归肝、脾、肺经，疏肝理气，宽中，化痰；紫石英入心、肺、肝经，镇心，安神，降逆气，温肺；磁石重镇安神，平肝潜阳。诸药合用，以清热理气，养心镇惊安神。7剂，水煎服。

三诊（1996年2月11日），继服药7d，患者心慌、心悸明显减轻，睡眠好，食欲尚可，患者仍自觉身倦乏力，大便黏，苔白浊；脉弦细，尚有湿热。二诊方加龙胆草10g，酒大黄10g，郁李仁10g，桃仁10g，生地40g。龙胆草泻肝胆实火；酒大黄清热除湿；郁李仁润肺滑肠，下气利水；桃仁活血祛瘀，润肠通便，诸药合用，祛湿除热，疏肝理气。7剂，水煎服。

四诊（1996年2月18日），服上方7d，服后大便通畅，身体轻松，一般状况明显好转，唯在劳累时或生气时会感心慌、心悸、乏力，苔薄白；脉弦细。予党参20g，黄芪50g，何首乌50g，甘草20g，茯苓30g，白术15g，当归20g，白芍30g，生地20g，川芎20g，青皮15g，枳壳15g。7剂，善后。

【按】　该患因心悸、睡眠欠安月余，并伴气短、乏力、易惊，为心气虚的表现，同时又有不欲食、大便难、苔白腻、脉弦数等气郁生热的表现，故该患的治疗原则应为补虚清热佐以疏肝解郁。先用补心调律汤加减；二诊仍有心悸，惊动后有心动过速，时有气短，舌苔根部白浊，脉弦数。予以清热理气，养心镇静安神；三诊心慌、心悸明显减轻，睡眠好，食欲尚可，但仍有全身乏力，大便黏，苔白浊，脉弦缓；尚有湿热，予以前方加龙胆草、大黄、郁李仁、桃仁、生地，服后大便通畅，身体轻松，一般状况明显好转，唯在劳累时或生气时会感心慌、心悸、乏力，苔薄白，脉弦缓，予以益气活血法善后。据文献报道，黄芪、党参有调节细胞代谢的功能，促进心肌细胞内的环腺苷酸（CAMP）的合成增加，间接改善心肌细胞的电生理特性；葛根、何首乌、土鳖虫增加冠脉血流量和心肌营养血流量，有利于消除局部缺血、损伤、炎症、瘢痕引起的异常自律性；甘草能增强心肌功能，提高中枢神经细胞的兴奋性，有利于抑制异位自律点；五味子能调整中枢神经及自主神经的功能；石菖蒲具有明显的抗心律失常作用，诸药合用可控制心肌细胞的自律性；改善心肌的传导功能，从而调节心律失常。

病案2

唐某，男，58岁，初诊日期：1976年2月18日。

主诉：胸闷、气短15日，加重伴胸痛3日。

现病史：患者15d前无明显诱因出现胸闷、气短，发作时伴头晕，自测血压180/80mmHg，服用降压药（具体用药、用量不详）后，症状未见明显缓解，遂至医院治疗。入院时血压200/150mmHg，伴气短、呕逆。患者高血压病史20余年，心电因检查：除左心室肥厚、劳损外，余无异常。经治疗6d后，头痛缓解，血压降至170/100mmHg，于入院第7d起，胸闷痛呈阵发性加剧，并有心悸、汗出，经多种中西药治疗无效。患者体态丰腴，询其胸痛彻背、背痛彻心，痛无定处，心悸怔忡，夜间发作较甚，痛止则一如常人。舌淡苔薄，脉弦有力而结代。

检查：心电图示下壁供血不足，频发室性期前收缩。

【中医诊断】胸痹。

【西医诊断】冠心病、心绞痛。

【辨证】痰气交阻，胸阳不宣。

【治法】化痰行气，通阳宣痹。

【处方】瓜蒌薤白半夏汤加减。

瓜蒌45g　薤白30g　生半夏30g　桂枝25g

木香20g

（水酒各半煎服，日3次，温服）

二诊（1976年2月19日），药后心绞痛停止，并一昼夜未发，心律也恢复正常。续服前方1剂。

三诊（1976年2月20日），患者疼痛程度明显减轻，但心绞痛仍时有发作，患者自觉气短不足以息。脉已无结代，血压为150/100mmHg。前方生半夏用量增至50g，加黄芪80g。黄芪味甘、性温，入肺、脾、大肠经。以增益气固表，补益脾和肺之功效。水酒各半煎服，日3次，2剂。

四诊（1976年2月22日），患者心绞痛已控制发作，但仍自觉有短气，偶有腹泻。减前方剂量，瓜蒌20g、薤白15g、生半夏15g、桂枝10g、木香5g、生地20g、生山药20g、黄芪35g。水酒各半煎服，5剂。山药味甘性平，归脾、肺、肾经，益气养阴，补脾补肾；山药味甜性甘，入肝肾经，具有凉血清热，补血活血，补益肝肾的功效。

五诊（1976年2月27日），患者自述药后短气之症已除，心绞痛未发作。心电图也基本恢复正常。用六君子汤以善其后。

【按】《金匮要略》曰："阳微阴弦，即胸痹而痛。"此言胸痹病机之总纲，乃因阴邪上乘阳位而致。本例患者胸痹，由痰浊之气上乘，阻滞胸阳而致，且痛无定处，可知病仍在气分而尚未入血。该患者在陈老诊治之前，虽已用过冠心苏合丸、救心丸等成药，但毫无效果，陈老仿《金匮要略》瓜蒌薤白半夏汤而获速效，因此十分感慨仲景制方之妙。但陈老认为，必须加重剂量方能奏效，量轻则无功。至于此痰浊之气何因而生？陈老认为，该患者有20余年高血压史，下焦肝肾久亏，阴阳两虚，阴虚化火，灼津生痰；阳虚不运，痰湿内蕴，故该病本虚标实。但发作之时宜急则治标，故以化痰行气、通阳宣痹为治；而缓解则不应忽视治本，培补肝肾、健脾化痰乃控制病情之根本。关于在治疗中又加用大量黄芪，乃为气短不足以息而投。此因胸阳不振，大气下陷之故，故重用黄芪升补胸中阳气。因有桂枝相佐，则补而不滞。桂枝能"生大气、降逆气、散邪气。仲景于苓桂术甘汤用之则治短气，是取其能升地"。此外陈老还指出，瓜蒌薤白半夏汤之类终为温燥之剂，久用则易伤阴，故常佐以生地养阴，以济诸药之燥。

病案3

赵某，女，54岁，初诊日期：1988年6月9日。

主诉：频发心悸1个月，加重2日。

现病史：该患者冠心病心绞痛病史2年，经中西医治疗，心绞痛已3个月未发作，心电图检查亦无著变。近1个月来无明显诱因频发心悸，伴胸闷、恶心，无呕吐，偶见头晕，无头痛，前往医院就诊，心电图诊断为阵发性心房纤颤，每逢发作，口服胺碘酮后休息可缓解。昨日因情绪剧烈波动而致心悸又发，伴胸闷、胸痛、头晕、耳鸣，且持续不断，休息后头晕、耳鸣消失，服用丹参滴丸后，胸闷、胸痛逐渐缓解，口服胺碘酮后，心悸未见缓解，故求陈老诊治。该患者胸闷气短，惶恐不安，夜不能眠，头晕目眩，食少纳呆，舌红口干，苔薄白，脉三五不调而有涩象。

检查：心电图示阵发性心房纤颤。

【中医诊断】心悸。

【西医诊断】心房纤颤。

【辨证】气阴两虚，心神失养，肝失条达，郁阻心脉。

【治法】补益气阴，养血安神，疏肝解郁，活血通脉。

【处方】归脾汤合疏肝解郁汤加减。

黄　芪 20g	党　参 20g	生　地 20g	麦　冬 15g
石菖蒲 15g	酸枣仁 10g	远　志 10g	柴　胡 10g
白　芍 20g	枳　壳 15g	丹　参 20g	郁　金 15g

二诊（1988年6月11日），服药3d，药后症状明显缓解，心悸、气短、胸闷等症好转，食欲有所恢复，心电图转为窦性心律。患者仍自觉稍劳累仍有心悸欲发之感觉，夜卧不安，舌红口干，苔薄白，脉弦细而涩。上方去加炙甘草20g，以增滋阴、养血、益气、通阳、复脉、定惊之功。

三诊（1988年6月15日），继服药4d，夜卧不安、口干等症状明显缓解，但患者仍自觉胸闷时轻时重，失眠多梦，脉细而稍数（100次/min）。前方加夜交藤30g、陈皮15g、半夏15g、海藻15g。夜交藤味甘性平，入肝肾经和心经，有养心安神、祛风、通络的功效；陈皮味苦、辛性温，归肺、脾经，理气健脾，燥湿化痰；半夏性味辛、温，归脾经、胃经和肺经，有燥湿化痰、降逆等功效；海藻性寒味苦咸，归肺、脾、肾经，具有软坚消痰，利水泄热之效。

四诊（1988年6月21日），服上方6d，服前药后诸症缓解，脉细而沉，80次/min，苔薄自。家务操劳后稍有胸闷，胃食欲缺乏。前方减炙甘草，加桂枝15g，继服7剂而愈，未再反复。

【按】该患者心悸气短、舌红口干，可知气阳两虚为本病之本。此次发作乃因郁怒而致，郁怒伤肝，疏泄失权，气滞血瘀，心不畅，故心悸加重，持续不断，口服胺碘酮已不能控制。陈老标本兼治，方中运用黄芪、党参、炙甘草、麦冬、生地等益心气、养心阴以培其本，辅以石菖蒲、远志、酸枣仁等加强养心安神之效；以柴胡、白芍、郁金、枳壳、丹参等解肝郁、行气血以治其标，复诊加陈皮、半夏、海藻、桂枝等以温化痰饮。陈老认为，气虚气郁者多兼痰饮，痰不得化则气不得疏、悸不得宁。该患者初诊时曾忽略此点，以致症状时有反复，三诊后加减为用，乃至病情趋于平稳。"本草十八反"虽明言"藻戟芫遂俱战草"，但陈老在处方中经常使用海藻与甘草相伍，以化痰软坚，并未见有毒性反应。因此陈老主张，处方用药必须在临床中积累自己的经验，虽应以古人为训，却不可拘泥于古人。

病案4

张某，男，63岁，初诊日期：2000年8月21日。

主诉：心悸怔忡 10 年，加重伴乏力 5d。

现病史：患者 10 年前偶感心悸，体检查出房性期前收缩，因不影响生活而未加重视，近因外感风寒，咳嗽发热而致心悸频发，现外感已好，而心悸仍发作，发作时伴胸闷、恶心、无呕吐，偶见头晕，无头痛。因心悸反复发作前来医院就诊，患者刻下心悸怔忡，伴胸闷、胸痛、头晕、耳鸣，且持续不断，休息后头晕、耳鸣消失，疲乏无力不减，汗出，烦躁，眠差，气短、眩晕，劳累后上述症状加重，咽干，口渴不欲饮，纳可，二便调，舌暗、舌下青紫，苔黄腻，脉结代不匀。既往有糖尿病、浅表性萎缩性胃炎病史。

检查：心电图示房性期前收缩。

【中医诊断】心悸。

【西医诊断】心律不齐。

【辨证】气阴两虚。

【治法】益气养阴、安神定志。

【处方】生脉散加减。

西洋参 10g	黄 芪 30g	麦 冬 10g	五味子 5g
酸枣仁 20g	远 志 10g	丹 参 15g	煅龙骨 20g
煅牡蛎 20g	薏苡仁 30g	茯 苓 30g	夜交藤 30g

二诊（2000 年 8 月 28 日），服药 7d，服药后，患者心悸怔忡减轻，但患者自述眩晕、烦躁、心悸等症状时作，劳累后加重，食欲缺乏，便干、日一行，眠差，舌质淡黯、舌下青紫，苔白腻，脉结代不匀。上方改酸枣仁 30g，龙骨、牡蛎各 30g，加香附 10g、郁金 12g，合欢皮 15g。香附性味辛、微苦、微甘、平，归肝、脾、三焦经，以增疏肝解郁，理气宽中，调经止痛之功效；郁金味性寒辛、苦，归肝、心、肺经，具有行气解郁、活血止痛、清心凉血、利胆退黄的功效；合欢皮性味甘、平，归心经、肝经和肺经，具有解郁安神、活血消肿之效。

三诊（2000 年 9 月 7 日），患者原有症状皆大减，但仍自觉劳累后加重，纳可，眠可，二便调，舌质黯淡、舌下青紫、苔白腻，脉结代不匀。上方继服 10 剂后，心悸感消失，随访 3 个月未复发。

【按】 本案患者心气心阴俱虚，遂致上述诸症。心位于胸中，心气不足，胸中宗气运转无力，故气短；心为神舍，心气不足，易致神浮不敛，心神动摇而眠差，气虚卫外不固则汗出；劳累耗气，心气亦虚，故劳累后加重；心阴虚，故出现目手、咽干等津液不足之象。陈老治疗本案以益气养阴、安神定志为基本原则，以生脉散加味为基本方加减。方中西洋参补益气阴为君药；黄芪补气，麦冬、五味子养阴，三药合用加强西洋参补益气阴的作用，为臣药；酸枣仁、远志、龙骨、牡蛎、丹参、夜交藤均有养心安神的作用，而茯苓、薏苡仁补益心脾，均为佐使药。诸药合用，证症结合，获药到病除之效。该患者首诊服 7 剂后，症状明显改善，但仍有劳累后诸症加重的临床表现，故之后在守方基础上随症加减，患者继服 20 剂后临床症状基本消失。陈老认为，心律失常的基本病机是气滞血瘀。因此，治疗大法总不离行气活血。此例首诊舌黯、舌下青紫、苔黄腻，脉结代不匀，似乎有痰热之象。然其症状心悸怔忡，疲惫无力，汗出，气短，劳累后上述症状加重，气虚明显，舍脉从证，陈老坚持以益气养阴、安神定志为法，然益气养阴中不忘活血，方中丹参活血化瘀。二诊心悸劳累后加重，食欲缺乏，便干、日一行，气滞明显，方中加入香附、郁金行气化瘀而奏效。

◎总结 / 体会◎

循环系统由心脏、血管和调节血液循环的神经体液装置组成。循环系统的主要功能是为全身组织器官运输血液，通过血液将氧、营养物质及激素等供给组织，并将组织代谢产物运走，保证人体新陈代谢正常进行，维持生命活动。此外，循环系统还具有一定的内分泌功能。中医本无冠心病病名，现一般认为冠心病、心绞痛可归属于中医"胸痹心痛"范畴。根据不稳定心绞痛临床特点颇似古代医家对"厥心痛""久心痛"的描述。如《灵枢》厥病曰："厥心痛，痛如以锥针刺其心"。隋·巢元方《诸病源候论》论及之"久心痛"，所谓"发作有时，经久不瘥"。但总的来说，古人从外在症状观察病情，给予命名的方法，还很难从本质上把不稳定心绞痛与一般的心绞痛区分开来，目前按标准诊断，仍统称为胸痹心痛。"胸痹"为病名，最早见于《内经》，胸为病位，痹为病机。"痹"是痞塞不通，胸痹是指胸部闷痛、甚则胸痛彻背，喘息不得卧，为主要表现的疾病，轻者感觉胸闷，呼吸欠畅；重者则有胸痛；严重者心痛彻背，背痛彻心。《金匮要略·胸痹心痛短气病脉证治》关于胸痹病因病机的论述对后世的影响深远，认为胸痹病机是"阳微阴弦"，即所谓"本虚标实"，说明胸痹的发生在于心气或心阳不足，导致寒凝气滞、痰阻于胸而发病。陈老总结自己的经验为审证求因，重视舌脉；辨证论治，兼顾阴阳；分期论治，标本异治。以活血化瘀为治疗大法，紧扣气虚、血瘀两大病理因素，用药标本、虚实兼顾。陈老还在临床中观察到患者病情与情绪密切相关，且不少患者有心情抑郁表现，故认为在治疗过程中可酌加滋阴养血安神之品以助调理情志。陈老在胸痹心痛的论治上提出"心脾相关""痰瘀相关"学说，灵活运用调脾护心，益气化痰祛瘀法，积累了丰富的经验。

（梁群 贾璇 **整理**）

王德光治疗消化系统疾病经验

◎名医简介◎

王德光（1924 年—）男，汉族，天津市宁河县人。主任医师、教授，牡丹江市中医医院创始人，历任各届院长及地市中医药学会理事长，兼任黑龙江中医药大学、牡丹江医学院客座教授，牡丹江市中医医院终身名誉院长。黑龙江省名老中医，国家人事部、卫生部、中医药管理局确认的首批全国老中医药专家学术经验继承工作指导老师。王老出身于中医世家。师承家学，弱冠即悬壶杏林，自 1947 年悬壶至今已业医 70 余载，精于内科、针灸，兼通妇儿。中医理论与实践经验俱丰，主张研习经典师其法，博览群书采其长。临床用药审视病机，不执死方治活病，常针药并施以祛顽疾。治学严谨，学而不厌，笔耕育人，桃李天下，诲人不倦，矢志岐黄，终生不渝，杏林悬壶，精诚为本，继承发扬，包容乃大，善于接受新事物，随时了解中西医学新进展。发表论文 50 余篇，主编光明系列《中医内科学》，曾应人民卫生出版社国际联络处之邀，参与《中医大辞典》的汉译日工作，为中日两国医学交流做出贡献。他研习经典，师其法而指导临床；博览群书，采其长而为其所用；遣方用药，胆大心细权衡轻重；精研针术，针药并施治病救人。医术精湛，医德高尚，针药并施，效如桴鼓，青年时期即名噪牡丹江地区，登门求医者甚众。

◎学术思想◎

1. 研习经典，师其法而指导临床

（1）以《黄帝内经》为本，谨遵经旨临床为用。王老强调，只有认真研习《黄帝内经》，才能知晓中医理论之渊源，窥见中医理论之原貌。《黄帝内经》是中医学之根本，此根扎得牢靠，在发展中才能枝繁叶茂；《黄帝内经》是中医学之源头，认清源之所在，在发展中才不致误入歧途。王老研习《黄帝内经》不是咬文嚼字，而是深谙经旨指导临床为用。王老在临床中根据黑龙江地处北方，"风寒冰冽""天地闭藏之域"的特点，探讨当地一些内科杂病及妇科常见病的病因病机特点，认为这些常见病、多发病多以寒为主或夹以寒邪，因此治疗多用温法。如脾胃病多虚寒，常用黄芪建中汤加减温补；痹证多风寒，重用乌头、附子以祛寒；痛经多寒瘀，常用逐瘀汤加桂、附以温通。王老强调，在使用突破常规的用药方法时，必须要以辨证准确无误为前提，"有故"才能"无殒"。

（2）宗仲景之法、扩展经方临床应用。东汉医家张仲景，著有《伤寒杂病论》，流传后世成为《伤寒论》和《金匮要略》两部经典，其言精而奥，其法简而详，其方验而效活人无数，后人称其为"医圣"，中医界遵其为经方之祖。王老对仲景方剂的运用，既重视其辨

证精细、制方严谨、对适应证要求严格的一面；更注重探讨其遣方用药之法度，师其制方之意，宗仲景之法，随机应变的另一面，将经方应用的主治范围在临床加以扩展，取得了很好的疗效。临床许多腹痛痉挛患者，虽无太阳表证，但腹筋拘急，疼痛难忍，其势实较"项背强几几"为重，故王老宗仲景之意，临床不仅将经方广泛灵活运用，治疗诸多腹痛症，随证加减变化后，用于气滞、血瘀、阴虚等里急痛症也获良效。

2. 胆识方守，精勤不倦守岐黄

（1）王老领会古方今病不相能也之古训，认为中医学术的发展也要与时俱进，在继承的基础上还要发扬，这样才能进步。因而他虽敬佩金元四家，但他师古而不泥古，具有敢于创新的治学精神。金元四家都是结合临床实际对《内经》某一方面的深入阐发，应各采其所长，在临床为我所用。王老认为，因人身本为一个有机统一整体，表里之热只是相对而言，并无绝对之表（经）热而里（腑）不热者，用双解散即可"调顺阴阳，洗涤脏腑"而收功。至于顽痰怪症，王老认为一般疗法无效者，则又非峻下不为功。在治法方面，王老还汲取了李东垣重视调理脾胃之所长，在临床中广为应用，纲举目张的规范了内科杂病的诊疗过程，明显提高了治疗效果。

（2）王老一生嗜好读书，除喜读金元四家著作外，历代名家医著只要能搜集到的皆在其阅读之列，有启发之处则做札记或读书卡片，并在临床运用上积累经验。其中尤对《景岳全书》《医林改错》等读之更精。《医林改错》所载诸逐瘀汤，王老皆取之广泛运用于临床。他认为诸方虽各有所主，但血府逐瘀汤是其核心，以此方加减可广泛运用于各种瘀血症，因而扩展了血府逐瘀汤的应用范围，并取得了很好的效果。王老得读张锡纯《医学衷中参西录》后，发扬传统，敢于创新，取西学之所长为己所用，以提高临床疗效为目的的治学精神影响颇深。王老除研读历代医家著作外，也注重汲取当代各家之所长。反对故步自封、墨守成规，坚持广泛阅览国内外中西医学期刊杂志，凡能为我所用者，莫不广为搜集。从所阅览资料中汲取营养，总结多年临床经验，创立了很多临床用之方便、有效的自拟方，如鱼白桑止咳汤、益气化痰汤、通经汤、补肾固冲汤、补肾养血安胎汤、温肾祛瘀汤、加减秦艽地骨皮汤等。

3. 守正创新，兼容并包与时俱进

（1）展包容胸怀，取长补短。王老酷爱中医学，但并不排斥现代医学，他认为二者都是医学学科，具有保护人类健康、预防防治疗疾病的共同目标，因此是密切相关的兄弟学科，二者应相互协作，取长补短，没有理由相互排斥。王老赞同中西医结合的方针，但对拼盘式的凑合持有异议。王老之所以尊崇张锡纯，原因之一就在于此。施今墨先生《临床经验集》曰："不讳中医之短，不嫉西医之长"一语，深入王老心中，于是在成名之后仍以包容、虔诚之心，认真学习现代医学以充实自己。王老学习西医充实自己，是为了更好地提高中医学术水平。他认为学习解剖学，更加明确经络腧穴的具体部位，便可做到针下明了；学习诊断学基础，便将西医临床诊断的望触叩听技术充实到中医望、闻、问、切四诊之中；学习生理、病理学，便可更好地探讨中医病机制论，学习临床各科，便可更好地指导临床辨病与辨证相结合。

（2）博学多识，与时俱进。现代医学的学术进展很快，王老不断更新知识，在学习现代医学过程中，还在理论上找到了很多可以融会贯通之处，在对两种医学的比较中，也发现了西医思维的局限性和刻板性，以及临味"只见病不见人"的缺憾，更体现出中医学整体观

念和辨证思维的优势，因而王老更进一步深刻领会到中医学确实"是一座伟大的宝库"，但必须"要努力发掘，加以提高。"王老认为，任何一个学科的发展都不是孤立的，都伴随着其他学科的渗透，中医学也不例外。《内经》时代的中医学，在现代科技高度发展的今天，中医学的发展也必须要遵循这一规律。王老不排斥将现代科技成果引进中医学中，认为现代医学的诊疗技术手段也应充实到中医中，中医药自强，当代中医也应掌握这些新技术为我所用，打破西医的垄断，以争取与西医具有平等的地位。

◎治法特点◎

1.因地制宜，善用经方

（1）提倡寒温并重，温病治疗理法分明。黑龙江地处北疆，虽以寒邪为病居多，但也不乏温病。故王老力倡寒温并重，虽注重《伤寒论》，但也不忽略对温病的研习。明清之际温病学家辈出，论著颇丰，如吴有性《温疫论》、叶桂《温热论治》、吴瑭《温病条辨》等，皆为王老常读之典籍。尤其叶桂创立的"卫气营血"及吴瑭创立的上、中、下"三焦"辨治大纲，与仲景的六经辨证相结合，成为王老临床辨治外感热病的准绳。面对急危重症患者，在治疗过程中，王老充分彰显了中医药治疗急症的优势。按温病辨证，王老认为，热毒已由气分转入营分，内闭心包，耗气伤阴，并已化痰动风。本例虽已病至气阴两伤，但热毒不解，则窍不能开、不能息，气阴亦不能护，故重用清热解毒、开窍醒神之品，以救其急。另外，又用祛风痰之品，辅之以息风定痉、醒神通络，益气养阴而扶其正。辨证准确，药证相符，故投之即效，病现转机后，呈邪衰正虚之势，而治则也随之变为扶正祛邪。体现出见中医药治疗危重急症，只要胆大心细，辨证准确，方证相符，往往可获得西药所不及之疗效。

（2）王老重视对《黄帝内经》《伤寒论》《金匮要略》《温病条辨》的研习，认为这些经典著作乃中医之根基，对其中之重要章节，更应精研熟读。弱冠习医之始即通读岐黄、仲景之作，在早年即打下了坚实的基础，后来又得名家亲传，经典的基础更加扎实。对经典的研习，几十年来孜孜不倦，结合临床对其体会也日加深刻，师其法用于临床每每可获良效。王老灵活运用仲景葛根汤立方之意，用于治疗腹肌痉挛。葛根汤方出《伤寒论·卷三·辨太阳病脉证并治中》曰："太阳病，项背强几几，无汗、恶风，葛根汤主之。"王老认为，腹部肌肉主要为足阳明、太阴经筋之所布，经脉不利，阴津不布，经筋失养，故拘急而痛。此与太阳病经输不利，经筋失养而致痉同理。筋肉痉挛作痛，非用重剂解肌之不为功，故王老结合东北地区气候特点，灵活运用仲景经方，解肌和营，生津养筋，津血得布，腹筋得濡而筋缓痛止而获奇效。

2.遣方用药，胆大心细权衡轻重

（1）王老临床在遣方用药方面，因时、因地、因人制宜，力求与病机相吻合，不执死方治活病，药量轻重之权衡亦然。根据病情之需要，胆大心细地应用有毒药品祛顽疾，并对妊娠禁忌和配伍禁忌常有突破。视病情轻重，用药轻重有所不同。王老认为，随着历史的进展"古方今病不相能也"，即使"今病"也因人而异不尽相同，故临床遣方用药，即不墨守于古方古法一成不变，也不拘泥于当代习用之法度，而是根据病邪之盛衰、体质之强弱，视病情之轻重而权宜用药之轻重。若病情严重，非重剂不能愈者，则放胆使用重剂。王老临床遣方用药，不仅对重疾善用重剂，若病情能用小剂量以收功者，则又仅用 1~2g，如木香、薄荷、细辛之类，煎药时后下，突显"以巧拨千斤"之妙。王老又仿宋代煮散法，以轻灵之药，纠正阴阳之偏，如用银翘散、桑菊饮、参苏饮等方治疗流行性感冒即属此类。此外，王老临床对危重病症、沉疴痼疾，用药时多亲自察看其饮片质量。凡有药材不地道、炮制不得法、切片不正规，逢子不破者，必仔细告知病家，使其更换或教其如何处置。嘱咐患者或家属煎药方法，也是王老对待每位新患者之常规，以期充分发挥药物效能。

（2）倡求实精神，正确对待用药禁忌。关于中药的用药禁忌，传统上主要是指妊娠禁忌和配伍禁忌。古人根据临床用药所积累的经验，为了安全用药所规定的这些禁忌，古今相传，至今仍是中医处方和药房配方的重要规则。但其是否完全科学、合理，王老认为应本着实事求是的精神，需进一步研究和验证。妊娠禁忌用药，大多具有损害胎儿甚至堕胎的不良反应，根据其对胎儿损害程度的不同，又有禁用和慎用之分。王老本着求实的精神，临床并不拘泥于此，根据病情需要常有所突破。如生半夏与代赭石，虽皆为妊娠禁忌用药，但王老在治疗重症妊娠恶阻时，根据患者的具体情况，呕逆止而毫无动胎之虞，他认为，有些禁忌并非一成不变，本着求实的精神，某些禁忌是可以突破的，但必须认证准确有的放矢，这才符合"有故无殒亦无殒也"之经旨。王老认为，为安全有效地用药，在组方配伍时应该重视配伍禁忌，但对流传至今的"十八反""十九畏"却不敢完全苟同，因为有一部分记载同临床实际应用有出入。

3. 精研针术，针药并施治病救人

（1）苦练基本功，针术精湛娴熟。中医治疗疾病的方法，自古即有"一针二灸三汤药"之说。王老认为应继承中医的这一优良传统。临床治疗中发挥中医的这一专长。王老学针灸虽以《针灸大成》为范本，但为精研针术并不满足于此，继而又苦读《针灸甲乙经》《十四经发挥》等古典针籍，乃至溯源于《内经》。后来又进一步研究各腧穴的解剖特点，对针下的血管、神经及脏器组织等努力做到心中有数。王老认为，熟记腧穴能达到盲取的程度，对每个穴位下面能达到"庖丁解牛"样明了，这是善用针者必备的基本功，不下功夫苦练是达不到的。此外，王老还通过刻苦努力，练就了持毫针刺透书本的指力，认为只有将气运于指，借针传导于病家的腧穴经络，才能"气至而有效"。

（2）选穴少而精，临床显奇效。王老在针灸方面的造诣，不仅基本功扎实，针术精湛娴熟，而且在腧穴配方上也深有研究。在掌握腧穴主治功能的基础上，根据病之脏腑经络之所在，虚实寒热之所属，首选主穴再适当配穴将方药之"君臣佐使"配伍原则，也运用于腧穴配方上。王老认为，"用药如用兵"，兵不在多而在精；"选穴如点将"，将不在广也在于精。故临证选穴少而精，在临床积累了很多单穴治急症、大病的经验。

◎基本方及方解◎

1. 基本方药：黄芪建中汤

黄 芪 9g　　白 芍 18g　　桂 枝 9g　　甘 草 6g

生 姜 9g　　饴 糖 30g　　大 枣 4 枚

2. 方解

主治阴阳气血俱虚的虚劳证。证见里急腹痛，喜温喜按，形体消瘦，面色无华，心悸气短，自汗盗汗，舌淡红，脉沉弱本方始载于《金匮要略·血痹虚劳病脉证并治》中，由小建中汤加黄芪而成，主治"虚劳里急，诸不足"。本方以温中补虚立法，是治疗虚劳的著名方剂。方中黄芪甘温入肺，健脾益气；饴糖甘温补虚，缓急止痛，共为方中君药。桂枝助阳，芍药益阴，二药相合，调和阴阳，化生气血为臣。生姜、大枣辛甘相合，健脾益胃，调和营卫，为佐药。炙甘草益气健脾，调和诸药为使。且炙甘草味甘，与桂枝、饴糖相配"辛甘化阳"，合芍药"酸甘化阴"。诸药相合，益气健中，方可化源足，气血生，营卫调，诸症平。

◎病案举例◎

病案 1

汪某，男，42 岁。初诊日期：1976 年 11 月 9 日。

主诉：胃脘痛 8 年，加重伴反复呕吐已 3 日。

现病史：患者 8 年前遇寒凉出现胃部疼痛，诊断为胃、十二指肠球部溃疡，近年每遇过劳、饮食不节发作。10d 前因出差过累，加以气温骤降、衣着单薄，以致胃脘痛复发。初起痛轻，得食遇热则痛减，痛处喜按，并有泛酸、嗳气，大便潜血阳性。用中西药物控制，尚能坚持工作。3d 前，宴会后腹胀胃痛严重，呕吐频频，吐物为大量清水，继续服用前药无效而入院。患者形体消瘦，颜面苍白，神疲气短，舌质淡，舌面满布白色厚腻苔，脘腹硬满，腹中雷鸣。询其上腹胀满，痛如刀割，并阵阵加剧；痛处固定不移，喜暖，拒按，脘痛攻筑右侧胁肋及右侧腰背部，口干，3d 来除静脉输液外，饮食入口即吐。大便 4d 未通，小便量少而黄。四肢不温，六脉沉而弦细无力。

检查：X 线钡餐透视，见胃内有大量积液，钡剂不能通过幽门。

【中医诊断】胃脘痛。

【西医诊断】完全性幽门梗阻，胃、十二指肠球部溃疡。

【辨证】脾胃虚寒，饮停胃脘；气血瘀阻，胃失和降。

【治法】温中健胃，蠲饮降逆；行气活血，和胃止痛。

【处方】黄芪建中汤加减。

黄 芪 35g　　白 芍 40g　　桂 枝 20g　　生 姜 20g

甘 草 20g　　柴 胡 15g　　五灵脂 15g　　郁 金 15g

生半夏 20g　　延胡索 15g　　高良姜 15g

（浓煎，分多次少量频频服之。服药前需排空胃内积液。）

二诊（1976年11月11日），服药2d，饮水不吐，胃痛大减，但患者仍自觉脘闷纳累，舌苔、脉象无明显变化。上方加白豆蔻10g，以增醒脾行气之力。白豆蔻味辛、性温，归肺、脾、胃经，功效化湿，行气，温中，止呕，患者病在脾胃，为脾胃虚寒之证，兼有气滞、血瘀、肝旺之象，在原方基础上加入白豆蔻，醒脾开胃，降逆和气。

三诊（1976年11月13日），继服药2d，腹痛完全缓解，虽患者仍自觉脘闷，但已能饮少量牛乳，舌苔转薄。上方去生姜，减柴胡、半夏量为各10g，以防耗阴。

四诊（1976年11月16日），服上方3d，腹胀明显减轻，10余日之便秘今日始通，胃纳转佳，患者仍自觉全身乏力。舌苔薄白，脉象较前有力，但仍有弦象。上方加党参30g，莱菔子10g，以加强补益中气，消食导滞之力。连服1周，饮食正常，二便通畅，胃脘已无任何不适。

【按】张介宾认为，胃脘痛"因寒者十居八九，因热者十唯一二"。王老积临床之经验，亦认为此证以寒为多，在慢性胃腹痛中，外寒多属诱因，内寒乃为其本。本例属于脾胃虚寒，寒由内生，更因天气转寒，饮食不节，以致宿疾大发。脾土失运，胃失和降，土壅侮木，气滞血瘀、痰饮中阻等证纷至沓来，已成为虚实错杂、标本俱急之证。王老急用黄芪建中汤、柴胡疏肝饮、小半夏汤三方合之加减救治而效。其中用黄芪建中汤温补中焦，以振脾阳治其本；伍用疏肝、理气、化瘀之品，使大郁得疏，气机沉畅，自无乘土之患；用小半夏汤温化痰饮、降逆止呕，用之以治其标。王老认为，于此等急症，生半夏之功优于制半夏，半夏生用虽然有毒，但伍于汤剂中煎煮，毒性破坏，但服无妨。此外王老还认为，用胃管排尽胃中积液亦为治疗停饮方法之一，可使饮邪速消，缓其呕吐及攻撑之势，以免重伤脾胃。此急则治标之法乃"西为中用"之妙，并可避免停饮稀释药液，影响疗效，俾药物能迅速发挥其功能。

病案2

柳某，女，68岁，初诊日期：1989年1月13日。

主诉：胃脘痛反复发作3年。

现病史：患者3年前入冬后慢性支气管炎发作，咳喘伴心悸，后出现明显胃脘部疼痛，时作时止，每遇阴雨天或气候突变时加重，疼痛多发于食后，伴腹胀连及腰胁，有饥饿感，但因进食即痛作，故而畏食。就诊时因咳喘已用抗生素及镇咳平喘药数日，咳喘虽明显好转，但胃痛分毫未效。近来夜间因气短不能卧，常需代以首枕位，每夜仅能入睡3~4h。口干不欲饮，小便黄浊，大便2d一行。该患颞部、颈部青筋暴露，目有血丝，指甲暗红，唇色紫暗，舌质紫，苔薄白，脉弦细而数，脉搏116次/min。

检查：剑突下可见心脏搏动，听诊三尖瓣区收缩期吹风样杂音，心电图见肺型P波。

【中医诊断】胃脘痛。

【西医诊断】肺源性心脏病，慢性胃炎。

【辨证】心肺两虚，累及肝脾；气滞血瘀，肺胃失和。

【治法】补中益气，培土生金；行气化瘀，祛痰降逆。

【处方】补中益气汤加减。

| 黄　芪20g | 白　术15g | 陈　皮15g | 升　麻10g |
| 柴　胡10g | 党　参15g | 枳　壳10g | 当　归10g |

白 芍 20g　　红 花 10g　　莪 术 10g　　苏 子 5g

延胡索 15g　　五灵脂 15g　　莱菔子 10g　　半 夏 10g

二诊（1989年1月18日），服药5d，药后胃脘痛大减，患者仍自觉食后腹胀。上方加高良姜10g，以增温胃止痛之力。

三诊（1989年1月24日），继服药6d，腹胀减轻，但自昨日起胃脘痛复发，痛无休止。来诊时见喉中痰鸣，脉象浮数。上方去半夏、苏子，加生半夏30g、鱼腥草20g、白花蛇舌草20g、苏叶10g，以增祛痰降逆之力。

四诊（1989年2月12日），服上方15d，胃脘痛未发，咳喘缓解，纳食转佳。上方去鱼腥草、白花蛇舌草、苏叶。

五诊（1989年2月17日），服上方5d，昨日又因感寒致咳喘加重，胃脘痛复发，但较前发作程度轻。仍服三诊方。

六诊（1989年2月27日），服上方10d，腹胀减轻，胃脘痛缓解，食纳佳，但患者脉仍弦数（100次/min）。舌色转红，舌苔已化，小便清，夜间已能平卧。停药观察，胃脘痛未再复发。

【按】肺心病患者常兼胃脘痛，甚至呕血。本例患者因胃脘痛加剧，故以其为主诉就诊。该患者病久，五脏功能失调，气机逆乱，血瘀痰阻，证属虚实夹杂。虚以心、肺、脾虚为主；实为气滞、血瘀、痰阻，故治应攻补兼施，标本兼顾，较一般胃脘痛病机复杂，治疗亦难。王老认为，本病乃因肺脏久失宣降之职，不能朝百脉而损及心阳，心阳不振，血运不畅，故青筋暴露、唇舌爪甲紫暗、心悸气喘；脾乃肺心两脏之母子，母病及子，子盗母气，心肺两虚，久必累脾，脾虚中气升降失调，摄纳运化失权，痰浊内生，胃气壅滞，瘀血阻络，不通则痛；土壅侮木，肝失调达，气失疏泄，郁滞成瘀，故使肺胃进一步失于和降。尤其肺主皮毛，肺虚卫气不固，时感外邪，邪气外束，不仅内引伏痰，更使气机失宣，故随咳喘加重而胃脘痛加剧。王老详察病候，洞悉病机，执本病之肯綮，以行气化痰祛瘀、和降肺胃治其标，补益肺脾之气以治其本，仿补中益气、三子养亲、血府逐瘀三方加减为治而效。

病案3

金某，女，52岁，初诊日期：1983年11月14日。

主诉：左上腹痛3年，近1个月加剧。

现病史：患者3年前出现左上腹疼痛，经上消化道钡透及胃镜检查，诊断为浅表性胃炎，当地医院曾按胃炎治疗年余，症状反而加重。又先后到哈尔滨、北京等地做血、尿淀粉酶、B超等各项检套，诊断为慢性胰腺炎，但仍不能排除胰腺癌。1个月前从外地返回，腹痛加剧，牵及腰背，并伴呕吐，每至夜间痛不能卧，需下地行走。经几处投医治疗，疼痛无缓解，故求诊于王老。该患者左上腹病，痛点固定，有时向剑突及左胸放散，并牵及腰背酸痛。腹痛严重时伴左侧头痛及左侧肢体不适。心悸不宁，泛恶作呕，不欲饮食，口不干渴，大便已3d未行。舌质红，苔黄而厚，舌边有瘀点，脉弦略数，重按无力。

【中医诊断】腹痛。

【西医诊断】慢性胰腺炎。

【辨证】心脾两虚为本，土壅侮木为标。

【治法】急则治标，以疏肝解郁，行气活血；缓则治本，以益气健脾，养心安神。

【处方】柴胡郁金汤加减。

柴 胡 15g	郁 金 15g	枳 壳 20g	青 皮 15g
白 术 40g	甘 草 15g	五灵脂 15g	半 夏 20g
川楝子 20g	麦 冬 15g	生 地 20g	黄 芪 25g
大 黄 10g	延胡索 15g		

二诊（1983年11月17日），服药3d，药后症状明显缓解，夜间已能入眠。已能少量进食，大便亦通，日行2~3次。患者仍自觉腰背仍酸痛，黄苔略减。上方加木香5g、丹皮10g。以增理气、去血中浮火之力。

三诊（1983年11月21日），继服药4d，药后身体舒适、轻快，其腹痛、呕吐等症状明显好转，大便日1次，但患者仍自觉入眠不实。给予归脾汤合柏子养心汤加减：党参25g、白术15g、茯神10g、甘草10g、半夏15g、陈皮15g、麦冬15g、柏子仁10g、远志15g、枣仁10g、柴胡15g、青皮15g、枳壳15g、三棱10g、莪术10g、延胡索15g、白芍15g、灵脂15g，以益气健脾、养心安神，行气化瘀。

四诊（1983年11月30日），服上方9d，药后疼痛逐渐减轻，至目前腹痛已基本消失，只是饮食过饱、过硬时，患者仍自觉腹部稍感不适，自觉有时头晕、心悸、气短、乏力，舌淡红，苔白稍黄，脉沉弱。此属心脾两虚之象，法当养心安神，舒肝健脾，以固本为主，佐以行气化疼。给予补中益气汤加减：黄芪20g、白术15g、陈皮10g、升麻5g、柴胡5g、党参15g、甘草5g、当归10g、柏子仁10g、生地158、半夏10g、炒枣仁10g、远志10g、石斛10g、麦冬10g、石菖蒲15g、川楝子15g、五灵脂10g、延胡索10g、白芍20g。

五诊（1984年1月30日），服上方2个月，左上腹已无不适感。饮食、睡眠皆正常。为巩固疗效，又嘱服上方2个月。2个月后去北京复查，各项检查均正常，随访至今未发。

【按】患者治疗期间，病情虽比以往好转，但时轻时重，时有反复。究其因，除因饮食劳倦、寒暖失调、情志内伤等诱因外，王老认为，标本治则用之不当也应引以为训。该患者为一老年女科技人员，长期从事农业科研，奔波于南北之间，饮食劳倦内伤脾气，思虑过度暗耗心血，心脾两虚乃为此病之本。脾虚失运、土壅侮木气滞血瘀，其病乃成。急则治标、缓则治本，乃为治之大法，但具体运用，标本何主何从，却不甚易。该患者初诊治标即效，三诊易以治本为主而复发，后又以治标为主而控制，除过劳、停症皆愈，未再复发。王老总结教训为"欲速则不达"，在标急方缓之时，即弃标实而急于固本，以致木郁未舒、瘀血未化，偶遇诱因则前症复发。故言医易而行医难也。

病案4

张某，男，50岁，初诊日期：1982年6月10日。

主诉：腹泻12年

现病史：患者近12年腹泻时作，大便每日行5~8次，进食肥甘厚味、生冷辛辣后，腹泻次数明显增加，腹痛欲泻，泻后痛减。便质溏，量少，混有黏液，偶有污血，大便时腹痛，伴里急后重，西医诊断为溃疡性结肠炎。历经中西医多方治疗无效后，求治于王老。诊见其人消瘦，面白无华，平时脘腹胀满，食后尤甚，气短乏力，畏寒肢冷，腰膝酸软。苔白腻，脉沉弦。

检查：纤维结肠镜示，直肠和乙状结肠黏膜充血水肿；粪便常规示，潜血（+）。

【中医诊断】泄泻。

【西医诊断】溃疡性结肠炎。

【辨证】脾肾阳虚为本；湿浊化热、气滞血瘀为标。

【治法】温补脾肾，行气祛瘀，清化湿浊，固涩止泻。

【处方】真人养脏汤加减。

诃　子 15g　　罂粟壳 10g　　肉豆蔻 10g　　当　归 10g

桂　枝 20g　　木　香 10g　　白　术 15g　　白　芍 40g

党　参 25g　　甘　草 10g　　柴　胡 15g　　附　子 10g

椿　皮 25g

苦参 20g，煎汤 150ml，兑入儿茶末 2g，先清洁灌肠，然后用导尿管从肛门缓缓插入达结肠脾曲，将药液注入，保留灌肠，1 日 1 次。

二诊（1982 年 6 月 15 日），服药 5d，服药及灌肠后，泄泻次数减少，每日 3~4 次，便质黏，量少，便中仍夹杂黏液，患者仍自觉腹胀未减。上方去木香、当归，加补骨脂 10g、枳壳 20g，以增温补脾肾、行气之功效。因灌肠药液量较多，灌入后不久即排出，无法保留，故将灌肠药浓煎至 50ml，仍兑入儿茶末 2g，隔日 1 次，缓慢灌入。

三诊（1982 年 6 月 25 日），继服药 10d，泄泻减至 1 日 2 次，便虽溏，但已不夹黏液及污血。患者仍自觉腹胀痛时作。2d 前排便时便出薄膜样管状物 1 条，长约 20m，有多处残缺，便后腹部舒畅。仍用前法治疗。

四诊（1982 年 7 月 25 日），服上方 4 周，大便日行 2 次，稍成形，排便前腹部已无不适，患者仍自觉偶见便后腹痛。前方减诃子、罂粟壳、肉豆蔻，加熟地 20g，以增滋阴补血、固涩止泻之效。仍按前法灌肠。

五诊（1982 年 10 月 3 日），服上方 10 周，泄泻止，腹部无任何不适，胃纳正常，体重增加。

【按】久泻病情复杂，多因数脏同病，寒热夹杂，虚实并存，因而缠绵难愈。本例患者病程长达 12 年，脾虚及肾，中阳下陷，肾虚不固，久泄不止，其本为虚。脾虚不运，湿浊内生，土壅侮木，以致气滞血瘀，湿、郁、瘀交阻，日久化热，伤及血络，故腹胀痛，便中混有赤白黏沫等物。治宜标本兼顾，融温、清、消、补、涩于一方，以顿挫其病势。苦参、儿茶灌肠，使药液直达病所，以清热除湿、活血祛瘀。在治疗中便出之管状膜样物，系因大肠血瘀气阻日久，寒凝热壅而生，与肠痈之机制相似，只是病程过长而已。此物之排出，乃去腐生新之佳兆，为五脏调和、气血旺盛之象，是服药、灌肠兼施之疗效。久泻多伴脘腹胀满，此因脾虚不运，土壅侮木之故。故临床治愈标准，除泻止外，胀满也应得除，全腹无不适之感。否则泻虽止而极易反复，此乃因脾阳未复，木郁末疏之故。方中所用椿皮，能入气分、血分，收涩凉血、清热燥湿，用于湿浊化热之久泻，甚为相宜。只要配伍得当，久服亦无不良反应，本例随访 2 年，病情未见复发。

◎ 总结 / 体会 ◎

消化系统疾病病机虽复杂，病位主要在中焦脾胃，绝大多数都是病史较长、反复发作者。"久病多虚"，临床上以脾虚为主，胃气虚、胃失冲和之气，胃失和降，实为酿痛之根源。

凡郁、食、气、血、痰所致者，莫不皆然。因此治疗消化系统疾病，只需针对此机理，必能获效，余者无非变通之事而已。消化系统疾病临床平素常见有胃脘隐隐作痛，过劳遇冷或饮食不调则发，喜温喜按、得食则舒，食少纳呆等脾胃虚弱之证；而发作时，特别是有并发症时，则可见有疼痛加剧、腹满拒按、恶心呕吐等气滞、血瘀、痰饮之象。这些征象都是在脾气虚的基础上继发的，因此本病临床上应以正虚为本，以邪实为标。如脾胃虚弱，健运失司、升降失常则气机阻滞；进一步可因土壅侮木，使肝郁不舒；而木郁又可乘土，更使脾受戕伐从而形成肝脾之间的"恶性循环"。气滞、瘀血、饮停等邪，皆为脾气虚发展过程的"病理产物"，其原发在脾、本为气虚。所以王老认为，治疗消化系统疾病成功的关键即在于认识到脾虚本质，而气滞、血瘀、痰饮等证在不同阶段可与脾虚同时并见，仅有轻重不同而已，临证之时，只要病程较久，就要先考虑到脾虚，在立法方面，以益气健脾，兼顾他证，否则脾气不振、运化无力，无论是理气、活血，还是化饮、降逆，都难以发挥作用反而徒伤正气，或虽暂有小效而不能巩固。故治疗大法应以扶正为主而兼以驱邪，扶正即寓祛邪之意。此即《内经》所云"谨守病机，各司其属，有者求之，无者求之，盛者责之，虚者责之""治病必求于本"之谓也。

（刘 涵 郭子宁 **整理**）

邹德琛治疗消渴病经验

◎名医简介◎

邹德琛（1930—2005 年），男，汉族，黑龙江省人。1961 年分配到黑龙江中医药大学伤寒教研室任教，曾任校伤寒教研室主任、院工会副主席、中医基础理论研究所所长、中华中医药学会理事、全国第二批名老中医学术经验继承指导老师，黑龙江省第七届、第八届人大常委、省新药评审委员会委员，从 1979 年起指导了近 20 名伤寒专业硕士研究生，始终工作在教学第一线，积累了丰富的教学经验，培养了大量的学士、硕士中医人才。邹老言传身教，要求同学热爱中医，树立专业思想，用中医的思维方法研究中医，进一步弘扬中医，把中医的精华发扬光大。邹老谨遵经典，视《黄帝内经》为玉册宝典，潜心致力研究《伤寒论》，善用经方治疗疾病；崇尚东垣脾胃学说，重视后天之本；崇尚景岳学说，强调重视肾气的盛衰。邹老善治儿科疾病，多伤寒温病之方并重，辛温辛凉之法并施，表里之病同治。

◎学术思想◎

1. 谨遵经典，主张方随证变

（1）尊经重典，善用经方：邹老谨遵经典，他视《黄帝内经》《伤寒论》为玉册宝典，重视对经典的理论研究，并灵活施之于临床中，积累了丰富的临床实践经验。其中，《黄帝内经》中倡导的因人制宜即重视体质因素在中医诊疗过程中重要作用的观念，一直备受邹老尊崇。如邹老在诊治疾病时，时刻注意因人制宜，辨证每个患者的病证后才遣方用药，且诊治过程中尤其重视小儿与成年人的差异。邹老还善用经方，在他的临床用药中经常能见到经方的运用，或为原方，或为变方。例如，他常用《伤寒论》中的"麻杏石甘汤"加减治疗哮喘、咳嗽等疾病。哮喘病是发作性的痰鸣气喘疾患，多为宿痰伏肺，肺气上逆所致。而慢性咳喘类疾病的病机往往又与痰饮密切相关，故邹老常在此基础上佐以化痰顺气之品。方中麻黄宣肺解表而平喘；石膏清泻肺胃之热以生津，其用量倍于麻黄以佐制麻黄温热之性，取其宣降肺气之功，而麻黄得石膏则宣肺平喘而不助肺热；杏仁降利肺气而平喘。邹老在临床中常加桔梗、半夏化痰；正气不足者，加山药、百合、枸杞子滋阴；若久病伤肾，则选用桑寄生、五味子上敛肺气，下滋肾精，并加补气之黄芪等。

（2）辨析病证分期，主张方随证变：《伤寒论》与《黄帝内经》一脉相承、紧密相连。邹老非常重视疾病不同阶段的辨证治疗，在临证中始终贯穿仲景"观其脉证，知犯何逆，随证治之"的辨证论治精神。邹老认为，病情会不断发生变化，针对不同时期的病机特点，治疗亦要灵活变通，及时调整药物的治疗方向，以切合其不断变化的病机，达到最佳的治疗效果。

故他临证小儿外感疾病居多，而其特点是发展迅速、极易传变。如治疗传变迅速的外感疾病，邹老常用补土生金法，具体治疗方案根据病情适时调整，做到方随证变。如治疗咳喘类疾病，初期可用紫苏、荆芥、薄荷、葛根、柴胡等解表，用石膏、栀子清热，用杏仁宣肺，少佐扁豆以健脾。若日久疾病病机演变以脾虚痰阻、肺失宣降时，则可重用茯苓、焦术、山药、芡实健脾除湿祛痰，加用平贝、桔梗、白豆蔻祛痰湿止咳。

2. 强调肾命先天，又重视后天之本

（1）崇尚景岳学说，强调肾命先天：邹老对中医学的理论和临床有颇多发挥和创见。在治疗上，崇尚景岳学说，强调肾命为先天之本，重视肾气的盛衰，主张以补肾纳气止咳、温阳化湿水、填精益火种子为治法，多用熟地、肉桂、附子、杜仲、山茱萸、枸杞子等药物来补肾之阴阳。"肺为气之主，肾为气之根"，邹老认为肾脏病变可以影响及肺而发生咳嗽，症见咳嗽喘息、咳痰清稀，或涌吐涎沫，咳甚遗溺，腰膝酸软，尿少怕冷，四肢或腰以下发凉，治法以补肾固本、滋阴敛肺为主，予麦味地黄丸以滋肾养肺，配以天冬、平贝、冬花、紫菀等养阴润肺、止咳化痰之品。对于肾阳虚衰的患者，无力蒸腾、推动人体水液，故在临床遣方用药上，邹老注重温阳化湿祛水，常用真武汤加黄芪、山药等。邹老还以景岳"命门"学说为指导，拟温肾助阳、益肾填精法，用右归丸加减治疗男性不育症。常用药物有补骨脂、续断、炒杜仲、山药、山萸肉、熟地、丝子、覆盆子、枸杞子、巴戟天等。

（2）追崇脾胃学说，重后天之本：邹老潜心《伤寒论》的研究，受其学术思想的影响，他十分注重后天脾胃的调理及脾胃在疾病发病机制中的作用。在诊疗过程中，尤喜用仲景、东垣方药，从脾胃论治。升降运动是人体脏腑功能活动的基本形式，邹老非常重视调理脾胃气机，认为临床上调理脾升胃降需注意升降的关键在于升清，喜用厚朴、莱菔子、砂仁、陈皮等行气之品，顺承胃肠的气机。他还认为饮食与脾胃的功能有着必然的联系。饮食调和，脾胃健旺则元气充沛，生机蓬勃；饮食不调，脾胃损伤，则元气衰减，生机不足。另外，"脾为生痰之源"，邹老常用白参、山药、焦楂、焦术、砂仁、椰片、胡连、炮姜莱菔子等健脾祛痰，且根据患者的不同情况加减变化，临床疗效颇佳。

3. 谨守病机，恒念守方

邹老精研《伤寒论》，发现无论虚实寒热，无论三阴三阳，无论外感内伤，在中医范畴都有传变规律可循。《素问·至真要大论》曰："谨守病机，各司其属，有者求之，无者求之，盛者责之，虚者责之……"此则说明、在治疗疾病的过程中，病机贯穿始终，无论患者情况如何，均要择其病机，予以治疗。邹老认为，通过望、闻、问、切四诊合参等手段对患者进行全面的诊察、分析后得出疾病的病机，看对疾病的发生、发展、传变和预后进行判断。邹老临证经验丰富，主张"观其脉证，知犯何逆，随证治之"，即针对疾病寒热虚实思考、洞察病机，抓住主要矛盾，解决病机症结所在，从而用药施治。

◎治法特点◎

1. 阳虚内寒者，善用扶阳法

（1）扶阳是《伤寒论》治病的重要原则，在总原则指导下，再根据表里、脏腑、阴阳所病之不同，分别采取不同的扶阳方法。但应该指出，《伤寒论》既重视扶阳气，亦不忘保存津液，是故医者临诊治病，当知养阳为先也。《素问·灵兰秘典论》曰："心者，君主之官，神明出焉。"《灵枢·本神》篇亦曰："所以任物者谓之心。"故邹老主张温通心阳。汗为心之液，由于过汗或误火，往往会损伤心，出现双手冒汗、心下悸、烦躁、惊狂等神志症状，邹老效仿仲景分别用桂枝甘草汤、桂枝甘草龙骨牡蛎汤、桂枝去芍药加蜀漆牡蛎龙骨救逆汤治疗此类疾病时。心为君火，下蛰于肾，心阳虚，肾水无从蒸化，下焦水气有上逆之势，则欲作奔豚，如果寒气乘虚上逆则发为奔豚，可用茯苓桂枝甘草大枣汤和桂枝加桂汤治疗。上五首方药均为温通心阳之剂，从药物配伍来看，都含有桂枝、甘草。桂枝辛温入心助阳，《别录》记载治心痛；甘草甘温如入心脾，能补脾胃，益心气，两者相伍，有辛甘合化，温通心阳之功，故邹老治疗心阳虚之证，每每用之。

（2）温补脾肾之阳：脾主运化、既能消化、吸收、转输水谷精微，又能运化水湿。若吐、下后损伤脾阳中虚不运，水湿内停上逆，可见心下逆满、气上冲胸、起则头眩、脉沉紧，邹老喜用茯苓桂枝白术甘草汤以温脾化饮。太阴属脾，太阴虚寒是典型的脾阳虚证，可见腹满、食不下、自利益甚、时腹自痛、口不渴等症，邹老治疗太阴虚寒多主张运用理中丸。苓桂术甘汤和理中丸均含有白术、甘草，白术甘温入脾，能健脾燥湿；甘草亦入脾，能补中益气；若再配合辛温之桂枝或辛热之干姜，便能达到温运脾阳之目的。脾为先天之本，肾为后天之本，邹老认为脾肾同治。肾主水，水液在体内的潴留、分布与排泄，主要是靠肾的气化作用，如果肾阳虚，气化功能失常，可使水液内停，泛滥周身，出现心下悸、头眩、身瞤动、振振欲瓣地、腹痛、小便不利、四肢沉重疼痛、自下利等症；若水湿浸渍筋脉骨节，则见身体痛、手足寒、骨节痛、脉沉等症，邹老治疗此类病症分别用真武汤和附子汤治疗。两方均用附子、白术、茯苓、芍药。其中附子辛热，温肾壮阳；配伍白术、茯苓健脾燥湿制水；芍药《神农本草经》记载能利小便。真武汤在四味药的基础上，用生姜宣散，佐附子以助阳，使本方具有温肾壮阳，气化行水之功。附子汤在四味药的基础上加人参，配伍附子江补元阳而祛寒，使本方有温经扶阳、除湿止痛之效。温肾壮阳，仲景最常用附子、干姜配伍，如干姜附子汤、四逆汤、通脉四逆汤、白通汤等。

2. 外感热病者，宜寒温并用、多法并施

（1）外感患者常有高热、鼻塞流涕、无汗，并有恶寒、四末欠温之症，为表寒实证，但有咽痛、脉数可见其有风寒郁而化热之象，又见腹痛、干呕、食少，因其素有食积，脾虚弱，表里同病所致。邹老主张健脾强胃为治本之法，方用麻杏石甘汤合桑菊饮加健脾化痰之药。方中麻黄、紫苏辛温透达、宣肺平喘而祛表寒；生石膏清泻肺热，与麻黄相伍两药一温一寒，宣降并用，麻杏甘石汤全方应用治外之风寒未尽，邪已入里化热。表则风温风寒并具，加金银花、薄荷、菊花，清热解毒，疏散风热之品，辛温辛凉同用；冬花、紫菀化痰止咳；炙甘

草缓峻护正，兼和诸药为使；半夏、白豆蔻健脾化痰。全方辛温辛凉并施，表里同治，伤寒温病之方并重，实合伤寒温病于一炉。

（2）寒温并用、多法并施：邹老常言"留得一分正气，便有一分生理，只在留之得法耳"，故在临床中喜用承气类方、增液汤、宣白汤、导赤散等，并对吴氏三焦之治亦非常推崇。"治上焦如羽，非轻不举；治中焦如衡，非平安；治下焦如权，非重不沉"，邹老结合伤寒之学，治上焦之病提倡轻灵、宣散，常常寒温并用，用温之麻黄、紫苏、桂枝之类，用寒则用金银花、薄荷、菊花之流，常治咳嗽等上焦肺系疾病，无论用药寒温皆守"非轻不举"之原则；治中焦之病重视脾胃之热，中焦易寒易热，寒热错杂，以伤寒之半夏泻心汤为主方，辛开苦降，调阴阳之平衡亦守治中焦"非平不安"的原则；治下焦之病重视肾之元阴元阳，常用八味肾气丸、六味地黄丸、真武汤等方调肾之阴阳气化，亦守治"下焦如权，非重不沉"的原则。邹老用药灵活、无门户之见，寒温并用，多法并施以见效为原则，实为大家风范。

3. 小儿娇嫩，治以表里兼顾

小儿脏腑娇嫩，形气未充：小儿肌肤薄弱，卫外功能较差，寒温不能自调，所以易患外感病，用药必须细、审、慎，稍有不当，即可致脏腑受损。故邹老治疗小儿疾病提倡清灵即效显，慎用大辛大热、大苦大寒之品，药味亦不宜过多、过杂。

随其偏盛，表里兼顾：外邪初犯，出现表证，解表法为其主要治法，但由于小儿发病易虚易实、易寒易热，或热为寒闭，形成寒热错杂之证，并往往兼夹里热或食滞，形成表里同病，寒热错杂证。故邹老诊治小儿疾病时，在用解表药的同时，必须要佐以清热药。一般常用麻黄汤、桂枝汤、银翘散、桑菊饮、杏苏散等，常用药有紫苏、桑叶、荆芥、桂枝、麻黄、前胡、金银花、淡豆豉、薄荷、菊花等。若体虚外感常合用玉屏风散、参苏饮，即在解表药的基础上加党参、黄芪、白术、茯苓、陈皮等益气之品。若夹食积常合用平胃散、消食散、实导滞散等方，即在解表药的基础上加陈皮、厚朴、枳实、鸡内金、白豆蔻、山楂等消食导滞之品。

◎基本方及方解◎

1. 基本方药：玉女煎

生石膏30g　　知母10g　　麦冬10g　　牛膝10g

熟地黄20g

2. 方解

本方论治，原书为"少阴不足，阳明有余"，是由胃热阴伤所致。水亏火盛，六脉浮洪滑大，少阴不足，阳明有余，症见烦热干渴、头痛牙疼、失血等。阳明之脉上行头面，胃热循经上攻，则见头痛牙疼；热迫血溢，则见失血；烦热干渴皆是热盛阴伤之象。此乃火盛阴虚相因为病，但以火盛为主。治疗以清胃滋阴为主。方中石膏辛甘大寒，以清"阳明之余"之热，是为本方君药。熟地甘而微温，以补"少阴不足"之阴，用为臣药，二药相伍，是清火滋水并用。知母是用其苦寒质润，助石膏以清胃热，与白虎汤配伍方义雷同、麦冬养阴，助熟地以滋胃阴，且有金水相生之妙，均为佐药。牛膝滋补肾水，并可引热下行，可使因热伤血络的溢血停止，故为使药。诸药配合，共奏清胃滋肾之功。此为标本两顾之法，以使热彻阴存，变"有余"与"不足"，而至平调向愈。

◎病案举例◎

病案1

李某，女，84岁，初诊日期：2000年6月5日。

主诉：多饮、尿频1年多。

现病史：饮水多，小溲频，浮肿，头痛，头晕乏力，体倦，舌淡暗苔白，脉寸弦迟弱。

检查：空腹血糖8.3mmol/L，OGTT 11.9 mmol/L，糖化血红蛋白8.5%。

【中医诊断】消渴。

【西医诊断】糖尿病。

【辨证】患者头晕乏力、体倦，并见浮肿，实为消耗日久而见阴阳两虚之候，舌、脉亦符合这一论断。

【治法】阴阳并补。

【处方】地黄饮子加减。

生　地20g	巴戟天15g	桂　枝15g	山　药15g
白　果15g	葛　根15g	黄　精15g	麦　冬15g
山萸肉15g	苍　术15g	黄　连10g	炙甘草15g

5服，水煎300ml，早晚饭后温服。

二诊（2000年6月11日），头晕、咳嗽、腹泻均轻，唯腹满，饮冷则重。处方：上方去竹茹，加白果15g以增化痰之力，5服，水煎服。

三诊（2000年6月16日），继服药5d，诸症好转，头痛虽亦减，但眩晕仍见，故11日方去白果，加益智仁15g以增健脑暖肾温脾之力。

【按】消渴病以阴虚为本、燥热为标，分为上、中、下三消，主要表现为多饮、多食、多尿及消瘦。临床上可将其大致分为津伤燥热、阴精亏虚、气阴两虚、阴阳两虚及瘀血阻滞等型。方中取地黄、麦冬、山茱萸滋补肾阴，并取巴戟天补肾阳，官桂则被桂枝所取代以达助阳化气，温经通脉之功，并能缓解浮肿的症状。该方中由于患者未见痰浊上泛之征象，故去健脾开窍化痰之石菖蒲、远志、茯苓诸药。由于为消渴病患者，故在滋阴的同时又不可过用滋腻之品，以免妨碍阴津输布。因此，地黄饮子中部分味甘者（五味子、肉苁蓉、石斛）被弃用，以全大局。并针对消渴本证用葛根生津止渴，与麦冬相伍解阴虚之本；用黄连清中焦之热，苍术燥湿健脾，除中焦湿热，两者解燥热之标。针对阴阳两虚加一味山药，则该方就轻易拥有了六味地黄丸补泻同用的六味药中"补"的三味药，可谓恰到好处。黄精是治疗消渴的妙药，其补气养阴、健脾、润肺、益肾的功效似专为针对消渴的病因病机而设。另患者兼见头晕之症，考虑为脾虚痰浊阻滞，清阳不升所致，故加白果以化痰。上述药味相合标本兼治，阴阳并补，复诊时疗效甚好，诸症好转，头痛虽亦减，但眩晕仍见，故继服上方去白果，加益智仁健脑暖肾温脾，服用此方后效果显著，症状明显改善。

病案2

温某，女，65岁，初诊日期：1999年9月28日。

主诉：腹泻呕吐，头晕5d。

现病史：时腹泻呕吐，头晕，脚轻，身体震颤，厌食，咳嗽，舌暗苔白，脉弦细。

检查：空腹血糖7.2mmol/L，OGTT 13.4 mmol/L，糖化血红蛋白7.7%。

【中医诊断】消渴。

【西医诊断】糖尿病；末梢神经炎。

【辨证】患者近又为湿邪困脾，运化失司，水谷精微无以输布，清气浊液夹杂，相混下注则腹泻；脾阳不升，故见头晕、脚轻、震颤；升降失司，气机上逆，故见呕吐、咳嗽。舌暗、脉弦细主阴津亏耗；苔白主湿重。

【治法】滋阴健脾化湿，降逆涩肠止泻。

【处方】沙参麦冬汤合竹茹温胆汤加减。

沙 参 15g	麦 冬 15g	天 冬 15g	半 夏 15g
竹 茹 15g	萹 蓄 15g	葛 根 15g	白豆蔻 15g
肉 蔻 15g	炙甘草 15g		

7服，水煎300ml，早晚饭后温服。

二诊（1999年10月5日），服药7d，患者头晕、咳嗽、腹泻均轻，唯腹满，饮冷则重。上方去竹茹，加白果15g以增止咳涩肠之力，10服，水煎服。

三诊（1999年10月15日），继服药10d，患者腹泻、呕吐均轻，但仍咽痛，龈肿，咳嗽，舌暗胖大苔滑。在5日方中加石斛15g以增清热益胃之力，20服，水煎服。

四诊（1999年11月6日），服上方20d，患者服药则泻止，停药则泻（今年使用胰岛素治疗）。在15日方中加天花粉15g、知母15g以增滋阴清热之力，10服，水煎服。

五诊（1999年11月17日），服上方10d，患者口干，纳呆，脉缓，西医诊断为"末梢神经炎"。在6日方中去白豆蔻，加佛手15g、砂仁12g，以增养胃、行气之力，10服，水煎服。

【按】糖尿病即中医的消渴病。此病日久终归阴津亏耗，阴阳两虚；久病入络，血脉瘀滞。方用沙参、麦冬、天冬滋阴；白豆蔻合甘草健脾；萹蓄利水化湿；半夏配竹茹降逆；肉豆蔻涩肠，配伍葛根能止泻。二诊中，患者气机上逆症状减轻，故去竹茹；加入擅收涩的白果以止咳涩肠。三诊中，湿困中焦，郁而化热，上攻咽喉，灼伤气门，故见咽痛、龈肿、咳嗽。因此于前方中加入石斛以滋阴清热。四诊中，因湿热未清，故服药则泻止，停药则泻。此时加入天花粉、知母，重在清热，兼具化湿，不使湿热互博，难以分解。五诊中，阴津亏虚理延至胃阴亏虚，津液无以上承，故见口干、纳呆；久病入络，血脉瘀滞，故见末梢神经炎。方中加入养胃之品的砂仁；行气不伤阴的佛手，气行则血行、血行则瘀消。

病案3

赵某，女，54岁，初诊日期：1995年1月12日。

主诉：口渴、善饥伴腰痛2年余。

现病史：体倦神疲，肢体酸软，腰痛，自汗，溲黄，口渴，善饥，舌红干裂，脉滑。

检查：空腹血糖7.9mmol/L，OGTT12.3 mmol/L，糖化血红蛋白7.4%，尿蛋白（+）。

【中医诊断】消渴。

【西医诊断】糖尿病肾病。

【辨证】患者体倦神疲、肢体酸软、腰痛，此是久病及肾，肾虚所致；久病气虚不能固护肌表，腠理疏松，玄府不密，津液外泄，故自汗；津液从鬼门出，故溲黄；脾主升，胃主降，胃气不降，久之而化热，胃热则口渴、消谷善饥；舌红干裂，脉滑，也说明胃火炽盛。

【治法】益气滋阴，固肾止渴，养阴生津。

【处方】麦门冬汤、玉液汤与防己黄芪汤三方合方加减。

白 参10g	麦 冬20g	桑 皮15g	胆南星10g
黄 连10g	葛 根15g	杜 仲15g	怀牛膝20g
天花粉20g	防 己15g	知 母15g	黄 芪25g
枸杞子15g			

20服，水煎300ml，早晚饭后温服。

二诊（1995年02月02日），服药20d，患者诸症稍减，舌脉同前。处方：

白 参10g	黄 连10g	胆南星10g	麦 冬15g
石 膏20g	知 母15g	山 药15g	枸杞子15g
玉 竹25g	黄 芪20g	决明子30g	当 归15g

10服，水煎300ml，早晚饭后温服。

【按】本病例已由糖尿病发展到糖尿病肾病，久病及肾，说明病程已较长，治疗难度也增加了。方用麦门冬汤、玉液汤与防己黄芪汤三方合方加减。方中黄芪补气升阳而布津；知母、天花粉滋阴清热，润燥止渴；葛根、麦冬生止渴，助黄芪上升脾气；白参益气健脾渗湿；桑皮甘寒入肺，清泻肺热；胆南星苦凉，清热化痰；黄连苦寒，清热降火；杜仲、怀牛膝补肝肾，强筋骨；防己祛风利水；枸杞子补肾益精。二诊诸症减，改方为竹叶石膏汤与麦门冬汤合方加减。再加入决明子清肝火，益明目；当归养血和血，共奏滋阴养血生津之功。通过本证的治疗让我们体会到，任何一种疑难杂病，只要按照中医的辨证论治原则去审视，抓住病机，针对病本，运用好中医中药，即能达到理想的治疗效果。

病案4

杨某，男，63岁，初诊日期：1990年11月17日。

主诉：口干，右腿酸沉2月余。

现病史：口干微渴，右腿酸沉，近日加重，有头重脚轻之感，舌暗苔，脉沉弦少力。

检查：空腹血糖8.9mmol/L，OGTT 13.2 mmol/L，糖化血红蛋白9.2%，尿蛋白（＋）。

【中医诊断】消渴。

【西医诊断】糖尿病肾病。

【辨证】消渴病多为肺胃肾阴虚有热之证，口干微渴是其常见症状；肾主骨生髓通于脑，肾虚即会有右腿酸沉、头重脚轻之感；舌暗苔腻，脉沉弦少力也为脾肾两虚之象。

【治法】清热生津止渴。

【处方】消渴方合玉女煎加减。

生 地20g	川 芎10g	白 芍15g	黄 芪20g
黄 芩10g	竹 叶10g	石 膏15g	山 药15g

　　　　　知　母 10g　　天花粉 15g　　葛　根 10g　　当　归 15g

6 服，水煎 300ml，早晚饭后温服。

二诊（1990 年 11 月 23 日），继服药 6d，患者口干减轻，但遇冷腿脚沉重。上方加鸡血藤 20g 以增食健脾，固精止遗之力，6 服，水煎服。

三诊（1990 年 11 月 30 日），继服药 6d，患者口渴已轻，但仍感觉下肢沉重。17 日方去石膏、黄芩、知母，加鸡血藤 20g、天麻 10g，以增息风止痉、平抑肝阳、祛风通络之力。

【按】本证为消渴伴肾虚证。方中天花粉、生地养阴增液润燥；石膏、知母、黄芩清肺胃热，滋肾水；竹叶、葛根、天花粉清热养阴生津；当归、芍药、川芎补血；黄芪补气。二诊服上方后，口干减轻，遇冷腿脚沉重。故上方加鸡血藤以消食健脾，固精止遗。三诊口渴已轻，此下肢沉重为著，故上方去石膏、黄芩、知母，加天麻以息风止痉，平抑肝阳，祛风通络。

◎总结 / 体会◎

叶天士云："三消一症，虽有上中下之分，其实不越阴亏阳亢，津亏热淫而已"，主要表现为多饮、多食、多尿及消瘦。消渴的病因病机为阴津亏损，燥热偏盛，阴虚为本，燥热为标。其中，肺、胃、肾为主要病变脏腑，尤其肾为关键。随着生活饮食的改变，对本病的认识已由过去的上消（肺热津伤）、中消（胃热炽盛、气阴亏虚）、下消（肾阴亏虚、阴阳两虚），发展为现在的阴虚燥热（上消肺热津伤、中消胃热炽盛、下消肾阴亏虚）、气阴两虚、阴阳两虚、痰瘀互结、脉络瘀阻等分型。由于本病常发生血脉瘀阻，并发痈疽、眼疾及劳嗽等疾病，故邹老认为应针对具体病情，可选用活血化瘀、清热解毒、健脾益气、温补肾阳等治法，且临床消渴病的诊治需要注意与口渴症进行鉴别，口渴症是指口渴饮水的临床症状，可出现在多种疾病中，尤以外感热病为多见。但这类口渴各随其病证的不同而出现相应的临床表现，不伴多食、多尿、尿甜、消瘦等消渴的特点。邹老在诊治消渴病时，还重视脾胃的调节，遣方用药时常佐加一些健脾利湿的药物，如山药、白术等。他常常嘱咐患者注意饮食和生活习惯，控制每日摄入的糖量，节制饮酒，少食肥甘，养成定时进餐的习惯，保持情志的舒畅，且根据病情的轻重，建议患者进行适当的运动，如散步、游泳等。

（潘郭海容　田　圆 **整理**）

吉林省名家医案

　　共选载吉林省 6 位名老中医的临床治疗经验，均按照出生日期为序依次排列。整理和挖掘各位名医的学术思想和临床经验，不仅有利于中医后学研习，其中鲜明的学术特色和丰富的临床案例，亦可以弥补中医药教材泛泛之弊，对于吉林乃至中医界亦多启发。本书内容广泛，取材严谨，且切于实用，它能使读者在繁忙的诊疗之余，以较少的时间，获取较多的当代中医富有独见卓识的诊疗经验，从而提高临床医疗水平。而且他们高尚的医德、严谨的学风，亦必将激励中医学子慨然奋进！

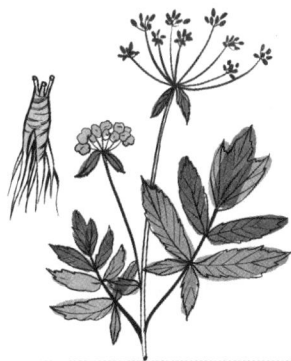

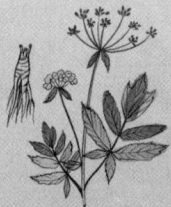

白山黑水，杏林撷珍——东北名医医案精粹

马志治疗妇人崩漏及小儿麻疹经验

◎名医简介◎

马志（1911—1991年），男，汉，吉林省永吉县人。长春中医药大学教授，第三、四届吉林省人大代表，第二届长春市人大代表，中华全国中医学会吉林省分会理事长，长春中医学院顾问。马老幼年在乡里读私塾，后因家贫而辍学，遂去吉林市拜周子丰老先生为师，习岐黄之术，尽得周氏之学。出师后即悬壶于长春市，应诊之暇，博览群书，禩采诸家之长，技业日精。马老在新中国成立前后曾自营诊所，1952年响应党的号召率先参加联合诊所。1957年任长春市宽城区医院院长，1978年任长春中医学院副院长。马老临证60余年，精通妇科及儿科疾病的治疗，对脉诊有其深厚而独特的见解，别有心得。晚年致力于《易经》研究，撰写论文数十篇，医术显赫。

◎学术思想◎

1. 学有渊源原于《易》

马老认为，学习中医必须认真学习经典著作，打好基础。如《周易》的河图学说，乃《黄帝内经》中阴阳五行学说的基础。河图学说反映了天地四时阴阳五行的消长规律，《内经》引用河图之意说明运气变化，太过不及，脏腑生克，疾病演变的观点，不胜枚举。马老特别重视河图学说应用在脉诊上的重要意义。河图以"天三生木，地八成之"立论，指出春为阴中之阳长，此时阳气上升，阴气渐消，天三为阳，地八为阴。"万物之所以始生也"，正是天三之阳长、地八之阴消这一新陈代谢的必然规律，反映到脉象上就会出现软弱轻虚而滑，端直以长。"其气来"的"来"字，乃指天三之阳，来得正常则无病，来之"实而强"为太过；"不实而微"为不及，都会引起相应的病理变化。马老认为五脏平脉若按河图之数来解释，则更为透彻而贴切。如"肺脉浮而短涩，如三菽之重；心脉浮而大散，如六菽之重，脾脉缓而大，如九菽之重；肝脉弦而长，如十二菽之重；肾脉沉而濡滑，按至骨，上而得，如十五菽之重"，此处一菽即为一颗豆的重量。试析之：肾属水为阴中之阴，其脉沉而濡滑，正是河图所示之"天一生水，地六成之"。盖沉濡属阴为地六，滑属阳为天一。阴中之阴，不是纯阴无阳，而是幼弱的天一之阳与地六之阴共存于十五菽之重的骨位。心脉浮而大散，心属火为阳中之阳，"地二生火，天七成之"，浮大为天七，散为地二。阳中之阳，不是纯阳无阴，而是天七之阳与新生幼弱的地二之阴共存于六菽之重的血脉之位；肝脉弦而长，肝属木，为阴中之阳，"天三生木，地八成之"，长为天三，沉弦为地八，天三之阳与地八之阴共存于十二菽之重的筋位。肺脉浮而短涩，肺属金，为阳中之阴，"地四生金，天九成之"，短涩是地四，浮为天九，地四之阴与天九之阳共存于九菽之重的皮位；脾脉缓而大，脾属土，为阴中之至阴，"天五生土，地十成之"，大为天五之阳，缓为地十之阴，天五之阳与地十之阴共存于九菽重的肌位。在四时，脾土旺于长夏六月，乃暑湿盛热之时，每日最高气温为天五之阳，最低气温为地十之阴。春、夏、长夏，是万物生、长、壮的阶段，为阳长阴消，生物表现为"阳生阴长"；到秋冬二季，则转为阴长阳消的老、已阶段，表现为"阳杀阴藏"。至于春弦、夏洪、秋毛、冬石四时平脉，从字面看，除因四时气候变迁而随四时出现外，更主要是应用四时脉象说明人体的脏腑机理。基于以上分析，不仅知道了五脏平脉，四时平脉，更可知道五脏四时为什么会出现这样的平脉，从而对理解脉诊的道理开拓了思路。

2. 深究脉理辨脏腑阴阳

《素问·脉要精微论》："尺内两旁则季胁也。尺外以候肾，尺里以候腹。中附上，左外以候肝，内以候膈；右外以候胃，内以候脾。上附上，右外以候肺，内以候胸中；左外以候心，内以候膻中。前以候前，后以候后。上竟上者，胸喉中事也，下竟下者，少腹腰股膝胫足中事也。"马老对此段经文曾进行过深入的研究与考证，认为此段经文虽有左外、左内、右外、右内之说，但这里所说的左右内外是指一条血管的血脉波动，是在一条圆柱形的脉管上，划分左右内外，不是指的左右两手，是指阴阳气血运行的道路。如经云："左右者阴阳之道路也。"古人把寸口上位于皮肉筋骨间的一寸长的脉管叫作"尺"，以脉管内的运动中心为"中"，把环绕脉管周围的活动，分为左右内外，以三指轻重压力作用于脉管上及脉管的反作用结合起来，用"中附上，上附上"把脉管分成了五层。具体来说即按之至骨，举指濡滑者是尺，是肾；使用相当于十五菽之重的指力是尺外；轻于十五菽的指力尺中，在尺中的上层叫"附"，再上一层叫"上"。这是以"中附上"代表三层，在"中附上"之上再加二层，就叫"上附上"。"中附上"，"上附上"加到一起是五层。"中附上"的"上"字，也是"上附上"的头一个"上"字，故前后两个"上"字，实际等于一个"上"字。即：上－右外－肺，右内－胸－3菽；附－左外－心，左内－膻－6菽；上－右外－胃，右内－脾－9菽；附－左外－肝，左内－膈－12菽；（尺）中－尺外－肾，尺里－腹－15菽。

3. 治病调方参运气

马老治病，很重视运气对病情的影响。如1958年冬长春市麻疹流行，较诸往岁，危笃者多，死亡率很高。按麻疹一般常规治疗，轻症尚可收效，重者如病毒性肺炎合并脑症候者，治疗则颇感棘手。"痘喜温补，疹宜清凉"，是治疗麻疹的常用法则。对部分患者尚称满意，但对某些重证患者，仅持此法，却感不足，临证时必须参考运气变化。如《痘疹经验良方》曰："凡杂病伤寒时气，固所当知，痘疹尤所宜讲者也。"验之于1958年岁次戊戌，太阳司天，太阴在泉，火运太过。《六元正纪大论》"其运热，其化暄暑郁燠；其变炎烈沸腾；其病热郁。"根据经文所载，结合1958年气候实况，此处地区亢旱少雨，有炎烈沸腾之势，在炎灼妄扰，暄暑郁蒸的气交之中，儿童在未病之前，机体中已先伏其所因，以致痘疹流行之期，感而为病。儿童受自然界运气的影响，首先虚其元气，所以古人根据"暑伤阳气"而有"春夏养阳"的养生之说，孙真人有生脉散、李东垣有清暑益气汤之设。《素问》："阳生阴长""阳化气，阴成形""阴者藏精而起亟也，阳者卫外而为固也。"由于气候影响，人已虚其表阳，阳气不固，阴则失藏，易感麻疹之儿，一旦感受疫疠之气，则病作矣。基于运气影响，所以当年疫情来势凶猛，病情严重，死亡串高。治疗麻疹及麻疹肺炎，马老积累了丰富的经验，认为此应以松透解毒为主，而温补温养法亦非禁忌，可根据患儿体质及病情变化酌情用之，特别是险逆重证，温补法必不可少。

◎治法特点◎

1. 重视"分经养胎"，安胎妥施芩术

马老认为"分经养胎"说乃立足于阴阳五行、经络脏腑学说。按肝胆属木，足厥阴、足少阳属木，一二月属木，以此类推为肝、胆、包络、三焦、脾、胃、肺、大肠、肾、膀胱，分经养胎，根据脏象属性，按顺序排为木、火、土、金、水五行。五行不仅代表五脏，而且代表生物的新陈代谢一生、长、化、收、藏，或生、长、壮、老、已五个阶段。胎儿在母体内经过这五个阶段，至十月期满，瓜熟蒂落，也就结束了"分经养胎"的全过程。妊娠前4个月为肝、胆、包络、三焦经养，乃木火温煦之气当令，此时如母体肝肾阴亏，心营不足，相火偏亢，损伤胎元，则需用苦寒之黄芩以清热安胎；妊娠后6个月为脾、胃、肺、大肠、肾、膀胱经养，乃土、金、水三行主令。此时常因脾湿过盛，损伤胎元，用甘温之白术，健脾除湿以安胎。由此可知，黄芩为妊娠前期安胎要药，白术为妊娠后期安胎圣药，除芩术外，可随时随证选用他药。人体又常有变，病随人体常变为转移，若值某月某经养胎，而同时兼见他经症候，则应因人因证，具体分析。《金匮要略·妇人妊娠病脉证并治》："妇人妊娠，宜常服当归散主之。"尤怡曰："妊娠最虑热伤，故于芎归芍药养血之中，用黄芩清热，佐白术和胃也。"《妇人妊娠病脉证并治》又言："妊娠养胎，白术散主之。"尤怡曰："妊娠伤胎，有因热者，亦有因寒者。随人之脏气阴阳而各异，当归散正治热之剂，白术散君白术和胃，臣川芎调血，使蜀椒祛寒，佐牡蛎安胎也，则正治寒之剂也。"马老结合仲景原文及尤怡注解则可以看出当归散适于妊娠前半期，而白术散无疑是为妊娠后半期所设之方剂。根据"分经养胎"说；孕妇素体肝阳偏亢，肝阴亏损，常在孕1~4个月间滑胎者，马老经验是选用：黄芩、白术、女贞子、白芍、菟丝子、山药、桑叶、丝瓜络、竹茹、乌梅炭、桑寄生等，黄芩量重于白术，已孕未孕均用此方化裁，疗效甚佳。

2. 理究五脏而调经，法重奇经以止漏

马老强调诊治妇科疾患，以内科杂症的丰富知识为基础，触类旁通，举一反三，结合妇科特点，调经、种子、安胎、治带，都要既推求脏腑病机，又注意奇经八脉。脏腑辨证应详审心肝脾肾，或清肝补肾，或理脾疏肝，或养心补肾，各司病机，灵活变化。治疗崩漏，马老谨遵经旨，认为崩漏的发生与心包络、命门、冲任、肝肾的关系最密切。患者多先有将息失宜，起居失节或悲哀太甚，抑郁不伸，引动包络阳气内动，耗损心营肾水，致心肾阴虚，不能镇守包络命门相火，导致肝、胆、三焦、包络之相火妄动，造成机体内发生"风动、木摇、火炎、水沸"之势，风火相煽，疏泄于下，热迫血海，损伤阴络而为崩漏。马老认为崩漏的发生发展可分为前后两个阶段：将息失宜，悲哀抑郁，包络阳气内动，尚未引起流血时，是崩漏的前期阶段；热迫血海，疏泄于下，封藏不固，出现流血时，是崩漏的后期阶段。后期

阶段的相火妄动，疏泄于下，心肾阴亏，封藏不固，是崩漏病的根本原因。马老认为，方氏"塞流""澄源""复旧"治崩三法，不可分开，而应同时应用。特别是初中两法，塞流止血以治其标，澄源清热治其本，标本兼顾，才能达到止血的目的。在使用末法——补血以还其旧的时候，要因证选药，对相火偏盛，疏泄太过的病人，要慎用温药，以免引动相火。对于崩漏血多而有腹痛证者，是否可以塞流止血的问题，马老认为崩漏血多腹痛，不必偏执"瘀血未尽"之说，大胆塞流止血，常常是血止痛已。

3. 清凉为透疹常法，温补乃救逆变方

马老特别强调对麻疹辨证和顺、险、逆的区别。麻疹未出时，发热、吐泻交作，四日内耳后项上腰腿先出，一日出3次，二日则出6次，见点红活显露，形小明净，顶尖不长随出随没，三四日方收者，顺证也，不治自愈。麻疹未出时，发热干霍乱，身体极热，欲出不出，隐伏皮内，发不透快者险，或未出时发热喘促者险。身体极热，隐伏不出，或带紫色不明，或不突出，与肉一平，或一二日就没，喘嗽利下者逆；或麻疹未出时，发热面先青黑毒气攻心者逆。"临证用药更是活法圆机，不拘一格，当清、当补自有准绳。如麻疹初期，发热咳嗽，鼻流清涕，喷嚏，眼光如水，眼泪汪汪，恶心等证宜用银翘散、桑菊饮；若咳嗽喵促，痰涎较多，舌苔白腻稍润，邪在气分时或兼营分者宜千金苇茎汤加葶苈子、旋覆花；若疹色赤紫，肌肤干枯晦暗，热壅肺胃，火毒郁深，喘满气急者用竹叶石膏汤加玄参、薄荷；若麻疹三四日后，疹毒内蕴，阴阳错杂，心乱烦躁或昏厥者，用解毒活血汤（生薏仁、紫花地丁、益母草、晚蚕沙、金银花、连翘、黑木耳、石菖蒲、青蒿、贯众、桃仁、藕节）。若疹毒耗液伤营，逆传内陷，痉厥昏狂，口糜咽腐，目赤神烦者，用神犀丹（石菖蒲、玄参、生地黄、金银花、连翘、板蓝根、香豉、黄芩、天花粉、紫草、水牛角）；麻疹症候险逆，毒气较重者，可与梅花点舌丹合太乙紫金锭以解毒护心；若邪入心包，昏狂谵妄，急热惊风，用牛黄安宫散；若肺火炎上，咳嗽痰喘，烦躁不安；口渴身热者，用桃花散；有慢惊慢脾风趋向时用加味理中地黄汤（熟地、当归、萸肉、枸杞子、白术、炮姜、党参、炒枣仁、肉桂、黄芪、生姜、红枣、核桃仁、附子另外煎水兑入），若有惊风趋向或发作抽搐时用薄荷汤加天花粉、重楼、麝香；壮热惊抽谵语或疹色红紫斑、干陷者，用至宝丹（滑石、甘草、朱砂、熊胆、竺黄、青黛、芦荟、珍珠、白僵虫、寒水石、钩藤、郁金、冰片、牛黄）；其他还有针灸及外用药物等诸法，如合并肺炎时用胸部敷药（飞辰砂、雄黄、大黄、冰片、蟾酥、紫花地丁、山慈姑）共为细末用茶水或蓖麻油调敷胸背部；合并脑炎者用敷疳药（信石、巴豆、斑蝥、蟾酥、硫黄、轻粉、冰片、麝香、大蒜），用唾液调敷前额时间1h左右；疹出缓慢者用搓药（雄黄、明矾、巴豆、鸡蛋清）蘸药搓前后心及四肢。

◎基本方及方解◎

1. 治崩漏基本方药

女贞子15g	当　归15g	白　芍25g	旱莲草15g
首　乌25g	生　地25g	赤石脂15g	补骨脂15g

白　果 15g　　黄　芩 15g　　黄　柏 15g　　椿　皮 15g

荆芥炭 15g　　地榆炭 15g　　侧柏炭 50g　　乌梅炭 25g

方解：此为治崩漏的基本方，由于崩漏总的病机是"阴虚阳搏"，故采用酸苦凉涩和炭类药来治疗。马老熔二至丸、固经丸、四生丸、惜红煎、当归补血汤等方于一方，成为自己常用的清肝补肾，固摄冲任的方剂。主要有酸味收敛的白芍、乌梅；苦寒的黄芩、黄柏、生地、地榆、椿皮；疏风升发的芥穗；固涩之赤石脂、补骨脂、白果等。生地、地榆、椿皮、乌梅、芥穗等炒炭存性，以加强止血作用。用芥穗顺肝之性，升发下疏的肝阳之气，用白芍、乌梅、椿皮、白果、赤石脂、地榆等，酸苦凉涩，逆肝之性，清泄肝火，收敛肝阳。针对相火偏盛，疏泄太过，则少用升发，重用涩敛。这些药物同属于"酸苦涌泻为阴"之类，不仅能清泄肝火，涩敛肝阳，还可滋阴补肾凉血，同时配以女贞子、山药、侧柏叶、生地等，还能增强其补阴的作用。若上焦气虚者，可酌加黄芪；下焦阳虚者，可酌加鹿角胶、炮姜，或加肉桂炒炭以温阳止血。

2. 治麻疹基本方药

生薏仁 40g　　紫花地丁 25g　　益母草 25g　　晚蚕沙 25g

金银花 15g　　连　翘 15g　　石菖蒲 8g　　青　蒿 10g

贯　众 10g　　桃　仁 20g　　藕　节 10g　　白茅根 15g

方解：此为治麻疹出疹后热毒内蕴的基本方药，方中诸药多量轻形通，以应对治麻疹应清凉宣透之意。方中紫花地丁、金银花、连翘、贯众清热解毒，晚蚕沙祛风治疹，白茅根、藕节、益母草、桃仁清热兼活血通络，疹出热蕴，必发高热，故加青蒿以退郁热，内有积热，常有肠腑燥热，大便干燥难排的症候，故桃仁也有润肠通便以泻热之力。佐石菖蒲以化湿醒神，薏苡仁以清热利湿。全方共奏化湿开窍，凉血解毒之力。

◎病案举例◎

病案 1

郭某，女，38 岁。初诊日期：1973 年 4 月 19 日。

主诉：月经经量过多半年。

现病史：患者半年来经血不调，周期不定，每次行经 10 余天，血色红或深红，量多，挟有较大血块，腰痛，小腹痛。血块下后腹痛稍缓。手足心烦热，纳呆体倦。本月 8 日经净，17 日又流血，至今未断，伴心悸气短，夜寐多梦，口干不喜饮，二便正常。舌质淡红，苔黄白薄略干，脉沉取弦细有力。经西医相关检查诊断为"功能性子宫出血"。

【中医诊断】崩漏。

【西医诊断】功能性子宫出血。

【辨证】肝郁化热，肾阴不足。

【治法】清肝补肾，凉血固涩。

【处方】止崩汤加减。

女贞子 15g　　当　归 15g　　白　芍 25g　　旱莲草 15g

| 首 乌 25g | 生 地 25g | 赤石脂 15g | 补骨脂 15g |
| 荆芥炭 15g | 地榆炭 15g | 侧柏炭 50g | 乌梅炭 25g |

水煎服，日1剂。

二诊（1973年4月22日）：服药3剂后，患者血量大减，仅有少许粉红色分泌物，余证同前。按原方减补骨脂，因补骨脂虽有固涩作用，但其性稍温故去之。

三诊（1973年4月25日）：服药后血已干净，白带较多，舌质红，苔薄白、微黄，脉沉取弦滑，较为有力，便质干。原方去荆芥炭、地榆炭、侧柏炭，加柏子仁15g润肠通便，加夏枯草25g、茵陈10g、盐黄柏7.5g，因风平血止，故减升发之荆芥炭，加茵陈、盐黄柏以加强清热坚阴，以夏枯草清热解郁，柏子仁安神，水煎服同上。

四诊（1973年4月28日）：继服药3d，患者心情舒畅，经血干净，无白带，舌质淡红，苔薄白，脉沉缓。患者诸症痊愈出院。

【按】患者月经不调，月经量多已半年多，腰痛，小腹痛，可见久病及肾，肾阴不足。血为气之母，气为血之帅，互相为用，不可须臾离也。失血之人，必累及气，故纳呆体倦、心悸气短。脾主四肢，血虚不能荣于四末，则手足心烦热，经血中挟有较大血块，可见其有瘀血。此为肝郁化热，肾阴不足，当以止崩汤加减。方中以当归、白芍、生地养血清肝，活血化瘀；女贞子、旱莲草为二至丸，有滋阴补肾之力；加何首乌以增补肾调冲任之力；赤石脂、补骨脂、乌梅炭固涩下元；荆芥炭、地榆炭、侧柏炭凉血止血。地榆，本经一名玉豉，一名酸赭，治带下五漏，止痛止汗，除恶肉，疗金疮。故女人经漏，阴中息肉，痛汗带下者，用之多有奇效。《医宗金鉴》所云："地榆苦酒煎治崩"，乃对地榆一药在临床中有深刻体验者。

病案2

李某，女，40岁，初诊日期：1969年4月20日。

主诉：月经淋漓不净3月。

现病史：月经三月不断，屡治不效。近来血量多，色淡红，手足心热，头晕耳鸣，面色无华，有时腰酸，舌质红，无苔，脉细数。经西医相关检查诊断为"功能性子宫出血"。

【中医诊断】崩漏。

【西医诊断】功能性子宫出血。

【辨证】肝郁化热，肾阴不足。

【治法】清肝补肾，凉血固涩。

【处方】止崩汤加减。

女贞子 15g	当 归 15g	白 芍 25g	旱莲草 15g
首 乌 25g	生 地 25g	赤石脂 15g	补骨脂 15g
地骨皮 15g	杜 仲 15g	地榆炭 15g	侧柏炭 50g

水煎服，日1剂。

二诊（1969年4月24日）：服药4剂后，患者一般症状好转，血量亦减，但未完全止住。二诊于上方加艾炭15g、川续断15g，以增强祛瘀活血、补肾止崩之力。

三诊（1969年4月26日）：服药2d后，患者血量大减，但仍有头晕、无力之感。于上方去川续断，加菊花15g、党参15g，以增强清肝泻火、平肝抑阳、补气健脾之力。

四诊（1969年4月28日）：继服药2d天后，患者诸症痊愈。继服归脾丸3盒，以增加补脾培元之力，以善其后。

【按】患者连续三月月经淋漓不断，经色淡红，面色无华，已有明显的贫血样貌。手足心热，头晕耳鸣，有时腰酸，舌质红，无苔，脉细数，为肝郁化热，肾阴不足表现。《内经》云："上虚则头眩，髓海不足，则脑转耳鸣，胫酸足冷"。腰酸腿软，气短无力，纯属气血亏竭。此时若不止其血，只补其虚，则得不偿失，无济于事。先宜清肝补肾，凉血固涩止崩。以止崩汤加减，去乌梅炭、荆芥炭，加地骨皮以增强滋阴退虚热、补肾止崩之力。二诊因其月经未完全止去，故加艾炭、续断以增强止血之力。三诊根据其头晕乏力的症状，推断其为阴虚阳亢，气随血脱，气不足以升，故加菊花、党参。四诊患者诸症已改善，以服归脾汤益气补血，以善其后。《医方集解》云："归脾汤治思虑过度、劳伤心脾，怔忡健忘，惊悸盗汗，发热体倦，食少不眠，或脾虚不能摄血，致血妄行及妇人经带。"又云："血不归脾则妄行，参术黄芪甘草之甘温，所以补脾。茯神、远志、枣仁、龙眼之甘温酸苦，所以补心。心者，脾之母也。当归滋阴而养血；木香行气而舒脾。既以行血中之滞，又以助黄芪而补气。气壮则能摄血，血自归经，而诸症悉除矣"。

病案 3

郭某，男，2 岁，初诊日期：1964 年 10 月 9 日。

主诉：发热 20d，伴出疹 10d。

现病史：患儿发热 20 余日，10d 前现疹，发热，喘咳，气促，烦躁不安，曾于某院住院治疗未效，近三日来咳嗽喘促，目上窜，胸高肩息，鼻翼煽动，高烧烦躁，项强，搦手抓头，呕哕，大便色黑，纳呆腹胀。素有肺炎、肠炎、水痘史，无麻疹接种史。诊见意识不清，呼吸急迫，高热，烦躁不安，狂妄谵语，四肢厥冷，下肢浮肿，面色淡白，口鼻色青而暗，口如鱼口。舌赤少量薄苔，脉沉数而弱。查体心音弱，肝在右胁下 1.5 横指。

【中医诊断】麻疹。

【西医诊断】麻疹。

【辨证】邪陷心窍。

【治法】清心开窍，凉血解毒。

【处方】活血解毒汤加减。

生薏仁 40g	紫花地丁 25g	益母草 25g	晚蚕沙 25g
金银花 15g	连 翘 15g	石菖蒲 8g	青 蒿 10g
贯 众 10g	桃 仁 20g	藕 节 10g	白茅根 15g

煮青绿豆水 200ml 取清汤煎药至 50ml，分温 5 次服，日 1 剂。

紫金锭 2.5 克，梅花点舌丹 1 丸，神犀丹 1 丸。

敷疳药（信石、巴豆、斑蝥、蟾酥、硫黄、轻粉、冰片、麝香、大蒜等比例）1 剂敷头部 30min，敷胸药（飞辰砂、雄黄、大黄、冰片、蟾酥、紫花地丁、山慈姑等比例）1 剂敷前后心 2h。

二诊（1964 年 10 月 11 日）：服药 1d，患儿病势稍减轻，仍烦躁，四肢厥冷。原活血解毒汤加重楼 15g、天花粉 10g、全蝎 5g 煮至 30ml，以增强清热解毒、熄风镇静之力。兑入人参煎水 30ml，以达到补气养精的作用。日 1 剂，分温 5 次服，敷药同前。

三诊（1964 年 10 月 16 日）：继服药 5d，患儿病情好转，但还烦躁失眠，时而气促，口吐白沫，面色青淡，高热，四肢发冷，舌苔薄白，稍有黏液，脉沉数无力。处方：人参7.5g、茯苓7.5g、枸杞子10g、牡蛎15g、石决明20g、玉竹7.5g、天竺黄2.5g、麦冬10g、百合15g、川贝7.5g、沙参10g，以达到滋阴益气、重镇安神定惊、清热定惊之力。水煎服，日1剂，煮至50ml，分4次温服，加梅花点舌丹1丸、紫金锭2.5g研匀分4次用。敷药同前。

四诊（1964年10月18日）：继服药2d，患儿病势大有转机，稍进饮食，四肢已转温，但仍烦躁。继续投三诊方汤药加牡蛎15g、龙齿15g以镇静安神、滋阴潜阳，敷药同前。

五诊（1964年10月19日）：继服药1d，患儿病情趋好转，神志已恢复正常，继同前方，去敷药。

六诊（1964年10月24日）：继服药5d，患儿已基本恢复正常，唯消化不好，大便带沫，故投温补脾土开得降逆之药。处方：人参7.5g、茯苓5g、白术5g、陈皮4g、麦冬10g、枸杞子10g、旋覆花7.5g、枇杷叶7.5g、扁豆7.5g、山药5g、炙甘草5g、焦三仙1.5g。

服药3d后，患儿病情痊愈，精神焕发，食欲明显增强。

【按】该患儿已发疹10余天，未及时治疗，疹毒内蕴，出现目上窜、胸高肩息、鼻翼扇动、高热烦躁、项强、搦手抓头、狂妄谵语、四肢厥冷等邪热亢盛、热深厥逆的危急症候，急需救治。故以清心开窍，凉血解毒之大法，予活血解毒汤加减，以青绿豆水煎煮以增强清热解毒之力，加紫金锭、梅花点舌丹、神犀丹以醒神开窍，前额、胸前敷药，以挽救患儿危急状况。二诊患儿症状减轻，但仍有烦躁，加重楼、天花粉、全蝎以达清热解毒、熄风镇静，因患儿与邪气抗争日久，正气耗损，故急投人参水以健脾益气。三诊患儿出现口吐白沫、面色青淡、高热等正气耗损的症状，改方投以人参、茯苓、枸杞子、玉竹、麦冬、百合、川贝、沙参等益气滋阴药，加天竺黄、石决明、牡蛎等清热定惊。四诊患儿症状明显减轻，原方加龙齿、牡蛎以镇静安神、滋阴潜阳以除烦躁。五诊患儿好转，药同前以巩固力度。六诊患儿诸症痊愈，仅有久病而脾胃虚弱，无以腐熟水谷的表现，故投以健脾温阳、益气消食的中药。

病案4

岳某，女，17个月，初诊日期：1981年2月16日。

主诉：发热4d，出疹3d。

现病史：患儿发病3个月，初期咳嗽喘促，后转为肺炎，曾二次住院治疗。近四日又发高热，3d前就疹，口腔见麻疹黏膜白斑，高热烦躁不安，眼结膜充血，呕吐不食，稍可饮水，曾注射葡萄糖液500ml两次，大便泻下色黑而有黏液，呕吐高热，目上窜，项背反张。鼻张口开，两目无神，热极喘胀，面淡白而青暗，环口黧黑，项强，呼吸窘迫，舌淡红，湿润，稍有薄苔，脉虚弱，四肢厥冷。

【中医诊断】麻疹。

【西医诊断】麻疹。

【辨证】邪陷心窍。

【治法】清心开窍，凉血解毒。

【处方】活血解毒汤加减。

生薏仁40g	紫花地丁25g	益母草25g	晚蚕沙25g
金银花15g	连　翘15g	白茅根15g	石菖蒲8g
青　蒿10g	贯　众10g	桃　仁20g	藕　节10g

煮青绿豆水 200ml 取清汤煎药至 50ml，分温 5 次服，日 1 剂。

紫金锭 2 克，梅花点舌丹 1 丸，神犀丹 1 丸。

敷胸药（飞辰砂、雄黄、大黄、冰片、蟾酥、紫花地丁、山慈姑等比例）1 剂，敷前后心。

二诊（1981 年 2 月 17 日）：服药 1d，患儿症见四肢厥冷，呕吐泻下，摇头，舌淡红，湿润，稍有薄苔，脉虚弱无力。处方：人参 10g、杞子 10g、茯苓 5g、麦冬 10g、枇杷叶 7.5g、炙甘草 5g、百合 10g、白术 5g、重楼 15g、天花粉 10g，（肉桂 2.5g、干姜 2.5g、附子 2.5g 用沸水泡对煎药内）。以增强回阳救逆、益气养阴、清热泻火之力，敷药同前。

三诊（1981 年 2 月 20 日）：服上方药 3d，患儿症状好转，四肢厥冷消失。继续原方不变。

四诊（1981 年 2 月 21 日）：继服药 1d，患儿吐泻已止，能稍进饮食，脉象缓和。继续予一诊方之活血解毒汤，加用千金散 2g、神犀丹 1 丸，敷药同前。

五诊（1981 年 2 月 26 日）：继服药 5d，患儿精神已恢复正常，一切症状消失，食欲增加，脉身和缓，为巩固疗效，予神犀丹 2 丸每日分 6 次服，治疗 3d，患儿痊愈出院。

【按】该患儿出疹 3d，出现高热喘息、意识不清、项背反张等邪热亢盛的危急症候，治疗同上述患儿相同，急需清心开窍，凉血解毒，予活血解毒汤加减，同时加紫金锭、梅花点舌丹、神犀丹，敷药于前后心。二诊患儿四肢厥冷，呕吐泻下明显，脉虚弱无力，故急投肉桂、干姜、附子以回阳救逆，方中四君子汤以健脾益气，加重楼、天花粉以清热解毒，枸杞子、麦冬、枇杷叶以滋阴益气。三诊予原方不变。四诊患症状好转，加用千金散，即全蝎、僵蚕、牛黄、朱砂、冰片、黄连、胆南星、天麻、甘草组成，以助清热解毒、镇痉定惊之力。五诊患儿明显好转，予神犀丹以善其后，痊愈出院。

◎总结体会◎

中医认为崩漏病机与心包络、命门、冲任、肝肾等器官的关系较密切。如《素问·痿论篇》说："悲哀太甚，则包络绝，包络绝则阳气内动，发则心下崩，数溲血也"。《难经》说："命门者，精神之所舍也，男子以藏精，女子以系胞，其气与肾通。"崩漏病机具体说来是，患者多先有将息失宜，起居失节，或悲哀太甚，抑郁不伸，引动包络，阳气内动，阳动则耗损心营肾水，以致心肾阴虚，不能镇守包络命门之火，导致肝、胆、三焦、包络之相火妄动，造成机体内发生风动、木摇、火燃、水沸之势，风火相煽，疏泄于下，热迫血海，损伤阴络，于是出现崩漏。可以把崩漏病机用一句话概括，那就是"阴虚阳搏谓之崩。"马老常用方有：二至丸，出自《证治准绳》，由女贞子、墨旱莲组成，具有滋阴补肾，凉血止血的作用；固经丸，出自《妇人大全良方》，由牡蛎、黄柏、椿皮、香附、黄芩、白芍组成，具有补阴清热之功效，治血虚有热，经血不止，崩漏紫黑成块；四生丸，出自《妇人大全良方》，由生侧柏叶、生地、生荷叶、生艾叶组成，本方能凉血止血，治血热妄行的吐血、衄血、血色鲜红、口干咽燥；惜红煎，出自《景岳全书》，由白术、山药、炙甘草、地榆、川断、白芍、北五味、荆芥炭、乌梅炭组成，治妇人经血不固、崩漏不止、肠风下血等；当归补血汤，出自《傅青主女科》，由黄芪、当归、桑叶、三七（研末冲服）组成，治年老血崩。临床可随证组合，进行加减。

麻疹之病，以透解为主，但宜辛温或辛凉，二者必须慎重，今时气候较暖，辛热食物多，人化热迅速，以辛凉法为多，但因气质过于虚弱等原因，用辛温法亦有之，临床应仔细慎重审辨。疹未出之前施以清淡透解、通络活血之法，药用芦根、薄荷、瓜络、木通、蝉蜕、竹茹、桑叶、杷叶、双花、连翘、丹皮、竹叶、菊花、紫草、杏仁、生地、牛子等。如此服之，既清且表，虽出不重，减少并发症，且无后患；即出之后，防内攻心肺。若已致邪毒内蕴，毒犯神窍，病属危急，急需用以清心开窍、凉血解毒之法。麻疹之自汗、二便通畅者为经络通畅，为顺证，若便秘甚者，可微通之，可予桃仁、牛蒡子等。因小儿不能主诉，必家长代诉，故为医者，必须在望诊、问疹时十分仔细，方能诊断明确，治疗恰当，效果良好。但小儿之病，多为新得，不外寒、热、惊、虫、食、水六淫时邪等疾病，很少七情内伤。故药症相投，病即速愈。

（梁　群 丛迪迪 **整理**）

任继学治疗内科杂病经验

◎名医简介◎

任继学（1926—2010 年）吉林省扶余人，长春中医学院终身教授，历任长春中医学院内科教研室主任，硕士、博士研究生导师，广州中医药大学客座教授，内科博士研究生导师，北京中医药大学脑病研究室顾问，国家中医药管理局中医药工作专家咨询委员会委员，全国高等中医药专业教材建设专家指导委员会委员，世界中医药学会联合会高级专家顾问委员会委员，中华中医药学会终身理事，1990 年被国家确认为首批、二批、三批全国继承老中医药专家学术经验导师，享受国务院政府特殊津贴，吉林省英才奖章获得者，吉林省荣誉省级优秀专家。中华人民共和国人事部、卫生部、国家中医药管理局白求恩奖章获得者。2009 年，他被国家人力资源和社会保障部、卫生部等评为首届"国医大师"。曾先后提出肺胀、胆胀、真心痛、脾心痛、厥心痛、时行感冒、虚损性肾衰、急性肾风、慢性肾风等 20 余种病名及系统的辨证论治理论。对于急性缺血性中风、急性出血性中风等，提出"气血逆乱、痰瘀内结、水毒伤害脑髓元神"的病机观。创立了"破血行瘀、泻热醒神、化痰开窍"的治疗原则。创建了较为完整的中医急诊医学体系。主编我国中医急症第一部规划教材《中医急诊学》，填补了国内空白，推动了中医急症学术的快速发展，专著有《悬壶漫录》《任继学经验集》。主编《中国名老中医经验集萃》《汉英双解中医大辞典》。副主编《建国四十年中医药科技成就》等著作，发表学术论文百余篇。

◎学术思想◎

1. 振兴中医、首在继承

任老认为：振兴中医，首在继承。《素问·至真要大论》谓："有者求之，无者求之"。求之者，继承之意也。他认为继承途径有二：一是文献整理与研究，对古典医籍应详加校正疏义注释并予熟读和深思。此外，还要学习文、史、哲知识，把医书内外知识结合起来，以求领会中医理论之真谛。尤其是中医学术之内容由多学科所形成，必须多学科研究，才能发掘其精髓而光大之。二是把理论研究和临床、科研实践紧密结合起来。他认为临床是理论的发端、验证与归宿。因此，任老特别强调经典理论与临床、科研实践相结合。他坚决反对那种理论脱离实践，只强调理论，反对或轻视实践的所谓纯理论之继承。这种现象是目前有些人研究中医经典理论的主要弊病，也是中医继承问题上的主要障碍和危险。任老研究《伤寒论》，就是以实践为基础而取得成就的。他首先注意历代流派的不同见解和诸家的论述，从中完整地领会伤寒论原义，继则紧密结合临床实践，用以治疗常见病、多发病、疑难重症。

如此反复探求，每得精深之乐。如小柴胡汤一方，《伤寒论》中正局七出，辨证两出，类证变法六出，任老悉心探索，并逐一揣摩融会贯通其要义，灵活应用于临床，在辨证基础上用以治疗痨瘵、胃脘痛、呕吐、胁痛、心悸、不寐、咳嗽等证，遂收桴鼓之效。如一单姓男患，胃痛、胁痛、腹胀已1年余。前病未愈，且又咳嗽，痛胀更甚，噫气矢气，午后潮热，时有盗汗，手足心热，心烦易怒，目涩咽干，精神苦闷，颜面两颧发赤并有浮肿，鼻头色青黄，舌质绛，苔厚腻微黄，脉沉弦无力。任老认为此乃肝受肺制，少阳枢机不利，肝郁抑脾，运化失常，荣津不能畅布，升降不力，久湿化火，虚热内怫，乃成斯疾。法应宣通枢机，以启开阖之用。疏以小柴胡汤加减：人参10g、柴胡50g、酒黄芩7.5g、酒黄连7.5g、元参15g、生牡蛎150g、天冬15g、白及15g、川贝10g水煎服。服此方30余剂而愈。验例一斑，不难窥见任老医理相合，圆机活法之全貌。

2. 发展中医，贵在创新

任老师古而不泥古，主张创新。他常说，《内经》所言"无者求之"，就是启迪后人在继承的基础上敢于提出新问题，解决新问题，从而不断丰富中医学术新内容。近几年来他所论述的关于中风病、气化学说、命门学说、心衰辨治等学术思想，可以说都是自发抒机屡标新见的。

（1）关于命门学说：任老认为命门是人体内外生理活动重要机能之一，它起生化、分泌、代谢、调节、信息传递、抑制等作用。它贯两肾，通心肺，连肝脾，上达于脑，外敷于经络，主五行正气，生生不息造化之机，为精神之所舍，生命之根蒂。它还是抗邪能力之源泉。因为命门所生之卫气、元气、津血，护皮毛，肥腠理，濡脏腑，使机体阴阳平衡，邪气无由而乘。对命门与脑的生理关系，任老更有创见。他认为脑为髓之海，元神之府，神机之源，而魂、魄、意、智、志等诸神机之所以能正常活动都必须得命火之温煦而后方可。命门有真阳以化气，气动生火，火蒸肾水，使产生热能，推动五脏六腑，十二经脉之生理活动，从而保证脑髓发挥其神机之作用。任老把这种理论用之于临床，如一陈姓患，中风后3个月，半身不遂，语言蹇涩，口角流涎，形寒肢冷，时有二便失禁，舌红赤有齿痕，苔白腻脉弦滑。任老诊为中风后遗症。由于脑髓病变日久不复，致使肾气受伤，肾阳不足，命火虚衰。法当温补肾阳，方用自拟温阳健肢汤：鹿胶15g、西花10g(冲)、附子15g、肉桂15g、巴戟天15g、仙茅10g、韭子10g、炒熟地15g、阿胶10g、豨莶草50g、洋藿叶15g、橘络15g，水煎服。服此方50余剂痊愈。

（2）关于气化学说：任老认为气化是生理活动之源。气化生于肾，升降于脾，释放于肝，统布于肺，循环于心，宣泄于三焦，衔接于经络，主宰于脑。故气化正常则人体安和，气化太过、不及或反作则疾病遂生。诸如阴阳失调、脏腑经络功能障碍，气血营卫循行反常。气化为病，有盛有衰，气化亢盛可治之以泻，如汗、吐、下、消、清诸法；气化不及可治以补，如平补、温补、清补、峻补等。气化反作可治以双向调节法，如寒温并用，补泻兼施等。由于这种认识，任老在临床上治疗久治不愈之慢性泄泻，多从肝肺入手，如一李姓患，慢性泄泻10余年。症见：脘腹不舒，胸胁闷痛而胀，纳果乏力，大便溏薄，日4~5次，小便色白，颜面苍黄，毛发不荣，体瘦，舌淡红体胖有齿痕，苔白腻而厚，脉沉濡有力。任老认为，本症系由久泻伤脾，脾气呆滞，升降阻滞，肺失宣发、治节之职，肝无疏泄之性，则大肠乏其传导之力而久泻不止。采用宣肺疏肝，理脾和胃之法。方用和安散加减：前胡5g、桔梗10g、川芎10g、木香3g、青皮15g、柴胡20g、当归4g、茯苓30g、莲肉50g、荜拨5g，水煎服。共进10余剂而愈。

（3）关于中风新解：任老认为中风之病机，主要在于外有所触，内有所动，致体内痰、气、血、风、热错结并相互为用，形成气冲而上犯，轻者血脉受损，损则血行不利，甚者壅滞而为瘀。瘀塞血脉，营津不行，外渗为痰为饮。血脉不行，清气不得入，神机失用而成瘀塞经络之候。重者脉破血溢，脑气与脏腑之气不能相接，窍络窒塞，阴维、阳维失职，阴不能敛阳，阳不能化阴，阴阳离绝而身亡。鉴于上述病机，任老认为在中风命名上应将中经中络的传统提法改为瘀塞经络证，中脏中腑改为络破血溢证为宜。在治疗方面，任老总结前人经验和自己的临床体会归纳为中风治疗十法：开闭法、固脱法、豁痰法、潜阳法、化癖法、理气法、填精法、止血法、渗利法、温阳法。

◎治法特点◎

1. 滋补津液治疗消渴

消渴病之病因病机复杂，历代医家说法不一，任老认为，消渴病病位在散膏，以散膏为本，以肺脾肾为标散膏位居中央，辅盖于脾，温煦脏腑，产生气化升降之用，使津液散布洋溢。其病性虚中挟实，发病隐约。病因主燥，燥则津枯，热燥耗伤体内津液，寒燥使津液凝集不散，脏腑失于润泽而出现肺胃脾肾等脏腑的一系列病变。任老辨治消渴，尤重视阴阳气血与津液之间平衡，人体阴阳之平衡是相辅相成、枢机无隙的，一旦平衡被破坏则气乖以杀万物。任老认为，消渴病乃各种原因引起人体真阴不足，从而使阴成形之过程减弱，阳化气相对过亢，故见多饮多食而不能使精微物质成形存于体内，反而排出体外。日复一日造成阴精之亏乏日重，而阳有余化为燥火，燥则散膏之体受其灼伤，故失其温润脏腑及气化升降之功能。肾阴首见亏乏，因肾藏精，属水脏为阴之本，《丹田玉案》云肾水一亏，则无以制余火，火旺不能扑灭，煎熬脏腑，火因水竭而益烈，水因火烈而益干，阴盛阳衰构成此症，而三消之患始剧矣，其根源非本于肾。而肺为五脏之华盖，肾水不上润于肺，则肺体枯燥而渴欲饮水，不能自制，胃阴亏乏则火热而消谷善饥，脾无以为胃行其津液，则四肢不得水谷之气温养，故脉道不利，筋骨皆无气以生而见消瘦。正如周易之否卦，乾上坤下，阳阻阴而不降，阴无阳而不升，上下不交，故成否也。总之，阴亏日久则阴损及阳而正气大衰。且阴虚则血液黏滞，气虚则血运无力，而见气血不畅，脉络不通，加重消渴病情。消渴病的治疗以救津为主，任老常用生地、知母以为君药，二者甘苦寒而滋阴清热，止渴润燥，补益肝肾，清金泄肺。天花粉解消渴、除烦热，天冬甘寒，滋肾润燥止渴，黄精补中气，滋肾阴，润肺燥，均为任老临证所常用。

2. 祛除伏邪治疗出血性中风

任老认为，出血性中风无论是发病还是复中，伏热（火）、伏痰、伏瘀在其中均占有重要地位。出血性中风虽然表现的是血溢于脑脉之外，但究其根本原因则是由于热（火）、痰、瘀潜伏于脑髓，稽留不去，从而导致了出血性中风的发生及复发，同时也作为病理产物影响着病情轻重及疾病预后。基于以上认识，对于出血性中风的治疗，祛除以上三种伏邪势在必行。任老师提出，病在急性期，治则以通为主，应用破血化瘀、泻热醒神、化痰开窍法治疗即是祛除藏匿伏邪的具体体现。任老认为，出血性中风伏邪潜伏部位在脑髓。为何伏邪容易隐匿于脑髓而致出血性中风呢？这是因为五脏精华之血，六腑清阳之气，皆上奉于脑，温养诸窍。脑为诸阳之会，五脏六腑之邪气也易随其经络气血而上至于脑，脑髓中血络屈曲，邪气因此而潜藏，表现为气机郁滞而化热化火，水行瘀滞而为痰（饮），血行滞涩而为瘀。由于脑髓外有颅骨所护，内在之伏邪很难通过骨性屏障从肌肤（汗出）而解，邪伏部位不在于肺胃，故亦不能通过口鼻而出，从而导致热（火）、痰、瘀久伏脑髓脉络，待时络破血溢而病作。邪之出路不外以下五个方面：或从汗（皮肤）而解，或从大便而排，或从小便而泄，或从口鼻而出，女性多一从月事而下的途径。现邪伏于脑髓，且非单独存在，而是胶着黏附在一起，无法从汗而解，亦无从口鼻而出，因此必当通过二便而逐。热、瘀虽可经月事而下，但痰邪却无法经月事而去；热（火）邪虽可经小便而利，但是痰瘀却无法排出，而且能引瘀血由小便而出之药物较少，可见选择由大便祛除伏邪较为合理。任老师认为，出血性中风急性期应以通为用，发病 3～7d 内，伏邪较盛，只有猛峻之药方能急祛之。对于发病 3d 内的患者，以刘完素《素问·病机气宜保命集》三化汤（大黄 10g、枳实 15g、厚朴 15g、羌活 10g）加生蒲黄 15g、桃仁 10g、煨皂角 5g，水煎口服，取大便利，目的是导热（火）、痰、瘀邪由大肠便而出，见利停用后以抵当汤接续治疗 15d，继续用补阳还五汤减黄芪加生蒲黄等化瘀之品，服用 2 周。兼烦躁不安、神昏等，同样注重化瘀、泻热、化痰以驱邪的思路。现代实验研究亦证实，抵当汤及其成分对脑出血大鼠脑组织有保护作用。

◎基本方及方解◎

基本方药：三化汤加减

　　　　大　黄 10g　　枳　实 15g　　厚　朴 15g　　羌　活 10g

　　　　生蒲黄 15g　　桃　仁 10g　　煨皂角 5g

方解：三化汤可轻下热结、除满消痞，方中生蒲黄、桃仁主以化瘀，兼以通腑；煨皂角开窍祛痰，散结通便。诸药合用，使气机调达，瘀血得祛，热邪得散，痰浊无源而收效。

中风基本方药：

　　　　桃　仁 12g　　红　花 9g　　当　归 8g　　生地黄 9g

　　　　川　芎 5g　　赤　芍 6g　　牛　膝 9g　　桔　梗 5g

　　　　柴　胡 3g　　枳　壳 6g　　甘　草 3g

方解：方中当归加川芎、赤芍、桃仁、红花活血化瘀；牛膝祛瘀，通血脉，引瘀血下行。柴胡疏肝解郁，升达清阳；桔梗开宣肺气，载药上行，又可合枳壳一开一降，开胸行气，使气行则血行；生地凉血清热，合当归又能养阴润燥，使祛瘀而不伤阴血；甘草调和诸药。全方的配伍特点是既行血散瘀滞，又解气散郁结，活血不耗血，祛瘀又能生新。合而用之，使瘀去气行，则诸症可愈。

◎病案举例◎

病案 1

韩某某，男，34 岁，初诊日期：1961 年 5 月 7 日。

主诉：右侧睾丸肿大 6 月余。

现病史：由 1960 年 11 月中旬左右发现右侧睾丸肿大而硬，但不痛，去某医院外科就诊，经西医诊断为睾丸结核，动员住院做睾丸切除疗法，因惧绝育和爱人不同意，所以没有接受这种治疗，邀任老诊之。除右侧睾丸肿硬外，尚有头晕目眩，胸胁痞闷，咳嗽气促，手足心热，午后发热，晨起口苦咽干，晚则耳如蝉鸣，夜卧多梦，盗汗，全身倦怠，纳食不甘，小便黄赤，大便时而秘结，心烦易怒，有时颈痒或眉棱骨酸痛，烦劳则症剧。

【中医诊断】卵胀。

【西医诊断】睾丸结核。

【辨证】肝胆火旺夹湿痰证。

【治法】平肝清热，化痰软坚。

【处方】

　　连　翘 40g　　山慈姑 10g　　夏枯草 40g　　蒲公英 25g　　紫花地丁 7.5g

　　生牡蛎 50g　　海浮石 30g　　苦　参 15g　　柴　胡 15g

二诊（1961 年 5 月 11 日），服药 4d，患者主诉午后发热、盗汗、口苦咽干、耳鸣减轻，余症同前，用药在前方基础上投以山慈姑 15g、夏枯草 40g、连翘 50g、生牡蛎 75g、柴胡 15g、蒲公英 40g、苦参 10g、龙衣 20g、两头尖 15g、鸡血藤 15g、乳没 15g，水煎服 2 剂。

三诊（1961 年 5 月 17 日），继服药 6d，患者主诉颈部淋巴结与睾丸结核缩小，前症大有减轻，舌苔薄黄而腻，脉象弦滑无力。再投前方 2 剂。

四诊（1961 年 5 月 19 日），继服药 2d，患者主诉颈部淋巴结与睾丸结核已消失，前症大有减轻，舌苔薄白，脉象弦滑。

【按】睾丸结核病，不外虚实两端。所谓实者，多半证起卒然，寒热交作，口苦咽干，头晕面赤，睾丸肿而不痛或微痛，形如果核，坚硬能移，皮色正常，舌苔薄白而腻，脉象弦或浮；其虚者，证起多缓慢，或由实证演变而成，症无寒热交作，伴有咳嗽气促，胸胁闷感，头晕目眩，耳鸣口苦，睾丸肿坚，推之能动，初则不痛，日久或有微痛，行步不便，五心烦热，午后发热，夜寐盗汗，身体羸瘦，其核推之不动，皮肤渐变绀色，为欲溃之兆，溃破则流清稀脓汁，短期内不能收口，面部两颧发赤，舌红，苔黄或白而腻，脉象多呈弦滑而数。既然本病原委多发于肝胆二经，故在治疗上则以平肝清热，化痰软坚为主，佐以解毒散结之品。若证属于外感而成者，可选用牛蒡解肌汤同醒消丸早晚服。如七情所致者，可选用逍遥散、柴胡清肝汤、夏枯草膏之类治之。本案所采用的方药，目的在于平肝、清热、解毒、化痰、软坚、散结、疏经通络，故方用生牡蛎潜阳软坚，蒲公英、连翘清热解毒，夏枯草、柴胡平肝舒郁，山慈姑、两头尖、瓜蒌消肿散结化痰，苦参除湿，乳没活血化瘀，鸡血藤通经疏络。

病案 2

郭某，男，50 岁，初诊日期：1963 年 3 月 1 日。

主诉：肝硬化 6 年。

现病史：该患者于 6 年前曾患无黄疸性传染性肝炎，经医大二院住院治疗 2 个月余，基本治愈，唯腹胀、便秘不除，并有纳呆、消瘦等症，近 10d 加重，今特来我处就诊。症见：眩晕，身重乏力，腹胀，食则胀甚，纳呆、消瘦，右胁下隐痛，下肢浮肿，口苦、咽干，嗳气，矢气，便秘，尿赤，舌红赤、有齿痕，苔黄厚腻，扪之右胁下肝大，质硬，有压痛，脉弦而有力。

【中医诊断】肝积证。

【西医诊断】肝硬化、乙型肝炎

【辨证】气滞血瘀证。

【治法】疏气行血调脾。

【处方】肝脾双理汤加减。

三 棱 25g	文 术 25g	生牡蛎 30g	地骨皮 50g
柴 胡 40g	鸡内金 40g	土鳖虫 10g	青 蒿 25g
申 姜 15g	马鞭草 35g	大腹皮 15g	草 蔻 10g

二诊（1963 年 3 月 5 日），服药 3 天，患者眩晕，右胁下隐痛，身重乏力症状好转，仍有腹胀，食则胀甚，纳呆、消瘦，下肢浮肿，口苦、咽干，嗳气，矢气，便秘，尿赤，舌红赤、有齿痕，苔黄厚腻。加甘遂 15g、芫花 10g、泽泻 10g、薏苡仁 10g 利水肿

三诊（1963 年 3 月 8 日），继服药 3 天，患者眩晕，右胁下隐痛，身重乏力，腹胀，下肢浮肿等症状好转，便秘，尿赤，舌淡红、有齿痕，苔薄黄。为巩固疗效继续服用上方

四诊（1963 年 3 月 10 日），服上方 2 天，患者自觉症状好转无眩晕，右胁下隐痛，身重乏力，腹胀，口苦、咽干，嗳气，矢气，二便正常，饮食尚可，精神良好。停上述方剂，嘱其禁酒。

【按】肝病早期病多在气分，以肝郁气滞为主，发展则及于血分，表现瘀血停着；湿热疫毒羁留，日久必伤正气，可致虚实夹杂；肝肾乙癸同源，精血相生，故肝病尚可及肾：阴阳互根，阴病可及阳，阳病可及阴。病情是动态变化的，治疗上也必须以动态思想为指导，不可固守成法成方。肝病的范围有限病种也明确，每一种疾病的发展规律都有一定的规律可循，不同疾病的不同阶段的症候规律也有了深入的研究和阐释，但具体的病种、具体的阶段、具体的病人，都有着具体的情况，必须辨证的处理。如益气健脾法可以用于慢乙肝，也可以用于慢重肝或肝癌，前提是存在脾气虚的症候，这就是所谓的"异病同治"；再如，同为肝硬化患者，或以"湿热内蕴，瘀血阻络证"为主，或以"肝肾阴虚，瘀热内蕴证"为，治法自然有别：就算是疾病相同，所处的疾病阶段相同，主证也相同，主证与兼证不同，具体立法、处方、遣药亦有区别，这即"同病异治"。所以辨证思想贯穿肝病治疗的始终。此患肝病多年，病毒久伏于肝，导致少阳之气不生发，正气折伏，邪气渐绌其血，肝血与邪相结不散。经气不行，络血为瘀，肝体失养所致。法宜疏肝活血；调理脾胃。此案所用之肝脾双理汤，即有疏肝理气、活血化瘀之功，还具调理脾胃之能。方中三棱、文术入肝入脾，破血行气，消积止痛；柴胡、大腹皮疏肝解郁；地骨皮、青蒿、牡蛎入肝脾，软坚散结、宣利血滞、平肝益阴；鸡内金、草蔻消积健脾；马鞭草、土鳖虫、申姜和肝化瘀。共成疏气行血调脾，兼有软坚消积之功。

病案 3

李某，男，25 岁，初诊日期：1963 年 5 月 6 日。

主诉：面部反复浮肿 1 年

现病史：1年前因患"感冒"曾有颜面浮肿，当时服中药肿消，于3个月前又因劳累而浮肿复发，并伴有头晕，腰痛、形寒肢冷，便溏，尿少。

检查：体温 36.5℃，血压 100/80mmHg，全身浮肿，没指凹陷，舌质淡有齿痕，苔薄白，脉沉细无力。尿化验：蛋白 (+++)，红细胞满视野，白细胞 15~20/μl，颗粒管型 2~4/μl。

【中医诊断】慢性肾风。

【西医诊断】肾炎

【辨证】肾阳虚证。

【治法】逐水利饮、温补肾阳。

【处方】黄芪防己汤加减。

防 己 12g　　黄 芪 15g　　甘 草 6g　　白 术 9g

草 薢 6g　　黄 柏 10g　　石菖蒲 15g　　茯 苓 15g

二诊（1963年5月10日），继续服药3d，患者自觉面部浮肿好转，但仍自觉乏力，腰痛、形寒肢冷、尿少。上方，加肉苁蓉 15g、巴戟天 10g、杜仲 10g 以增温补肾阳之力。

三诊（1963年5月15日），继服药3d，患者自觉面部浮肿、乏力、腰痛、形寒肢冷、尿少好转，上方去草薢，余方痛前。

四诊（1963年6月1日），服上方5d，患者无面部浮肿、乏力、腰痛、形寒肢冷等症状，精神良好，二便正常，饮食可。至此次复诊期间未出现面部浮肿症状。

【按】肾风，西医学称之为肾炎。炎乃非炎。面是本气自病也，即所谓免疫性疾病，故此肾炎之名不如肾风为善。何以言之？风有二义，一为胸邪而言。也就是百病之长。二为病变名端，善行而数变之理也。就几病因病机而论之，肺由经络连属之途径移寒、移热于肾。所谓移者，转移而喻，寒为百病之总邪，热为百病之娇邪．亦即"暑统风火"，何以言之？经云在天为器，在地为热之理，"寒统燥湿"之理。盖肾为邪毒所伤必然引起肾体受损，肾气受累，体伤则经络必受邪侵，肾气也必然造成虚馁病理状态，从而导致经络气化失守，血脉不密，故有尿血之疾。由于肾气不能内发，则肾之封藏失职，故出现精津血三者相混之尿。要为肾之府，肾伤则不能转悠。故腰酸痛一症必见也。故木病之法。必以益肾渗湿为主，佐以解毒之品而治之，方中重用黄芪补气固表，健脾行水消肿，为君药；以防己祛风行水，瘀黄芪相配，补气利水作用增强，且利水而不伤正，为臣药；佐以白术健脾胜湿，与黄芪相配，益气固表之力更大；使以甘草培土和药，诸药配用，表虚得固，风湿得除，脾气健运，水道通利，则表虚水肿、风湿之证自愈。本患正虚邪实匹敌，故取 攻补兼施之法，以黄芪防己汤健脾行水，以草薢分清饮驱逐浊湿，缓图其效，进而达到邪去正复之目的。

病案 4

李某，男，38岁，初诊日期：1964年4月15日。

主诉：两胁胀痛7d。

现病史：该患始于3年前患黄疸性传染性肝炎，经服茵陈蒿汤治疗，病情好转，又于2年的旧病复发，曾服多种中西药治行，病悄未见好转。症见：两胁胀痛，少腹下坠，纳呆，消瘦，全身乏力，故入当地医院治疗，仍未见效，同年诊断为早期肝硬化，近日来自觉两胁胀痛，腰酸痛，时而面部浮肿，失眠多梦，咽干鼻燥。时有鼻衄，头重脚轻，午后全身翕翕发热，喜冷饮，手足心热，大便时干时溏，小便黄赤灼热，时有嗳气．矢气，故来我处就治。

查体：体质消瘦，精神良好，面色红暗面黄，口唇红干。爪甲青紫，腹部膨隆，有血痣。右胁下肝大三指，左胁下脾大两指，舌赤尖红、无苔，脉沉弦有力。

【中医诊断】肝积。

【西医诊断】肝硬化

【辨证】肝脉瘀阻。

【治法】行气活血、化瘀消积。

【处方】

党　参15g	桑葚子50g	龟　胶15g	甲　珠15g
鸡内金20g	郁　金15g	牡　蛎50g	地骨皮15g
三　棱15g	文　术15g	水　蛭5g	土鳖虫10g
生　地40g			

二诊（1964年4月19日），服药3d，患者仍感两胁胀痛，少腹坠胀，手足心热，大便时干时溏，小便黄赤灼热，时有嗳气。上方龙骨10g、麦门冬12g、玉竹10g、牡丹皮20g、知母10g以增滋阴清热之力。

三诊（1964年4月25日），继服药5d，患者仍自觉症状好转，无两胁胀痛，少腹坠胀，手足心热，大便时干时溏，小便黄赤灼热，仍时有嗳气。上方去牡丹皮，加陈皮15g、枳实10g、以增理气之力。

四诊（1964年4月30日），服上3d，患者仍自觉嗳气好转，无两胁胀痛，少腹坠胀，手足心热，大便时干时溏，小便黄赤灼热。

【按】 肝病早期病多在气分，以肝郁气滞为主，发展则及于血分，表现瘀血停着；湿热疫毒羁留，日久必伤正气，可致虚实夹杂；肝肾乙癸同源，精血相生，故肝病尚可及肾：阴阳互根，阴病可及阳，阳病可及阴。病情是动态变化的，治疗上也必须以动态思想为指导，不可固守成法成方。肝病的范围有限病种也明确，每一种疾病的发展规律都有一定的规律可循，不同疾病的不同阶段的症候规律也有了深入的研究和阐释，但具体的病种、具体的阶段、具体的病人，都有着具体的情况，必须辨证的处理。如益气健脾法可以用于慢乙肝，也可以用于慢重肝或肝癌，前提是存在脾气虚的症候，这就是所谓的"异病同治"；再如，同为肝硬化患者，或以"湿热内蕴，瘀血阻络证"为主，或以"肝肾阴虚，瘀热内蕴证"为，治法自然有别：就算是疾病相同，所处的疾病阶段相同，主证也相同，主证与兼证不同，具体立法、处方、遣药亦有区别，这即"同病异治"。所以辨证思想贯穿肝病治疗的始终。本病系病邪久居肝络，导致气结不行，络脉瘀阻，营卫失调，阻遏气化之功，水道欲通不行，肝体受损而成。法取九攻一补之法。方中党参补阳益气；桑葚子、龟胶、生地养阴清热；甲珠活血化瘀，推陈致新：郁金破气行郁：鸡内金运脾消积：三棱、文术、水蛭行气破血、清积化瘀，生牡蛎、地骨皮软坚化积。诸药合用共成疏肝理气，活血化施，软坚消积，具有九攻一补之效方。

◎ 总结 / 体会 ◎

扶正培本，又称扶正固本。它是补法的总则。《内经》曰："治病之道，气内为宝，循求其理，求之不得，过在表里。"曰："守数据治，能行此术，终身不殆。"张景岳说："多虚者，急在正气，培之不早。临期无济也……甚实甚虚者，所畏在虚，但固守根本，则邪无不退也。"以上所述，是指运用扶正培本总则必须辨明正气虚，是虚在表，还是虚在里，欲知其虚处，应以望、闻、问、切四诊合参，再参合理化检查为准绳。则定其位，以明其病；审其证，病名以确。其证可立，其法生焉。用之宜早不宜晚，晚则作用不显。故《医学心悟》说："不能治其虚，安向其余"，"有当补不补误人者，有不当补而补误人者，亦有当补而不分气血，不辨寒热，不识开合，不知缓急，不分五脏，不明根本，不深求调摄之方，以误人者，是不可不讲也"。即是说在应用本法则时，要针对病情、病名、病位，加以具体化，分而用之，才能达到治疗之目的。否则用之则起反作用。因此，扶正培本为补法的总则。本法的确立，是从病因病机，审证，论病中总结出来的。故《汤液本草》云："疗病先察病机。"《医学阶梯》亦云"凡有病必有证，有证必有论，论清则证明，证明则易疗"，即为此义。李士材云："病不辨则无以治，治不辨则无以痊"，病有浅深，有久有暂，正有盛衰，邪有强弱，虚分寒热、阴阳、脏腑、气血精津液之异。故本法分清、温、调、平、峻、食补道法。任老注重运用扶正固本法诊疗疾病，在祛除病邪的同时也要注重呵护正气，使祛邪不伤正。同时正气充沛也可以增强抵御病邪的能力。

（梁 群 侯一楠 **整理**）

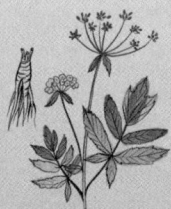

白山黑水，杏林撷珍——东北名医医案精粹

程绍恩治疗内科杂病经验

◎名医简介◎

程绍恩（1929—2011 年），男，汉族，吉林省九台县（现九台市）人。曾任中华全国中医学会理论整理研究委员会委员。吉林省中医学会理事、长春市中医学会常务理事。长春中医学院学术委员会委员。历任中医学院中医内经、中医基础、中医诊断教研室主任。四川省万县、吉林省等六家中药厂聘任技术顾问。编著中医理论与临床学术著作 20 余部；学术论文 80 余篇。主编出版了《中医运气学》《中医诊断学》《中医心法丛书》《世界传统医学护理学》等著作。有关著作在日本、德国，中国台湾等地出版发行。对理气舒心片、龟甲养阴片、小儿肺宝、脾胃舒、经穴灸疗仪、脉象仪等项研究均鉴定为科研成果，多次荣获国家奖励，享受国务院颁发的特殊津贴。其业绩已载入《中国当代中医名人志》《世界名中医》等典籍之中。教学 30 载、临床医疗 50 年，对各种疑难重病积累了丰富的临床经验。善治冠心病、心肌炎、骨湿性、甲状腺性心脏病等。对肝炎、肝硬化、乙肝转阴疗效确切。主要学术思想包括健脾利湿有奇效、活血化瘀通经络、培土生金治脾肺、慢性胃病需养阴、理气化滞需补虚损等。

◎学术思想◎

1. 穷究运气验临床

运气学说是中医基础理论的重要组成部分，古人曾云："不知运气而为医，欲其无失者鲜矣。"无奈其哲理幽深，不容浅尝者问津；文辞古奥，不容浮躁者涉猎，故世人罕识之。程老却知难而进，穷研此道达数十年之久，深得其中奥旨，难能可贵的是，程老并未将此道束之高阁，而是用其指导临床实践，获益匪浅。每当一年之初，程老总要根据运气学说，算出本年度以及各个时期的中运、主运、客运、主气、客气，以便掌握气候变化的总规律，及其对人体产生的影响。预测出何病多发，何法常用。这样就从客观上把握了疾病发展的总趋势和辨证施治的大原则。在此基础上，再结合各时期的气候，地理环境及四诊检查结果，综合判断，辨证才能更准确，治疗也就更富有针对性，故可获得较好疗效。如 1982 年，为壬戌年，运算得知，该年中运为木，而春季之主运、客运乃至主气均为木，故预测该年之春必有风气流行。在临床中风痹、中风之类疾患将有增多之势。事实证明，这年春季风病果然多发。程老一方面在临床中重用祛风、熄风之品，另一方面告诫肝风素盛之人，不但起居饮食上要多加注意，而且应多进滋水涵木之剂，以防患于未然。

2. 健脾利湿效称奇

湿为六淫之一，因其性黏腻凝滞，故中人后每不易尽除。积日久则郁退阳气而化热，湿热交蒸而诸证蜂起。又湿邪极易困脾，脾为湿困则运化失常，致使气血化源不足，而变生虚实夹杂、内伤外感兼备之证。有鉴于此，程老积多年之经验，提出"外感淫邪多挟于湿，内伤百病归结于脾"的理论，此为程老治病辨证之妙诀。程老认为脾喜燥恶湿而升清阳之气，胃喜润恶燥而降浊阴之质，这是脾胃生理机能的特性。若外感内伤等因，皆可导致脾胃功能失常，清阳不升，浊阴不降，脾不化湿，胃腑不润，则百病丛生。临床常以健脾化湿，和胃润燥，渗湿利窍，散湿宣痹等法治疗顽疾，收效迅速。

3. 活血化瘀通经络

程老对气血病的辨证规律，曾概括为"胀满诸证均属气滞，刺痛不移皆是血瘀"，临证凡遇刺痛不移，日轻夜重，舌隐青或有瘀斑，脉涩者，一律使用其精心研制的"活血定痛丹"治之。用此药曾治愈多种疑难怪证。

4. 培土生金治脾肺

肺属金，主一身之气，脾属土，化生水谷之精气。故有"脾为生气之源，肺为主气之枢"之说。又脾主运化水湿，肺主通调水道，两脏共同参与水液代谢过程。病理情况下，脾气虚弱，运化失常，水湿水饮聚为痰，水液代谢异常，影响肺气之肃降而为咳喘。故又有"脾为生痰之源，肺为贮痰之器"之说。临床中所见的各种慢性咳喘，常因脾肺气虚，久治不愈。程老认为该病其标在肺，其本在脾，故以"培土生金"之法治其本。

5. 慢性胃病须养阴

胃属燥土，恶燥而喜润，胃气得滋，则将纳而能食。脾恶湿喜燥，与胃气相反相成。人以胃气为本，胃气旺，脾升胃降，化营养而为气血，气血充行，津液四布，以营五脏六腑四肢百骸。但饮食过度伤胃，胃伤然后及于脾；劳倦过度先伤脾，脾伤然后干胃。脾病多虚、胃病多实这是一般的发病规律。世医多遵此意，胃病多健脾升阳，或香燥行气，辛开苦降之品，取效一时。宜用甘平濡润之品，以养胃阴。

6. 理气化滞补虚损

程老临床以理气化滞法，治疗虚损不足而形成的胸痹证（冠心病）疗效确切。他治过的女患者王桂珍，经某医院确诊为冠心病。症状为气短、心悸、重则汗出胸闷、背痛、嗳气频作、不能入睡、舌淡、脉涩。前医以参芪加生脉饮，用之后病重。程老用理气化滞法，选木香疏气饮方加减，服之症状消失。

◎ 治法特点 ◎

1. 健脾化湿，和胃润燥，渗湿利窍，散湿宣痹等法治疗顽疾

（1）龙胆写肝汤，不仅限于肝胆湿热所致的眩晕、耳鸣、耳聋、热淋、赤白带下以及

现代医学中的胆囊炎、高血压等疾病，不论何病，只要四诊检查具备胸闷身重、颜面虚浮、舌体胖大、脉滑等症状，皆可用之，且无不应手取效。程老曾治一例，患者自汗数月，不动尚可，动则汗出淋漓，屡进补气收敛之品，其汗反多，痛苦异常。程老认为此证并非表虚，乃湿滞于内，津液不得环流所致，故未用一味止汗收涩之药，仅以龙胆泻肝汤加减治愈，闻者无不称奇。

（2）程老亦治一女患，自述四肢发麻，足跟痛甚，不能久立，曾历更数医，皆以补肾之法治之，年余罔效。程老观其形体肥胖，面赤，舌胖苔黄腻，脉沉滑。认定属湿停化热，以龙胆泻肝汤治之，七剂诸证悉愈。程老认为以祛湿之剂，使湿邪去，百脉通畅，气血无阻，取效甚捷。

（3）内湿治法以健脾利湿为主，外湿治法以散湿。宜阳通痹为先。程师治外湿常以羌活胜湿汤加减，获效甚奇。如曾治一女患，右肩臂痛，上肢不能高举，程老认为风湿之邪阻滞肩部手太阳小肠经脉络，致使经气不通则痛，故用羌活胜湿汤加减治之。药用羌活15g、独活15g、藁本15g、蔓荆子15g、川芎15g、防风20g、甘草10g、木香10g、香附15g、姜黄15g、灵脂15g、红花15g、威灵仙30g、猪蹄甲25g，水煎服，4剂，诸证悉除。此方治疗急慢性肩背痛，西医称之为肩关节周围炎，用之无不见效。

2. 肺脾两脏在生理病理上均有密切关系

（1）程老在临床治疗时重视调理脾胃，潜心苦学李皋之所长，并对脾胃学说有所发展，如治疗慢性咳喘常用培土生金法，脾气健运而肺气生。根据这一理论程老研制了"小儿肺宝"治疗小儿慢性咳喘，该方以人参、白术、内金等健脾药为主，补益脾气，脾气健运而肺气生。本方对脾胃虚弱不能生肺，脾肺两虚型的咳嗽、气短、痰鸣、纳少、腹胀、便溏、自汗、面色白、舌淡脉虚者，具有止咳化痰、补气定喘、健脾益肺之功。经500多例临床观察，总有效率达90%以上。以后天为本而立论研制的中成药"脾胃舒"不仅治疗脾胃病，对慢性肺病、妇女月经病、小儿厌食等服之皆效。

（2）程老根据"脾气散精上归于肺"的理论，用培土生金法治疗肺痨病，均获奇效。常用验方有：全虫配牛肉煮熟食之。因牛肉有"安中益气养脾胃"之功，用之培土以滋肺，如果脾气正常，输精于肺、肺气清肃，诸证向愈。

3. 慢性胃病须养阴

治疗胃病时，总结出久用芳香燥热之品，必劫伤胃阴，宜用甘平濡润之品，因"脾喜刚燥，胃喜柔润"，脘病日久必现胃阴不足之象，如胃脘隐痛、口燥咽干、饥不欲食、嘈杂灼热、消瘦便秘、舌红少苔、脉细数等。自拟加味百合荔楝乌药汤治之，每多取效。程老亦常以此方为基础加入养阴益胃汤、芍药甘草汤、失笑散、良附丸等合方治疗各种胃病，无不效验。

4. 活血化瘀通经络

程老常以活血药物用于失血之疾。曾治一女患，时有鼻衄、便血、烦躁易怒、夜寐不安、胁部刺痛等症状，投以大黄蛰虫丸，血止痛除。亦曾治一习惯性流产患者，每逢怀孕4个月即现腰腹刺痛，诸医均以保产无忧散类保胎，然皆无效。程老认为瘀血阻塞胞宫，遵《内经》"有故无殒"之旨，以少腹逐瘀汤加减化裁，连服10剂，足月生一子。

5. 治疗气血诸疾，调气为上，调血次之

（1）活血化瘀虽属治痛良法，然气与血是相互为用的。基于这一理论，程老提出"治疗气血诸疾，调气为上，调血次之"的治疗原则。他与李树堂老师等人共同研制出治疗胸痹心痛良药"理气舒心片"，现已经过上千例临床观察，据其中较为完整的334例临床资料统计，对气滞型冠心病的总有效率为82.63%，经省科委、卫生厅、教育厅组织专家鉴定，认为"与国内同类药物比较，疗效达到了先进水平"。当前治冠心病多以活血化瘀、芳香温通为主，但因患冠心病者多具有胸部痞塞憋闷感，故亦属气滞之证。早在《金匮要略》中就有以行气通阳治疗胸痹心痛的方剂，如枳实薤白桂枝汤等。程老承仲景先师之旨，创制以理气法治疗冠心病，在国内还未所闻。理气舒心片除治冠心病外，还有行气散结、理气安神、化瘀止痛、开胃进食等功效。可用于治疗诸气郁滞所致的多种病证。

（2）1982年程老曾治一李姓老妪，该患以手抚前胸，自云心胸绞痛憋闷胀满欲死；望其面色苍白，冷汗淋漓，精神苦闷，语声低微；切之，四肢厥冷，脉微欲绝。观此证众医皆以为是心气不足，心阳欲脱之虚证，欲投回阳救逆之品，独程老认为是属内真实而外假虚，胸中阳气郁塞不通，而见憋闷绞痛欲死之症状。阳气内郁，不能温煦四末，而见肢冷、面白、脉微欲绝的假象，急令患者以温水送服理气舒心片6片，约半小时左右，胸闷疼痛若失，手足转暖。

6. 温阳养阴补虚损

经曰："邪气盛则实，精气夺则虚。"又曰："邪之所凑，其气必虚。"可见虚为百病之由，治虚为祛病之要。临床所见之虚证，非气虚阳虚，即血虚阴虚。气虚者轻，阳虚者重，气虚进一步发展可导致阳虚；血虚者轻，阴虚者重，血虚亦可导致阴虚。程老认为：气血是阴阳之本，阴阳是气血之标。阴虚与阳虚是五脏虚损共有的病变。因此，阳虚的共性证为：畏寒肢冷，少气懒言，面白舌淡，脉微弱；阴虚的共性证为：五心烦热，两颧潮红，舌瘦小、色红少苔，脉细数。治虚之要，当详辨阴阳。阳虚者只宜大补元阳、不可再伤其阴，程师常以保元汤为主，重用参芪，加升麻、柴胡等治五脏气虚；加附子、干姜、桂枝等益火之品温阳补虚，治五脏之阳虚。阴虚者，只宜大补元阳，不可再伤其阴。

◎ 基本方及方解 ◎

1. 基础方药：百合荔楝乌药汤

百　合 40g　　川楝子 20g　　荔枝核 15g　　生白芍 20g

乌　药 15g　　生甘草 10g　　生麦芽 30g

主治：阴虚气滞型胃痛。症见胃痛隐隐，口燥咽干，渴不欲饮，食欲不振，食后腹胀，五心烦热，舌红少苔，脉细数等。

功效：滋阴养胃，行气止痛。

用法：先将上药用适量水浸泡30min，再煎（武火煎沸后改文火煎30min），每剂煎3次混合，分2次服（早饭前30min及睡前各服1次）。服药期间，忌腥冷、辛辣及油腻食物，避免过

劳及情志所伤。

2. 方解

方中百合滋阴；川楝子疏肝理气；乌药行气止痛；荔枝核祛寒散滞，行气。四药合用，共奏滋阴养胃，行气止痛之功。甘草缓急止痛，麦芽消食除满，白芍柔肝理气。用治阴虚气滞所致的胃脘痛、腹胀、食少、口干、烦渴等症正中病机，标本兼治。

加减：腹胀加枳实 10g；胁胀加郁金、木香、青皮各 6g；嗳气加莱菔子 8g；痛甚加白芍 10g；刺痛加蒲黄 9g；吐酸加吴茱萸 10g；恶心加陈皮 5g；口干不欲饮加生地、麦冬各 12g；食少加山楂、神曲各 8g。

◎病案举例◎

病案 1

孙某，男，2 岁 9 个月，初诊日期：1972 年 12 月 12 日。

主诉：发热 1 日。

现病史：患者昨夜身热 38℃，今日面部和前胸发现弥漫性猩红色鸡皮疹，咽红肿痛，扁桃腺肿大而痛，舌质红，杨梅舌，脉数苔黄，饮食尚可，大便干，小便黄。

检查：入院后体温 40.8℃，呼吸 25 次/min，脉搏 120 次/min，血压 128/82mmHg。左侧睾丸肿大如鸡蛋，触痛及牵拉疼痛明显，左侧精索亦有肿胀及触痛，舌红，苔薄黄腻，脉弦数。

【中医诊断】猩红热。

【西医诊断】猩红热。

【辨证】毒炽气营。

【治法】清气凉营，泻火解毒。

【处方】凉营清气汤加减。

金银花 12g	生地黄 10g	板蓝根 12g	白茅根 12g
知 母 6g	牡丹皮 6g	玄 参 10g	熟大黄 5g
连 翘 10g	生石膏 12g	蒲公英 10g	蝉 蜕 5g
大青叶 12g			

日 1 次剂水煎服。

二诊（1972 年 12 月 15 日），服药 3d，患者身热渐退，皮疹渐消，咽痛减轻，上方加减。上方去蝉蜕，加薄荷 5g，以增清热之力。

三诊（1972 年 12 月 19 日），继服药 4d，热退，疹已消没，全身皮肤已脱皮，精神佳，饮食、二便均正常，一切症状消失，停药观察。

【按】 本案辨证属于猩红热毒炽气营证，治以清气凉营，泻火解毒，透疹利咽。方选凉营清气汤加减。本案虽时邪初犯，但素有内热，邪毒与内热相合，则表现气营两燔。故用生石膏、知母、大青叶、蒲公英等清气解毒；生地黄、牡丹皮、板蓝根、玄参等清营泄热；金银花、连翘、蝉蜕消热利咽。投 3 剂热渐退，疹渐消没，咽喉肿痛减轻，又加减进 4 剂，热退疹除，全身脱皮，诸症消失，饮食二便均转正常；而愈。

病案 2

柏某，男，14 岁，初诊日期：2004 年 9 月 4 日。

主诉：颜面部皮疹伴有周身酸痛乏力 1 年。

现病史：1 年前在北京某医院确诊为皮肌炎，五项指标均异常。经医院治疗 1 年余，病情无好转。现在症："库欣综合征"外貌，经常发热，似感冒，内热伴心中烦热，饮食欠佳。惊恐，少寐，乏力，口干，吞咽不利，便秘，大便两日 1 次，肩胛肌肉痛。

检查：面颊红色小块皮疹，面部虚浮微肿、色暗，颈背部皮肤板硬、皮厚，紫红色，腹部皮疹呈手掌大小两处，丘疹突出、色红，左腿外侧、右腿内侧各有皮疹病灶，瘙痒。腹大、腹围 112cm，身高 1.5m。舌淡红，苔白，脉促。

【中医诊断】肌痹、皮痹。

【西医诊断】皮肌炎。

【辨证】毒邪内蕴、肌络瘀阻。

【治法】清热解毒，通络逐痹解肌。

【处方】柴葛芷桔汤加减。

柴　胡 10 g	葛　根 10 g	白　芷 5 g	桔　梗 10g
玄　参 10 g	赤　芍 10 g	甘　草 10 g	连　翘 10 g
生石膏 30 g	金银花 10 g		

每剂药煎 3 次，混合，分为 3 份，每日服 2 份，连服 15d。

服中药同时仍按原剂量服用激素，醋酸泼尼松片每日 80mg。

二诊（2004 年 9 月 10 日），服药 7d，患者主诉服前方好转，红斑变浅红，瘙痒减轻。现腹胀，矢气臭秽，便秘，下肢无力，活动时肌肉痛，四肢关节痛，有斑疹块，有痒感，尿黄。证属表里俱实，内毒壅盛。治宜疏风解表，泄热通便。方用荆防四物加减：荆芥 10g、防风 15g、当归 20g、川芎 15g、赤芍 15g、生地黄 30g、党参 20g、黄芪 20g、何首乌 10g、蒺藜 20g、薏苡仁 25g、紫草 10g。本方以当归生血、活血、补血为主，配生地黄补精生血，党参益气生血，川芎入血理气，赤芍敛阴养血。何首乌活血补血，散瘀祛斑；防风、荆芥解痉胜湿，紫草解凉血透疹斑；蒺藜清热、利湿止痒；薏苡仁健脾益胃、运化水湿。若食少纳呆加焦三仙；便秘加大黄、芒硝，腹胀加香橼、生麦芽；若尿黄有异味加黄芩、黄柏、蒲公英、紫花地丁、白花蛇舌草；若热毒甚，身热加知母、生石膏；若血瘀肌肉刺痛，加桃仁、红花、乳香和没药逐瘀行血止痛，10 剂，连服 15d。激素减至 40mg。

三诊（2004 年 9 月 26 日），继服药 15d，症状明显好转。诊见舌淡白，脉滑数，腹围由 112cm 减至 106cm，面颊和耳下仍有皮红，背部皮疹呈粉红色、微痒。五心烦热，背痛，肩胛处痛，消化不好，食后腹胀。仍属内毒壅盛，在二诊方基础上，去乳香、没药，加草河车、白花蛇舌草、苦参、地骨皮、胡黄连、桃仁、薏苡仁、茯苓，以解五心烦热，利水渗湿。连服 10 剂，激素减至每日 20mg，服用 10 剂药后，激素减至每日 15mg。

在随后 1 年多的 30 多次治疗中，均用以上两方随症加减。当其出现全身乏力等气虚证时，加人参、黄芪，或投补中益气汤；肌肉、关节痛甚，血瘀时，加乳香、没药、桃仁、红花和丹参，或投血府逐瘀汤；身痒重时重用蒺藜、何首乌和白鲜皮；便秘时加芒硝、大黄；纳少时加焦三仙；胸背痛加木香、郁金。随着治疗的进展，所服激素量逐渐撤减。减至 5mg 时，根据临床情况则开始按 1 顿 4 片剂量递减，直至全部撤减。至 2006 年 3 月 16 日，该患者共就诊 35 次，服药 200 余剂。始终以柴葛芷桔汤和荆防四物汤为主随症加减，轮换服用，以解肌肉之郁毒，宣发皮肤红斑，解除痛痒。2006 年 3 月经某医院化验，皮肌炎五项指标均恢复正常，各种自觉症状消失，面容及体态恢复正常，身高由 1.5m 长至 1.7m，腹围由 112cm 减到 80cm。随访两年，该病未复发。

【按】中医学认为，皮肌炎是一种累及内脏、肌肤和全身的痹证，属于皮痹、肌痹范畴。正如《医宗金鉴·杂病心法要诀》所载："三痹之因风寒湿，五痹筋骨脉筋皮……"其主要病因病机是素体禀赋不足，阴阳气血与五脏机能失常，以致邪毒内蕴或内外合邪，脏腑因之受损。根据《诸病源候论》的阐述："风湿痹病三状，或皮肤顽厚，或肌肉酸痛，血气虚则受风湿，而成此病。"风、寒、湿邪蕴结于肺、脾二经，郁阻化热，波及于肺，肺失宣发肃降，致邪郁于皮表而为斑疹。脾主肌肉，主四肢，脾不化湿降浊，而出现肌肉酸痛、四肢无力、食少、纳呆、腹胀、便秘等症状。由于该病治疗时间长，病情变化多端，正如《伤寒心法》所云："漫然变化千般状，不外阴阳表里间"，治疗中症状反复或加重并不少见。此外，所治疗的皮肌炎病例，同时口服激素，只是随着中药治疗进展，症状好转，逐次小剂量地递减口服激素剂量，直至最后全部撤减。临床实践证明，激素剂量减得过早，减得过快，病症立刻反复。加之体虚，治疗中亦易受外邪之侵，而出现一些新的症状，因此应适时调整方剂。一是以上两个方剂随症加减，交替服用；二是针对症状变化，另选其他对症方剂，穿插综合治疗。

病案 3

刘某某，女，55 岁，初诊日期：2003 年 6 月 4 日。

主诉：心前区疼痛，心悸，胸闷 1 年，加重 1 周。

现病史：患者于 1 年前因心前区疼痛，心悸，胸闷，入院治疗，诊断为冠心病心绞痛，经 1 个月治疗好转出院。近 1 周来因家庭琐事生气后疾病复发，证见胸闷、气短、心前痛、连及两胁胀闷疼痛，心烦易怒、善太息、目胀、口苦、腹胀、便干两日一行，察其舌暗红，苔白少，诊其脉弦滑。

检查：检阅心电图报告为：ST 段改变，提示心肌缺血。

【中医诊断】胸痹。

【西医诊断】冠状动脉粥样硬化性心脏病，不稳定型心绞痛。

【辨证】气滞血瘀证。

【治法】理气通络，活血化瘀。

【处方】血府逐瘀汤加减。

黄 芪 30g	当 归 15g	生 地 10g	桃 仁 15g
红 花 15g	枳 壳 15g	赤 芍 20g	川 芎 15g
桔 梗 10g	柴 胡 10g	牛 膝 20g	川楝子 10g
郁 金 10g	甘 草 10g		

日 3 次，水煎服。

嘱其注意休息，不从事激烈体力活动，饮食以清淡为主。

二诊（2003 年 6 月 12 日），服药 7d，患者仍自觉心前痛、胸闷、气短均减轻，便干好转，略有腹胀、少寐。察其舌淡暗，苔白，诊其脉弦。此乃气血得以正常运行，仍见气滞之象。故前方去郁金，加佛手 10g；生龙骨 30g，增其疏肝解郁、活血通络之效。嘱其注重调节情绪，不可过于激动悲伤，余嘱同前。

【按】 心主血脉，脉为血养，血循脉道，循环全身。气为血之帅，血为气之母。因气滞使血行不畅，不通则痛，故发此病。此患者因情志刺激而诱发，并伴有心烦胁胀等肝经症状，可知其为肝郁气滞血瘀。故用王清任《医林改错》之血府逐瘀汤治疗。血府逐瘀汤是王清任诸方中应用最广泛的一方。本方以气血生化与脏腑经络的机能关系作为立法依据，不仅行血分之瘀滞，又善于解气分之郁结。是治疗气血同病的方剂。方中集桃红四物汤与四逆散两方，一行血分之瘀，一解气分之郁，寓行气于活血之中。方中桃仁、红花活血祛瘀通经络；川芎活血行气止痛；赤芍清热凉血，祛瘀止痛；当归补血活血；生地凉血滋阴；桔梗开肺气，载药上行；牛膝通利血脉，引血下行；柴胡疏肝，枳壳理气，一升一降，调整气机，取气为血帅，气行则血行之意，以达到活血化瘀而不伤血，舒肝解郁而不耗气的目的。甘草缓急，通血脉而调和诸药。在原方基础上加黄芪，取其益气升阳之功，以恢复心气，并益脾气以利水湿；加入川楝子疏肝理气；郁金行气解郁，活血止痛，共增其行气解郁之力。综观全方，合而具有活血祛瘀，行气止痛之功。气血调和，气畅血行，心痛自除。二诊时患者服上方后气血得以正常运行，但仍可见气滞之象，故去郁金改为佛手，防其行气活血泄热伤阴之弊，以佛手行气宽中；加生龙骨取其重镇安神之功以改善其睡眠。现代医学也证实该方具有改善血液凝固性和血液流变性、改善微循环、降脂作用，增强免疫功能，对机体有抗缺氧和抗心室纤颤作用。故此方对治疗气滞血瘀型冠心病有较好的疗效。

病案 4

李某某，男，69 岁，初诊日期：2004 年 4 月 8 日。

主诉：间断出现心前区疼痛已半年有余。

现病史：患者半年前偶尔间断发作心前区疼痛，时伴有胸闷、气短、左后背部不适，经休息或服药后好转，每次发作 5~10min 不等。10 余天来症状呈加重趋势，发作较前频繁，且缓解时间较长，动则尤甚。纳尚可，但不敢多食，多食易诱发心绞痛，寐欠佳，二便尚可。舌淡暗，苔白，脉弱稍弦。查患者面白少华，精神欠佳。患者既往冠心病病史 5 年。

检查：今查心电图示陈旧性下壁心梗，心肌缺血。西药服用阿司匹林、异山梨酯。

【中医诊断】胸痹。

【西医诊断】冠状动脉粥样硬化性心脏病，不稳定型心绞痛。

【辨证】气虚血瘀证。

【治法】益气养阴，活血通络。

【处方】养心汤加减。

党 参 20g	麦 冬 10g	五味子 5g	桂 枝 10g
丹 参 20g	桃 仁 10g	红 花 10g	赤 芍 10g
川 芎 10g	郁 金 10g	枳 壳 10g	延胡索 10g
地 龙 15g	甘 草 10g		

7 剂，水煎 450ml 分早中晚 3 次温服，日 1 剂。

二诊（2004年4月15日），患者胸闷气短好转，偶有心前区疼痛，已不频繁。脉较前有力。原方继进7剂。煎服法同前

三诊（2004年4月22日），患者诸症好转，已无心绞痛症状。查舌暗改善，舌苔稍黄，脉转有力。原方去桂枝、桃仁、红花。予14剂巩固疗效。1月后回访患者症状很好，可适当散步。

【按】依据患者面色少华，胸闷气短，动则尤甚，舌淡暗，苔白，脉弱可诊为胸痹之气虚血瘀证。方中以党参、麦冬、五味子益气养阴；以川芎、丹参、延胡索活血兼以止痛；郁金、枳壳以调气行血，地龙以化痰通络，甘草调和诸药。患者脉弱稍弦为阳气不足，故加桂枝以温通心阳。患者舌淡且暗为气虚血瘀，故加桃仁、红花、赤芍以增加活血行瘀之力。全方共奏益气养阴，活血通络之效。诊断明确，药已对证，故一诊后患者症状改善。二诊患者又进7剂以继续治疗。三诊时患者已无心绞痛症状，疗效甚好。因患者舌暗改善，故减少活血药用量，去桃仁、红花、赤芍。因患者舌苔稍黄，脉转有力，心阳已不虚，故去桂枝。又服14剂以巩固疗效。经回访疗效很好。

◎总结 / 体会◎

程老精研《医学金鉴》，但又不局限于一家之言，平时注意博采众家之长，为己所用。无论古籍所载，杂志所刊，同道所用，乃至自己学生之点滴经验，无一不兼收并蓄，以备不时之需。结合毕生之才学，总结运气学说、健脾利湿有奇效、活血化瘀通经络、培土生金治脾肺、慢性胃病虚养阴、理气化滞需补虚损、温阳养阴补虚损等学术思想，在临床实践中挽救了无数病人的生命，为患者解除了病痛。

（梁 群 付晨菲 整理）

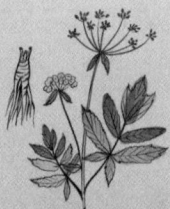

白山黑水，杏林撷珍——东北名医医案精粹

李莹治疗肾系疾病经验

◎名医简介◎

李莹（1936 年—），女，汉族，吉林省舒兰市人，李莹教授是吉林省第二批名中医，黑龙江中医药大学特聘博士研究生导师。曾任全国中医肾病学术委员会委员、东北三省中医肾病委员会委员、吉林省中医肾病分会副主任委员。吉林省农工民主党常委、吉林省工委主任委员。享受国务院政府津贴，并于 1997 年被国家中医药管理局指定为全国名老中医药专家学术经验继承工作的指导教师。曾获得国家中医药管理局三等奖一项，吉林省科技进步二等奖两项，吉林省科技进步三等奖一项。李莹教授从事 50 余年内科治疗工作，运用传统中医药理论和现代科学技术研究治疗疑难病证，尤其擅长治疗肾病、男科疾病，如急、慢性肾小球肾炎、肾功不全、肾盂肾炎、尿路结石、尿路感染、夜尿症、肾病综合征、糖尿病肾病、尿毒症、肾虚阳痿、早泄等疾病。对其他内科常见病的中医治疗也有一定经验和见解。她勤求博采，广闻博识，长期从事中医教育、中医理论及临床的研究工作，对中医肾病的治疗有独到的见解，并重视中医养生，包括顺应四时、天人合一；节欲少贪，平和致中；陶冶性情、修德修身；节制饮食，保养脾胃；常欲小劳，强身健体。

◎学术思想◎

1. 重视中医经典著作，借鉴现代医家成果

学习中医经典著作及古籍文献是提高中医理论水平和临床能力的重要方法。但长期以来，中医药院校对中医经典著作的教学和学习并没有十分重视。高校仍以应试教育为主，学生仍以考试过关，最终拿到一纸文凭为目的。所以，出现了经典教学弱化的趋势。学生们以中医基础理论、中药学、方剂学、中医内科学等现代教材为主要学习内容，四大经典成为选修课和业余读本。那么，究竟应该如何看待中医经典和当代医家的著作和教科书？李莹教授认为，应该重视中医经典著作，借鉴现代医家成果。

历代医家结合自身的临床实践对中医经典著作所做的理解与阐发，丰富、发展了中医经典著作所奠定的中医学理论体系。同时，又不可避免地存在着误解、曲解现象。而正确的理解中医经典，只能是研习经典原著。以目前的教材《中医基础理论》《中医诊断学》《中药学》《方剂学》《中医内科学》作为中医学的入门读物，对掌握中医理论、中医药知识起到了一定的作用，但以此替代中医经典著作的研习，则显得捉襟见肘。正如徐荣斋先生所云："《黄帝内经》理论蕴藏之富，真如一座宝山，经过古今学者的勘探和发掘，各有所得，足征'矿源'是丰富的。如何继续发掘？如何扬长避短、取精去粗地古为今用？确是摆在我们面前急需去

做的实际工作。"对中医经典理解得越深入、越全面，则中医素养越高，临床实践能力越强。

学中医与西医有些不一样，很多方面要靠心灵的感悟。不可能每个中医学生都天资敏悟，但敏悟是来自于执着与热爱。艺术与哲学有天才，但中医没有天才，只有汗水。要读万卷书，还要临证上万患者。"熟读王叔和，不如临证多"，谢海洲老中医曾说："学习中医没有技巧，只要你每天坚持临证，看上5万患者就有感性认识了。"正如广东省著名中医杜少辉在其《不惑之年悟中医》一文所说，中医不但是一门仁与慧的学问，也是勤与敏的职业。确实如此。一个中医的成长，就如小溪汇成江河流向大海，越流越宽广，越走越博大，越远越精深。如果您想走人生成功捷径，想短期内名利双收，或注重安逸享乐，就不能学中医，学中医就得扎扎实实、勤勤恳恳地耕耘才会有收获。

中医的出路究竟在哪里？应千方百计使自己的中医水准达到应有的高度，掌握治病救人的本领。作为中医，不但要掌握西医知识，而且要熟悉中药、方剂，熟读四大经典，学好辨证论治。要想成为一名合格的中医、优秀的中医，我们必须重视中医经典著作的学习，我们也必须借鉴现代医家成果。

2. 推崇补土一派，治肾以理脾为先

金元四大家之一的李东垣，为脾胃论的创始人，对中焦脾土在治疗中的意义有独到的见解。他的学说充分地继承了其老师——易水学派张元素对脾胃的重视。他认为只读古方是不够的，必须面对新的社会现实，分析患者的饮食、生活特点来研究方药，这些也是他建立脾胃学说的社会条件。

李东垣脾胃论的核心是："脾胃内伤，百病由生。"这与《黄帝内经》中讲到的"有胃气则生，无胃气则死"的论点有异曲同工之妙，都强调胃气的重要性。同时，他还将内科疾病系统地分为外感和内伤两大类，这对临床上的诊断和治疗有很强的指导意义。对于内伤疾病，他认为以脾胃内伤最为常见，其原因有三：一为饮食失节；二为劳逸过度；三为情志不遂。另外，脾胃属土居中，与其他四脏关系密切，不论哪脏受邪或劳损内伤，都会伤及脾胃。同时，各脏器的疾病也都可以通过脾胃来调和濡养、协调解决。但他绝对不主张使用温热峻补的药物，而是提倡按四时的规律，对实性的病邪采取汗、吐、下的不同治法。他还强调运用辨证论治的原则，强调虚者补之、实者泻之，不可犯虚虚实实的错误，这样就使得他的理论更加完善，并与张子和攻中求补、攻中兼补的方法不谋而合了。而李莹教授，则非常推崇补土派，认为治肾必先调理脾胃，脾胃和则肾气足。李莹教授认为脾胃为后天之本、为元气之本，是人体生命活动的动力源泉。先天元气、精气依赖于后天之气血滋养。正如李东垣所说："夫元气、谷气、荣气、清气、卫气、生发诸阳上升之气，此数者，皆饮食入胃上行，胃气之异名、其实一也。"

人身体之气来源有二，一为先天，一为后天；先天受之于父母，后天来源于水谷。人出生之后，气的先天来源途径已经终止，唯有后天一途，而后天则在于脾胃。可见脾胃之气足，则生化有源，而后天元气亦有所养；脾胃虚弱则气血生化不足，后天元气亦失养而致元气亏损。故李莹教授治病强调以调理中土为主。

脾胃为人体气机升降枢纽，精气输布依赖于脾的升清、胃的降浊功能。而肾病患者常常出现恶心、呕吐，脘腹胀满，食欲缺乏，大便不调等脾胃升降失常的表现。正如李东垣在《脾

胃论》中所说："或下泄而久不能生，是有秋冬而没春夏，乃生长之用陷于殒杀之气，而百病皆起，或久升而不降，亦病焉。"

脾胃功能正常则气血生化有源，只要元气充足，则百病难生。无论久病、新病，只要脾胃功能正常则元气充足，亦可使疾病相好或缩短病程。故李莹教授在治疗肾病时多以健脾丸、补中益气汤等为主方。具体选用时又根据病机、临床表现不同有所侧重，其目的都是为了保护和恢复元气，使之充盛，体现了其脾胃为气血生化之源、为元气之本，而元气又为健康之本的指导思想。

◎治法特点◎

1. 重视扶正，勿过攻伐

李莹教授对金元四大家之一的李东垣颇为推崇，对其脾胃学说十分认同，尤其是在各种慢性肾脏病的治疗中，更加重视脾胃的作用。她常引用李东垣的理论："元气之充足，皆由脾胃之气无所伤，而后能滋养元气。若胃气之本弱，饮食自备，则脾胃之气既伤元气亦不能充，而诸病之所由生也。"再如"胃虚则五脏、六腑、十二经、十五络、四肢皆不得营运之气，而百病生焉"。李莹教授认为，慢性肾脏病，尤其是慢性肾功能衰竭的发生和发展与脾肾二脏的功能失调关系密切。因肾为先天之本，内寓肾阳、肾阴，肾阳是机体气化的原动力，而肾阴则是人体气化的物质基础，并与体内水液、精微物质的代谢和正气等的关系最为密切。肾主水，人体内水液的潴留、分布及排泄等均需要在肾的气化作用下才能正常进行，若肾气亏虚，气化功能失常，关门开阖不利，即可影响人体的水液代谢，代谢异常，导致水湿潴留，即可发为水肿，水湿稽留日久，化生痰湿、痰浊、瘀血，充斥于体内，则可发生肾衰。再者，肾主藏精，为先天之精，需要由后天之精补养，而脾胃主一身之运化，可将饮食水谷化生成为精微输布全身，并不断充养肾脏，若脾失健运，即会导致肾精之不足；反之，脾之运化功能依赖于肾阳的不断温煦，肾阳亏虚又可导致脾气运化失常，由此可见，在生理上脾肾两脏是相互滋生、互相促进的关系；而在病理上，二者也是相互影响、相互为病的。而各种慢性肾脏病及慢性肾衰竭的病理特点是本虚标实，虚实夹杂之候，本虚可表现为脾肾气虚、脾肾阳虚及脾肾衰败，均可导致体内水液代谢异常，水湿泛滥肌肤而发为水肿；脾肾亏虚亦可导致精微不固，下泻膀胱而出现蛋白尿、血尿；脾肾衰败，浊毒内蕴，则可发为肾衰、关络等。因此，李莹教授认为在慢性肾脏病的治疗方法上，总以扶正补虚为治疗大法，或健脾益气，或补肾滋阴，或健脾补肾、温补脾肾等，总以顾护患者的正气，恢复正气的生理功能为要。

2. 不喜重剂，柔剂养阳

肾为脏腑之本，生命之根，精血之源头。肾以阴阳分别，有温煦、蒸化之功为元阳，有滋润、宁静之功为元阴。《灵枢·本神》有云："智者之养生也，必顺四时而适寒暑，和喜怒而安居处，节阴阳而调刚柔，如是则避邪不至，长生久视。"元阴元阳之盛衰直接决定着肾脏功能的发挥，故补肾亦重于调节阴阳平衡，以维护生命活动之本。其中，肾阳主导精气气化功能，因凡万物之生由乎阳，万物之死亦由乎阳。肾阳蒸化肾阴而成精气，水中补火，益火之原，水火得其养，则肾气壮实。肾为至阴之脏，水受其引而归于肾，肾阳散达，入肾之水随阳气散布而出。所以，在慢性肾病发展过程中，若肾阳虚弱，气化之力无以散布阴水，则气血壅滞不行，水邪阻遏窍道。在这里，阳气虚衰不仅是疾病的成因，亦是疾病发展、加重的诱因，如何补养阳气成为能否治疗取效的关键。

《文言传》载"坤至柔而动也刚"，可见早在商周时期即已形成完整的刚柔辨证思想。《素问·阴阳别论》也提到"刚与刚，阳气破散，阴气乃消亡，淖则刚柔不和，经气乃绝"，诠释了刚柔与阴阳无异，以阴阳论刚柔，刚柔相济，阴阳乃衡。叶天士在内科杂病的治疗上推崇脾胃论治，并强调用药需细辨刚柔，认为"肝为风木之脏，因有相火内寄，体阴用阳，其性刚，主动主升，全赖肾水以涵之，血液以濡之，肺金清肃下降之令以平之，中宫敦阜之土气以培之，则刚劲之质得为柔和之体，遂其条达畅茂之"，强调以柔克刚的重要性。对于肾阳虚者，遵"进升阳法"，所选药物性味多辛温咸润之品，因"辛温咸润，乃柔剂通药，谓肾勿燥也"，常用如肉苁蓉、杜仲、沙苑、牛膝、巴戟天等，此皆柔剂阳药，通奇脉不滞，且血肉有情，可栽培身内之精血。叶氏认为桂、附之温阳之性刚愎，气质雄烈，药性刚猛而有"劫脂"之虞，故弃而不用。李莹教授重视用药细辨刚柔，针对肾阳耗损，认为五脏之伤穷必及肾，根据"形不足者，温之以气，精不足者，补之以味"的理论，宜选用益精填髓、性温阳补气的温润两顾之品以填补肾脏所亏之真阳，取其与人体之精血"声气相应"的特点，如仙灵脾、巴戟天、肉苁蓉等，直入肾经，质重味厚，温养滋补，以达到少火生气的目的，如初春之温暖。如肾气丸的立方之法，于阴药中配合少量阳品、兼顾"升少火"。相较于草木类补阳药物如附子、肉桂等，以久取效，避其峻烈之药性，损耗虚浮之阳气。

3. 欲速不达，守法守方

李莹教授临证十分重视理法方药的一致性，而"法"上以应证，下以统方，故对"法"颇为重视，她认为"法"有活法与守法两端。所谓"活法"，即法随证转；所谓"守法"，即治疗原则相对恒定，适用于病程较长，病情较稳定者。此类患者，病邪或深入脏腑，入于经络；或阴阳乖违，气血亏损。对其治疗，若频改法度，杂施妄投，必欲速不达。只有谨守病机，持续给药，俾药力渐增，病邪日挫，气血得复，阴阳获调，沉疴痼疾始可拔除。"守法"，是对治疗原则的坚持，但非一成不变，甚至不排除分阶段诊治。"守法"可法同方异，而"守方"则可一方到底。方具体体现了法，因而对证更具针对性。坚持守方，意义有二：①病邪胶着，难以速图，需要持续给药。以积渐收功。②防止药品毒副作用。轻量久施，以扬药之长。如仲景用葵子茯苓散治妊娠气化受阻。冬葵子利窍，与茯苓同用可通窍利水，使阳气布散，小便通利。而该药有滑胎之弊，不可重用，只好轻量持续服用。

当然，李莹教授强调守法守方俱以辨证为前提，若病情已逆变而不知改弦更张，则会酿成大祸。并强调选方择药要慎之又慎，使方药与病证相对应，保持理法方药的一致性，不能随意加入与病证无关的药物。只有这样，才能取得预期的临床疗效，否则可能画蛇添足，适得其反。

◎基本方和方解◎

1. 基本方药

黄　芪 30 g	党　参 15g	山　药 30 g	山茱萸 20 g
生　地 20 g	益母草 20 g	丹　参 20 g	牛　膝 15 g
苍　术 15 g	黄　芩 10 g	车前子 15 g	炙甘草 9 g

2. 方解

方中黄芪、党参、山药健脾益气，山茱萸、生地补肾填精，五者共奏健脾补肾之功。黄芪可以部分纠正糖尿病早期的肾脏高灌注、高滤过，其可能与抑制肾脏一氧化氮合成有关。丹参、益母草、牛膝活血化瘀，通经活络为臣药，三者具有改善微循环，抑制凝血，有降低血液黏稠的作用。苍术、黄芩、车前子为佐药，其功能为调理脾胃、渗湿降浊，利水消肿，具有调节体内代谢紊乱，降低血肌酐及尿素氮，消除蛋白尿作用。炙甘草为使，调和诸药。诸药合用可有效减轻或消除早期糖尿病肾病、延缓糖尿病肾病的病程进展，以取得较好疗效。

◎病案举例◎

病案 1

高某，男，68 岁，吉林省公主岭人，初诊日期：2014 年 10 月 21 日。

主诉：间断性双下肢水肿 6 个月。

现病史：6 个月前劳累后出现双下肢水肿，经吉林大学第一医院检查尿常规：蛋白质（3+），24h 尿蛋白定量 5.9g，血浆白蛋白 16.5g/L，诊断为"肾病综合征"，拟肾穿刺活检、激素疗法，患者拒绝，曾回到当地个体中医治疗，效果不佳，后来我处就诊。患者现疲乏无力，双下肢浮肿，24h 尿量 800ml，轻度腰痛、腹胀、畏寒，饮食、睡眠一般，大便每日 1 行。舌淡胖，苔白腻，脉沉细。

检查：24h 尿蛋白定量 5.7g。尿常规：PRO（3+），隐血（-）。血脂：总胆固醇 8.15mmol/L，三酰甘油 4.69mmol/L。肝功 TP40.9g/L，ALB17.1g/L。血肌酐 146μmol/L。

【中医诊断】水肿。

【西医诊断】肾病综合征。

【辨证】脾肾阳虚证。

【治法】健脾补肾利水。

【处方】术芪汤加减。

黄　芪 30 g	白　术 20 g	党　参 15 g	蒲公英 15 g
甘　草 10 g	生　地 15 g	土茯苓 20 g	白茅根 15 g
泽　泻 10 g	山　药 15 g	枸杞子 15 g	菟丝子 15 g
杜　仲 20 g	川　断 15 g	仙鹤草 15 g	茯　苓 15 g

木　瓜10g　　　山萸肉10g　　　丹　参10g　　　当　归10g

大腹皮10g　　　薏　米30g　　　陈　皮10g

日2次、水煎服。

二诊（2014年10月28日）服药1周后，患者自觉乏力、腰酸、浮肿减轻，饮食略有增加，睡眠一般，二便可。舌淡胖，苔白腻，脉沉细。调整处方为黄芪50g、茯苓10g、山药20g、白术20g、苍术10g、陈皮10g、蒲公英10g、甘草10g、仙鹤草15g。以增加补肾健脾之力。

三诊（2014年11月12日）服药2周后，患者自述体力增强，无腰酸、浮肿，饮食、睡眠良好，二便正常。舌淡胖，苔薄白，脉沉细；检查：尿常规：PRO（2＋）。24h尿蛋白定量2.13g。处方未作调整。

四诊（2014年12月12日）服药4周后，现患者精神状态佳，无明显不适，饮食、睡眠、二便良好。舌脉同上。复查：尿常规：PRO（1＋）。24h尿蛋白定量0.78g。血肌酐95μmol/L。肝功TP62.9g/L，ALB33.7g/L。尿蛋白明显下降，血浆蛋白上升。继续以术芪汤为主方加减，未作调整。

五诊（2014年12月27日）患者自觉身体康复，复查：尿常规：PRO（－），临床治愈，停药。随访2年，患者病情稳定。

【按】肾病综合征理化检查以大量蛋白尿、血浆蛋白低为要点，常常伴有不同程度的高脂血症。西医通常以激素和免疫抑制剂为主治疗，优点是对激素敏感者见效快，但疗程长、不良反应多、复发率高。少数患者可以无水肿或仅表现为轻度水肿，根据症状，可按腰痛或虚劳辨证治疗，但临床通常以高度水肿为临床特点，故多数属于中医水肿范畴。

《素问·至真要大论》记载："诸湿肿满，皆属于脾。"《景岳全书》认为："凡水肿等症，乃肺脾肾三脏相干之病。盖水为至阴，其本在肾；水化于气，故其标在肺；水惟畏土，故其制在脾。今肺虚气不化精而化水，脾虚土不制水而反克，肾虚水无所主而妄行。水不归经则逆而上泛，故传入于脾而肌肉水肿，传入肺则气急喘息。虽分言之而三脏各有所主，然合而言之，则总由阴盛之害，而病本皆归于肾。"李莹教授非常认同医学家张景岳对本病的病机认识，血浆蛋白的生成下降与脾虚不运或运化无力有关，而肾虚失去固摄精微能力，尿中出现大量蛋白尿。脾虚则水失土制；肾虚，主水不利，脾肾两脏亏虚，导致水肿。故她治疗本病从肺脾肾三脏入手，并且认为脾肾两脏尤其关键。

西医认为肾病综合征容易出现呼吸道感染、泌尿系感染、腹腔感染、脑血栓、心肌梗死、肢体血栓、肾功能衰竭等并发症。李莹教授认为通过"术芪汤"治疗，患者水肿逐渐缓解，同时没有西药利尿剂离子紊乱之虞，体力明显改善，增强了抵御外和的能力，发生感染的概率较低，尿蛋白逐渐减少，最终缓解或痊愈。愈后很少复发，有的患者体质甚至超过病前。她不主张一见到本病就应用激素治疗，已经应用者，应逐渐减少激素用量，最终停用激素，完全以中药为主治疗，大多数患者取得了良好的治疗效果。随着西医肾穿刺活检病理技术的推广、普及，我们发现：病理类型为"微小病变型"者中医证型多为脾肾两虚，西医认为此类型激素敏感，预后好，中医药治疗也容易取得疗效。而膜性肾病、局灶节段性硬化等激素不敏感者，中医药疗效也差。

病案2

刘某，男，60岁。初诊时间：2014年2月10日。

主诉：乏力，腹胀6个月。

现病史：6个月前因腹胀，乏力于多家医院就诊，化验肾功：血肌酐300～320μmol/L，诊断为慢性肾衰、高血压，口服肾衰宁、尼福达等药，效果不佳。现症见乏力，腹胀，畏寒，恶心，尿黄，便干，舌暗红，苔黄腻，脉滑缓无力。

检查：肾功：血肌酐325μmol/L，尿常规：潜血（3＋），蛋白（2＋）

【中医诊断】水肿。

【西医诊断】慢性肾衰。

【辨证】脾肾阳虚，湿浊内蕴。

【治法】温补脾肾，化湿降浊。

【方药】健脾补肾汤加减。

杜 仲 30g	补骨脂 20g	仙灵脾 20g	女贞子 15g
红 参 10g	黄 芪 30g	白 术 20g	黄 连 10g
清半夏 15g	制大黄 10g	肉 桂 10g	丹 参 30g

日1剂，水煎服。

二诊（2014年2月18日），服药8d后，患者自觉腹胀减轻，恶心减轻，便略溏，舌暗红，苔黄腻，脉滑无力，原方去大黄，加瓜蒌20g、藿香15g、薏米30g。

三诊（2014年2月26日），服药8d后，患者乏力减轻，未见恶心，饮食增加，大便干，舌淡红，苔黄腻，脉滑弱，复查肾功：肌酐272μmol/L，上方加川断30g、川椒15g。

四诊（2014年3月7日），服药9d后，患者现偶见恶心，饮食可，口干，大便干，舌淡红，苔薄黄腻，脉滑弱。处方：杜仲30g、补骨脂30g、仙灵脾20g、仙茅20g、女贞子15g、红参10g、黄芪30g、白术20g、黄连10g、清半夏15g、制大黄3g、丹参30g。

五诊（2014年4月12日），服药1月余后，患者时乏力、口干舌燥减轻，大便正常，无心烦，舌淡红，苔薄白，脉滑弱。给予原方20剂，后停药，不适随诊。

【按】李莹教授认为慢性肾衰为本虚标实之证，脾肾两虚证为本，表现为腰酸，乏力倦怠，食少纳呆，湿浊证为标，表现为腹胀，恶心呕吐，口干，口苦，尿黄，便干或溏等，并据此总结出健脾补肾汤，以双补脾肾为主，兼化湿降浊。具体应用时应分清脾虚、肾虚的轻重，脾虚重者补脾为主，肾虚重者益肾为主，脾虚、肾虚皆明显者，双补脾肾。方中可加入大黄降浊排毒，以利于清除毒素，但用量不可过大，防止伤正，正虚明显者不加大黄。总的治疗原则仍以扶正为主，祛邪为辅，不可本末倒置。另外慢性肾脏病多为久病，久病则入络，故瘀血证在各种慢性肾脏病中很常见，故方中常需要加活血药，但要注意脾肾两虚是根本，瘀血是气虚不能运血而导致的结果，因此用药时要分清主次，活血药不可乱用或无原则地多用，防止消导太过伤及正气。

病案3

李某，男，50岁。初诊时间：2013年10月8日。

主诉：间断性腰部酸痛10年余，加重伴眼睑浮肿2d。

现病史：患者10年前因劳累后出现腰部酸痛，乏力，于我院化验尿常规：蛋白（2＋），潜血（2＋）；肾功能：肌酐115μmol/L，诊断为慢性肾小球肾炎；高血压3级，口服中药汤剂及金水宝胶囊、降压药，病情时轻时重。现症：腰部酸痛，乏力，眼睑浮肿，头晕，头痛，口干、口渴，胸闷、气短，心慌，食欲缺乏，腹胀，双下肢浮肿，尿黄，便干。舌青紫，苔黄腻，脉滑弱。

检查：肾功：血肌酐 126μmol/L，尿常规：蛋白（3＋）

【中医诊断】水肿。

【西医诊断】慢性肾小球肾炎。

【辨证】脾肾两虚，湿热内蕴。

【治法】双补脾肾，化湿降浊。

【处方】参芪地黄汤加减。

黄　芪 20g	党　参 15g	熟地黄 20g	山萸肉 15g
山　药 15g	茯　苓 15g	泽　泻 15g	丹　皮 15g
白　术 15g	土茯苓 25g	白茅根 25g	马齿苋 25g
牛　膝 15g	地　龙 15g	制大黄 10g	

日 1 剂，水煎服。

二诊（2013 年 11 月 10 日），服药 4 周后，患者眼睑浮肿减轻，乏力改善，时有胸闷、气短，偶有头晕、腰部酸痛，时有心慌，食欲缺乏，尿黄略少，大便不干，舌紫，苔黄腻，脉滑弱。原方去白茅根，加车前子（包）30g，茵陈 30g。

三诊（2013 年 12 月 12 日），服药 5 周后，处方：熟地黄 15g、山萸肉 20g、山药 20g、白术 20g、党参 15g、黄芪 20g、黄连 10g、清半夏 15g、制大黄 5g、丹参 30g、车前子（包）30g。

四诊（2014 年 01 月 14 日），服药 4 周后，患者无浮肿，乏力，饮食少，腰酸，大便正常，舌淡红，苔薄黄腻，脉滑弱。复查肾功：肌酐 104μmol/L，尿常规：蛋白（-），隐血（-），遂停药，不适随诊。

【按】 慢性肾小球肾炎的临床中一种比较顽固的慢性肾脏疾病，西医在对于这种疾病的治疗上手段偏于单一，效果往往不佳，中医中药对于这类慢性肾脏病有着自己独到的见解和治疗方法，在临床上往往能取得较佳的治疗效果。根据李莹教授对于这类疾病的临床经验，总结此类疾病属于本虚标实之证，脾肾两虚证为本，表现为腰部酸痛，乏力倦怠，胸闷、气短，食少纳呆；湿浊证为标，表现为腹胀，恶心呕吐，口干、口苦，尿黄，便干或溏等，并据此总结出参芪地黄汤，以健脾补肾为主，兼化湿降浊。具体应用时应分清脾虚、肾虚的轻重，脾虚重者补脾为主，肾虚重者益肾为主，脾虚、肾虚皆明显者，双补脾肾。审病机，关键在于脾肾；辨症候，需要分清寒热虚实；论证治，重在扶正祛邪。方中可加入大黄降浊排毒，以利于清除毒素，但用量不可过大，防止伤正，正虚明显者不加大黄。总的治疗原则仍以扶正为主，祛邪为辅，不可本末倒置。另外慢性肾脏病多为久病，久病则入络，故瘀血证在各种慢性肾脏病中很常见，故方中常需要加活血药，但要注意脾肾两虚是根本，瘀血是气虚不能运血而导致的结果，因此用药时要分清主次，活血药不可乱用或无原则地多用，防止消导太过伤及正气。

病案 4

李某，男，60 岁，已婚，退休，初诊时间：2012 年 5 月 26 日。

主诉：间断性腰部疼痛 5 年余，加重伴眼睑浮肿 3d。

现病史：患者自诉 5 年前于劳累后出现腰部疼痛症状，遂至吉林大学第一医院门诊就诊，经查血压、尿常规、血尿定位后，诊断为"慢性肾小球肾炎"，给予金水宝胶囊治疗 1 个月后，患者病情未见明显好转。此后患者病情时轻时重，坚持服用金水宝胶囊，又往吉林省中医院门诊口服中药继续治疗，至此患者症状有所改善，但腰部酸痛症状及眼睑浮肿症状时有发生。此次患者 3d 前因受凉后出现上症加重，并伴眼睑浮肿、双下肢浮肿等症，患者考虑自己病证加重，遂至我处就诊。证见：腰部疼痛，双眼睑浮肿，双下肢浮肿，头晕，口干渴，头痛，时有胸闷、心慌、气短，倦怠乏力，食少纳呆，睡眠差，夜尿频多，大便干。

检查：尿常规：隐血（2＋），尿蛋白（2＋）；血尿定位提示：异性红细胞占 85%；尿蛋白五项：尿微量白蛋白 985.20mg/L，尿 α_1- 微球蛋白 65.9mg/L，尿 β_2- 微球蛋白 65.6mg/L，尿转铁蛋白 652.4mg/L，尿维生素 7.5mg/L；血常规大致正常；肝功：谷氨酰转肽酶 55 U／L，总胆红素 21.8μmol/L；肾功：肌酐 52μmol/L，胱抑素 c 0.59mg/L，维生素结合蛋白 55.6mg/L；离子：钾 3.0mmol/L，磷 0.74mmol/L，钙 2.1mmol/L；血脂：总胆固醇 7.65mmol/L，三酰甘油 2.66mmol/L；血糖 10.9mmol/L。

【中医诊断】慢肾风。

【西医诊断】慢性肾小球肾炎。

【辨证】脾肾气虚，湿热证。

【治法】健脾补肾，清热利湿。

【处方】

生地黄 25 g	枸杞子 20 g	熟　地 15 g	茅　根 25 g
牛　膝 20 g	杜　仲 20 g	白　术 20 g	山　药 20 g
薏苡仁 20 g	土茯苓 25 g	丹　参 30 g	川　芎 20 g
草　薢 20 g	地　龙 10 g	萹　蓄 10 g	双　花 10 g
桔　梗 10 g			

日 1 剂，水煎服。

二诊（2012 年 6 月 27 日），患者自诉服用上述药物 10 剂后，腰部疼痛、眼睑浮肿等症状较前好转，余证均略有改善，前方中减枸杞子、熟地、杜仲、山药，加金荞麦 20g、白花蛇舌草 20g。

三诊（2012 年 7 月 20 日），患者自诉已无腰痛、眼睑浮肿等症状，余证已不明显。复查结果：尿常规：隐血（-），尿蛋白（-）；血脂：总胆固醇 5.40mmol/L，三酰甘油 1.90 mmol/L。

【按】 该患者由于久病脾肾虚弱，加之腰痛是慢性肾小球肾炎最常见的症状，在病程中迁延难愈、反复出现。古代医家在论述"腰痛"的文章及典籍中我们可以看出，绝大多数的医家都将腰痛的原因归于外感风寒湿邪侵袭，内有劳损、房事所伤，而其疼痛是主要表现，通过研究探讨，我们可以看出此类论述多归类于现代医学的"肌肉劳损""脊椎系统疾病""各类结石"等外科或骨科疾病，其治疗也与肾病相距甚远，多以祛风除湿、活血通络、补益肝肾为主，或用针灸、按摩、外用塌渍等治疗方法。虽然有些医家认为这与慢性肾小球肾炎病毫无关联，但李莹教授认为，慢性肾小球肾炎多有久病体虚，肝肾失养的表现，应用补益肝肾、强筋健骨可缓解症状；更有患者有肾脉失养，瘀血阻络的病因及表现，而此类患者若应用活血祛瘀、温经通络等方法也可得到缓解，加之外用针灸、塌渍等治疗手段，疗效会得到提高。用药选择上，清热药物中，以生地、土茯苓、白茅根用量较大，这些中药包含了清热解毒药、清热燥湿药，说明两种热邪对于慢性肾风的发生发展是起到关键作用的，同时李莹教授非常赞同喉肾相关理论，因此在治疗慢性肾风初期时多会选择一些像金荞麦、紫荆皮、桔梗、金银花等一些专门用于清上焦火热及清热解毒的中药来治疗风热、时疫毒邪侵袭咽喉而导致的肾风发生的患者。《新修本草》"血积下气，生肌止血，破恶血，血淋血尿，金疮"，可见自古就有活血祛肿、止血之法，将瘀血破除，非常符合慢性肾风血尿的病因病机，因此清热药物除了能清热解毒解除湿、热、时疫等邪气，也可清热凉血，对于慢性肾风中血尿也是非常有效的。

◎ 总结 / 体会 ◎

李莹教授强调在治疗中注意以下几点：①慢性肾炎水肿从服药到开始利尿一般 1～2 周，因此，如果不是病情恶化，要守方 2 周，方可看出本方有无效果。反之，如果服药后病情恶化，往往当日即有不适反应和尿量明显减少。②关于宣肺利水的运用指征：既往对宣肺利水法的运用比较笼统，难以操作，李莹教授根据其经验将其归纳为三条：其一是病程短者，其二是有咳嗽等肺经症状者，其三是合并外感发热者。③扶正与利水的关系：慢性肾炎水肿为本虚标实，因虚致实之证，故应扶正为主，即"扶正即所以祛邪"，但实践证明，扶正必须与利水并重，否则水肿难消。④行气利水的运用：慢性肾炎本身可能存在肝郁气滞的病机；再则水湿亦可阻滞气机而致气滞湿阻，对于水肿见有胸闷胁痛、腹胀不舒者，仅仅利水，效果不好，应行气利水并用，李莹教授习惯用导水茯苓汤，疗效显著。⑤有的患者温阳利水最初有效，以后效果不明显，患者出现舌红苔黄或黄腻，是湿郁化热的征象，应改用清热利湿法治疗。⑥慢性肾炎病程冗长，有"久病入络"的病机存在，再则水病可以及血，致湿瘀互结，因此对慢性肾炎水肿的患者应注意其瘀血征象，如面黑唇黯、舌质黯或有瘀斑瘀点、月经不调等，并用活血化瘀可使疗效显著提高。⑦关于攻泻逐水：攻泻逐水法古代常用，如《千金要方》《外台秘要》《圣济总录》等多有记载，南宋以后逐渐强调健脾、温肾治疗水肿，如实脾饮、济生肾气汤等都是这一时期的代表方。李莹教授认为本法在必要时仍有价值。一般用于病程短正气不虚的高度水肿，或虽有正虚但尚能耐受攻下者。

中医药事业任重而道远，李莹教授倾注了毕生心血。半个世纪以来她笔耕不辍，厚德载物，讲学传道，度人济世，培养了一批又一批医药人才，在工作岗位上无私地贡献着。她用自己的行医之道为我们树立了榜样，是我们的精神支柱和力量源泉。

（刘 涵 王瀚黎 **整理**）

南征治疗疑难杂病及危重症经验

◎名医简介◎

南征(1942年—),男,朝鲜族,吉林省龙井市人,国医大师,首届全国名中医,终身教授,博士生导师,享受国务院政府特殊津贴,全国老中医药专家学术经验继承指导老师,国家少数民族医药文献研究工作专家。擅长治疗糖尿病及糖尿病并发症及心、脑、肾等疑难病证。1959年考入吉林省长春中医学院学习6年,毕业留校工作至今,现任世界中医药学会联合会糖尿病学会副会长,吉林省中医药防治艾滋病专家组组长。曾获吉林省卫生系统科技先进个人称号,获得中国民族医药学会突出贡献奖,多次获得省市级科技进步奖。南征教授总结50余年中医临床工作经验,创新性地提出了中医临证管理患者、控制疾病的有效机制——"一则八法",并在诊治疑难危重病证实践中取得了突破性进展。他首先提出新病名——"消渴肾病",并被收录到《中医药学名词》一书中;首创"毒损肾络""毒损肝络"病因病机学说;首提"调散膏,达膜原,解毒通络,保肾导邪"法,给出了治疗消渴肾病、消渴肾衰的规范方案。

◎学术思想◎

1. 整体施治,动中求治,灵活运用十一法分析主证

南征教授认为中医治病,归根结底是以治病必求于本为原则,进而提高疗效,其中整体施治、动中求治、辨证论治,是治病必求于本的三大要素。辨证是论治的前提,论治是辨证的结果,辨证对了,论治有疗效,辨证不对,论治不可能有疗效,所以辨证、论治对立统一,又互补双赢,是中医治病诊疗学特色中的重要一则。

辨证,是用中医的诊断手段,即望、闻、问、切,对病人进行调查研究,采集病情资料,运用八纲辨证、脏腑辨证、卫气营血辨证、三焦辨证等具体方法进行分析、归纳、综合,再判断疾病属何证的整个过程。

证,是疾病的病因、病理、病位、病性及临床症状和诊断的概括,包括脉证舌色。是对疾病的一定阶段综合反应的认识,并在一定程度上反映着疾病的夹杂、合并、先后、主次、邪正盛衰的情况。证的概念与症状、症候群不同,证不是疾病的现象罗列堆砌,而是透过现象看本质,对疾病进行科学分析、归纳的总结。

病,是机体在多种病因作用下发生病理变化而所处的违和状态。

症,是疾病过程中表现出来的局部的种种异常状态和不适感觉。如伤寒病是病,太阳表虚是证(头痛、项强、恶寒发热、自汗出、脉浮缓),其中的头痛、项强等等便是症。

候，是疾病发展的不同阶段的表现，往往与证合用称症候。《黄帝内经·素问·六节藏象论》曰："五日谓之候，三候谓之气，六气谓之时，四时谓之岁，而各从其主治焉。"巢元方《诸病源候论》就是将疾病以候分类的。

症候不是证型，型是铸器之模子，是不能变的。症候是不断变化的，可分析认识的。候是可认、可辨、可逆、可治，型是不可认、不可辨、不可逆、不可治，候与型之区别在于"变"。

论治，是根据辨证确定相应的治疗法则，根据治则再制定具体措施，即治法。治则是总的战略、策略，治法是具体战术。如寒者热之、热者寒之、虚者补之、实者泻之等是治则；清热解毒、补中益气、滋阴清热、温肾化气等为治法，治法与治则统称为法则。

辨证与论治，是一个治病过程中的两个不同阶段，是互相联系的。辨证是论治的前提和依据，论治是治疗疾病的手段和方法，也是对辨证的检验。辨证论治要抓住两点：一是辨出主证，兼顾他证，注意辨识真假；二是抓住疾病的发展变化，"谨守病机，各司其属"。

主证，是疾病各种症候变化中起主要作用的症候。主证具有以下两个条件：一是比较固定的可以作为辨证依据的症状，二是能表达病变主要方面的症状。辨别主证有三大关键：一辨轻重缓急，二辨先后因果，三辨真假异同。

进行主证分析有十一法，即一定位，二定因，三定性，四定症候，五定诊断，六定机理，七定法，八定方，九定药，十定调，十一定防。分别叙述如下：

（1）定位：主要是指脏腑病变定位。大致有以下几个方面：从患者临床表现部位的特点，主要是脏腑归属部位及经络循行部位来定位；从各脏器功能上的特点来定位；从各脏器体征上的特点来定位；从各脏器与季节气候方面的关系和影响来定位；从各脏器与病因方面的关系和影响来定位；从各脏腑与体质、体型、年龄、性别的关系和影响来定位；从发病时间和临床治疗过程中的特点来定位。

（2）定因：主要从饮食、起居、作息、形与神、情志方面找致病的主要原因。其目的是教育患者在"吃、喝、拉、撒、睡、动、情"等方面找自己的原因，承担责任，深刻反省，才能早日醒悟，来增强战胜疾病的信心、活力，恢复"精、气、神"，达到康复目的。

（3）定性：主要从阴阳气血、表里虚实、风火燥湿寒毒等方面判定疾病的性质。可从临床症候特点、发病与病程上的特点这两方面来定性。

（4）定症候：定位、定性合参即可定出症候。如肝病，定位在肝，定性在风，其症候为肝风，其症状必然有卒然眩仆、惊痫抽搐等。如肺病，定位在肺，定性在寒，其症候为肺寒，其症状必然有咳嗽、气喘、痰多清冷等。

（5）定诊断：在定位、定性、定症候的基础上，按中医传统病名、症候之命名规则，决定病证名称，属哪一症候。如咳嗽（风寒）、头痛（血瘀）、黄疸（湿热）、失眠（心血不足）、水肿（阳水）等。

（6）定机理：机理就是病机。定机理一要把握人体内外、脏腑、皮毛、肌骨、营卫气血之正常生理状态，二是明了机体在致病因素作用下发生的阴阳、气血、经络、脏腑、营卫等功能失调的病理状态及其变化过程。

（7）定法：即定治法。包括内治法（汗、吐、下、和、温、清、消、补等）、外治法（贴、涂、敷等）。

（8）定方：根据治法原则，拟定处方，或以古方为规矩，合今病而变通，或自拟处方。

（9）定药：有方必有药。注意药物的毒性、炮制、畏反等。

（10）定调：即调养。三分治七分调，嘱患者勿急、勿虑，戒七情，做到保精、裕气、养神。还可采用运动等疗法调养，及饮食调养等。

（11）定防：即预防。不治已病治未病，可用药物预防，亦可用锻炼身体等方法预防疾病。另外，在治疗过程中要预防疾病他变等。

以上辨证论治十一法是为治病必求于本服务的，在临证中必须做到辨证求因，审因论治，治病治人，标本同治，治病必求于本。

2. 医患共守"一则八法"

南征教授经过50多年的临床实践，在治疗中医疑难危重症方面有了一些造诣。运用"治病必求于本""毒损络脉""破血化瘀"等理论，在中医经典理论的指导下，依据《灵枢·师传篇》等多篇中医经典理论，结合50多年的临床经验，创新性地提出了治疗中医疑难危重症综合诊疗管控规范的"一则八法"。治有侧重，圆机活法，因时、因地、因人制宜，因证立法，以法统方，按方遣药，进行个体化的诊断，实施个体化的治疗和个性化的理法方药。

《素问·四气调神大论》云："不治已病治未病，不治已乱治未乱。"《灵枢·岁露论》云："人与天地相参也，与日月相应也。"《灵枢·小针解》云："神者，正气也。客者，邪气也。"《素问·标本病传论》又云："知标本者，万举万当，不知标本，是谓妄行。"

因此"一则"是诊治原则。是在中医药理论指导下，扶正去邪，攻补兼施，动静相合，寒热并用，标本兼顾，上下兼治，内外互治，辨证求因，审因治人，标本同治，治病治本，治病必求于本的中医诊治原则。

《素问·四气调神大论》云："夫四时阴阳者，万物之根本也。所以圣人春夏养阳，秋冬养阴，以从其根，故与万物沉浮于生长之门，逆其根，则伐其本，坏其真矣。故阴阳四时者，万物之终始也，死生之本也，逆之则灾害生，从之则苛疾不起，是谓得道。道者，圣人行之，愚者佩之。从阴阳则生，逆之则死，从之则治，逆之则乱。反顺为逆，是谓内格。"

《素问·脉要精微论》又云："阴阳有时，与脉为期，期而相失，知脉所分，分之有期，故知死时。微妙在脉，不可不察，察之有纪，从阴阳始，始之有经，从五行生，生之有度，四时为宜。补泻勿失，与天地如一，得一之情，以知死生。是故声合五音，色合五行，脉合阴阳。"

南征教授在中医基础理论的指导下，结合50多年的临床经验提出"八法"，并非单指《医学心悟》中的"八法"，此"八法"是主要针对中医疑难危重症综合诊疗所提出的治疗方法。其内容包括：内外同治法、饮食运动法、养生静卧法、标本兼顾法、反省醒悟法、养神心理法、心得日记法、依从教育法。

南征教授所提出的"一则八法"使患者提高自我调养的"精、气、神"，加强战胜疾病的决心和能力。疗程结束，医生总结医案，存档保留，患者回顾疗程，反省醒悟，写心得日记，警示后人，其结果疗效相当可观，也得到了同行的认可。

◎治法特点◎

1. 强调中医临床思维，提倡辨证求因，审因论治

南征教授从中医的立场、观点出发，学术上坚持以继承为特色，发展为中心，创新为重点，不断实践，深入探讨中医理论的精髓。以辨证求因，审因论治的思维方法，突出综合治疗。辨证论治是中医区别于其他医学的独到之处，是中医学的特色与精髓。南征教授强调辨证论治首先要辨出主证，兼顾他证，注意辨识真假。临证重视辨证论治十法，即定位、定性、定症候、定诊断、定理、定法、定方、定药、定调、定防十大法。反复强调辨证是论治的依据，论治是辨证的检验，辨证论治过程中必须弄清证、病、症、候概念。同时指出，辨证论治还要抓住疾病的病因、发生、发展变化全过程。南征教授认为单独强调辨证是不够的，应该先审病因，做到辨证求因，审因论治。若只单纯辨证论治，不去了解病因，就开方下药，将会陷入一味用药而不求溯源的境地。

2. 谨守病机，师古不泥古

《内经》有言："谨守病机，各司其属"。南征教授认为，只有谨守病机，才能明辨所属，投剂不误。临证若不识此机要，则是千方易得而一效难求。如很多医家认为糖尿病患者不能服用附子、肉桂等温阳之药，但南征教授临床中根据患者症状、舌脉，审其病机，照投附子、肉桂等补阳之品，亦见良效。南征教授常言："为医之道，当师古不泥古，知常达变，融会贯通"。南征教授指出，学习经典的目的在于系统掌握中医理论体系、理论观点和学术思想，以及认识问题、分析问题和解决问题的方法，不能满足"语录"式的背诵，更不能断章取义，而应联系各篇的有关内容进行综合分析，理论联系实际。正所谓"读经典，做临床，当名医"。

3. 未病先防，已病防变

南征教授一贯重视摄生养慎，防微杜渐。常引经据典，告诫后生，未病先防，已病防变。如《伤寒论》"自利不渴者，属太阴，以其脏有寒故也，当温之，宜服四逆辈"，寓补火生土之意，以防止脾病及肾。南征教授从整体观出发，注意掌握疾病的传变规律，治疗疾病于未传之时，防止病情的加重及疾病的发展变化。如阴虚燥热证的消渴，失治误治有可能发展为阴虚阳亢型的眩晕，甚则阳亢动风的中风病。又如糖尿病患者一旦出现腰酸、乏力、夜尿增多等非特异性症状，南征教授告诫应"务必先安未受邪之地"，积极采取综合措施控制血压、调脂，避免应用损害肾脏功能药物，防止糖尿病肾病的发生。

4. 博采众长，重视煎服法

南征教授临床用药，博采众方之精华，善用经典方剂，如达原饮、八正散、六味地黄丸、荆防败毒饮、白虎加人参汤、黄连阿胶鸡子黄汤、补阳还五汤等。应用古方灵活变通，如胸闷疼痛者取"栝蒌薤白白酒汤"之栝蒌、薤白，胃胀不舒者取"叶氏养胃汤"之红花、莱菔子，清阳不升者取"补中益气汤"之升麻、柴胡等。南征教授强调临证时必须分析主证、主药，根据病情加减，不断创新，总结自己的经验及用药规律。南征教授还强调正确的服药时间是保证临床疗效的必要条件之一，应改革"1剂药日服2次"的传统给药时间，根据病程、病

情确定具体的给药方法。如急重病者4h服药1次,增加药效,有利于病邪的截断和病势的扭转;慢性病者可1日2次给药以图缓效,并呼吁1剂药应煎4次,以避免药材浪费,同时指出中药的炮制和煎煮方法也是影响疗效的关键因素,临证中要给予充分的关注。

5. 重视中医内科疾病的外治法

南征教授指出外治法始于《内经》,在《内经》中就有用桂心渍酒以熨寒痹,用白酒和桂以涂风中血脉的记载。中医内科疾病的外治法由来已久,适应证多达30余种,其有效膏药达近百种之多。功效有祛邪扶正、协调阴阳、枢转升降等,治法则有汗、清、下、消、补、温、和,具有药少效捷、法简价廉、易于推广等特点。如在治疗热淋时,多配用熏洗法,常用清热解毒,祛风杀虫止痒的药物外用熏洗;对于反复发作者,善用雄黄5g入外洗剂中。治疗高血压病时常配合中药浴足(药用制附子、莱菔子、车前子、牛膝、透骨草等),上病下治,获效者屡见不鲜。治疗糖尿病周围神经病变等,以化瘀通络之牛膝、红花、伸筋草、透骨草、桂枝、鸡血藤等水煎浴足疗效明显。

◎ 基本方及方解 ◎

1. 基本方药

大　黄 10g	厚　朴 10g	枳　实 10g	牡　蛎 50g
土茯苓 100g	藿　香 30g	竹　茹 20g	半　夏 5g

2. 方解

该方祛瘀泻浊,取自《黄帝内经》"清阳出上窍,浊阴出下窍"之义。使浊毒从下窍而出,清升浊降,瘀毒化则病解。该方中大黄,行气通腑,泻热排毒,《神农本草经》"荡涤肠胃,推陈致新";生用后下,取其"气锐而先行"之力,以"斩门夺关"之功,为君药。厚朴,行气除满;枳实,破气消积,化痰除痞。此二药,共助大黄推荡之力,为臣药。藿香,化湿祛浊和中。竹茹,清热化痰,除烦止呕,胃虚呕逆之要药。半夏,燥湿化痰,降逆止呕,消痞散结。上三味,藿香化湿和中,竹茹清热化痰,半夏降逆消痞,对水毒证浊毒上犯,尤为有益。胃以降为顺,化痰浊并降逆气,使浊毒之气重顺下行,助君臣利其从下窍而去。牡蛎,软坚散结,化痰软坚,清热除湿。该药意在介类潜镇,质重下行,味咸性寒,并能软坚。对于胶结难化之浊毒,恐化湿祛痰之力难以动邪,故配软坚之品,助上药逐邪。并且该药性涩,能留药,意在缓下药之力,而无留邪之弊,使其缓逐,邪气尽出。土茯苓,解毒除湿,通利关节,除助君臣解毒除湿、祛瘀泻浊之外,并能因诸药通行关节经络,使药力直入而逐邪之力更强,是为佐使药。诸药合用,共奏化浊祛瘀解毒之功效。

◎病案举例◎

病案 1

刘某，男，76 岁，初诊日期：2006 年 5 月 16 日

主诉：水肿、恶心、欲吐 3 年，加重 1 周。

现病史：患者肾炎病史 8 年，全身水肿，口干不欲饮，恶心、欲吐，怕冷，大便溏，尿频、尿黄、有泡沫，夜尿 4~5 次，舌质红，苔白腻垢，脉沉细滑数。既往高血压病史，现口服降压片，血压控制在 120/70mmHg 左右。既往糖尿病病史，口服降糖药物（具体药名、剂量不详）。

检查：空腹血糖 7.20mmol/L，餐后 2h 血糖 8.90mmol/L，尿隐血（2+），尿蛋白（3+），尿素氮 15.70mmol/L，肌酐 224μmol/L，尿酸 454μmol/L。

【中医诊断】慢性肾风，水毒证。

【西医诊断】慢性肾炎，氮质血症期。

【辨证】脾肾阳虚挟湿浊瘀毒证。

【治法】益肾助阳，祛瘀泻浊，通络解毒。

【处方】化浊祛瘀解毒汤方加减。

蝉 蜕 15g	僵 蚕 15g	党 参 10g	黄 芪 50g
丹 参 20g	益母草 15g	陈 皮 15g	苍 术 10g
黄 柏 10g	肉 桂 5g		

水煎服，每次 100ml，日 4 次，早、中、晚餐后及睡前温服。再予金水宝胶囊，每次 6 粒，日 3 次。清咽利喉片每次 1 片，日 5 次含服。云南白药每次 1/4 瓶，早晚 2 次冲服。碳酸氢钠片每次 5 片、日 4 次，温开水送服。嘱患者坚持低盐、低蛋白饮食，减少嘌呤摄入，多休息，避风寒，避劳累、保持心情舒畅。

二诊：（2006 年 5 月 30 日）患者现病情好转，舌质红，苔白腻，脉沉细数。查尿隐血（+），尿蛋白（3+），空腹血糖 7.20mmol/L，餐后 2h 血糖 8.90mmol/L，血压 120/70mmHg。再予上药 14 剂，水煎服。

三诊：（2006 年 6 月 13 日）患者现舌质红，苔白腻，脉沉细数。查尿隐血（+），尿蛋白（2+），空腹血糖 6.00mmol/L，餐后 2h 血糖 7.60mmol/L，血压 120/70mmHg，尿素氮 7.20mmol/L，肌酐 290μmol/L，尿酸 354μmol/L。该患起夜 3~4 次，影响睡眠，上方加芡实 10g、金樱子 10g。停服原降糖药物。

四诊：（2006 年 6 月 27 日）患者现舌质红，苔白腻，脉沉细数。查尿隐血（+）、尿蛋白（2+）、空腹血糖 6.00mmol/L，餐后 2h 血糖 7.60mmol/L、血压 120/70mmHg。再予上方，水煎服。

五诊：（2006 年 7 月 12 日）患者舌质红，苔薄白，脉沉细，症状明显好转。查尿隐血（-），尿蛋白（±），尿素氮 5.00mmol/L，肌酐 142μmol/L，尿酸 325μmol/L，空腹血糖 6.90mmol/L，餐后 2h 血糖 7.00mmol/L，血压 125/70mmHg。水煎服。另予紫河车粉，每次 3g，日 2 次口服。

六诊：（2006 年 8 月 8 日）患者舌质红，苔薄白，脉沉细。查尿隐血（-），尿蛋白（-），尿素氮 6.40mmol/L，肌酐 112μmol/L，尿酸 306μmol/L，空腹血糖 6.40mmol/L，餐后 2h 血糖 7.00mmol/L，肝功正常。予上药 4 剂，水煎服。3 剂加紫河车粉 300g 研面，每次 3g，日 2

次口服。嘱患者坚持低盐、低蛋白饮食，保持心情舒畅，每周查 1 次尿常规，每月查 1 次肝、肾功，有变化随诊。随访至今未复发。

【按】本例患者为老年男性，脾肾两脏阳气虚衰，温煦、运化、固摄作用减弱，故精微下注。阳气虚，阴寒内盛，则畏寒肢冷；肾阳虚，膀胱气化失司，则腰膝酸软，小便不利；阳气虚，水气泛滥，则面目肢体水肿。故辨证为脾肾阳虚挟瘀毒。症见：水肿，恶心呕吐，乏力，头晕，口咸或黏，舌苔白腻垢，均为阳衰水毒泛滥所致。治宜益肾助阳，祛瘀泻浊，通络解毒。因该患年龄较大，故补中应有通，以使瘀毒得泻，使损伤之肾络恢复功能。

病案 2

宋某，男，32 岁，2005 年 4 月 16 日初诊。

主诉：欲吐 1 周，加重 3d。

现证：咽干痛，汗出，乏力，恶心，欲吐，怕冷，耳鸣，平素易感冒，舌质红，无苔，脉细数。患者于婚检时查尿隐血（2+），尿蛋白（3+），于 5 年前在某院诊断为"慢性肾小球肾炎"，未治疗。后于北京某医院诊治（治疗中的药物及用药量均不详），未见好转。2004 年 10 月摘除扁桃体，术后 6 个月，又发现糖尿病 2 个月，现用胰岛素治疗。

检查：尿隐血（2+），尿蛋白（3+），空腹血糖 13.90mmol/L，餐后 2h 血糖 18.00mmol/L，尿素氮 13.50mmol/L，肌酐 295μmol/L，尿酸 476μmol/L，血压 130/90mmHg。

【中医诊断】慢性肾风，水毒证。

【西医诊断】慢性肾功能不全。

【辨证】气阴两虚兼湿浊瘀毒证。

【治法】益气养阴，祛瘀泻浊，清咽利喉，解毒通络。

【处方】化浊祛瘀解毒汤方加减。

大 黄 10g	厚 朴 10g	枳 实 10g	牡 蛎 50g
土茯苓 100g	藿 香 30g	竹 茹 20g	半 夏 5g
蝉 蜕 10g	僵 蚕 10g	络石藤 10g	五倍子 10g

水煎服，每次 100ml，日 4 次，早、中、晚、睡前 4 次温服。另予中药保留灌肠方：大黄 10g、枳实 10g、厚朴 10g、牡蛎 50g、黄芪 50g、制附子 5g、金银花 20g，予 7 剂，2 日 1 剂，水煎取汁 200ml 分 2 次用，每晚睡前灌肠，保留至第二日清晨。嘱患坚持"一则八法"，控制蛋白质摄入，减少嘌呤摄入，多休息，勿劳累。

二诊：（2005 年 7 月 2 日）患者咽干痛明显缓解，仍有汗出，乏力，舌质红，少苔，脉细数。查尿隐血（+），尿蛋白（2+），空腹血糖 11.90mmol/L，餐后 2h 血糖 15.00mmol/L，血压 130/80mmHg。上方加党参 10g、黄芪 30g，水煎服。

三诊：（2005 年 7 月 17 日）患者于 2d 前开始出现喷嚏，鼻流清涕，舌质红，少苔，脉浮数。查尿隐血（2+），尿蛋白（2+），尿素氮 10.30mmol/L，肌酐 206mmol/L，尿酸 375mmol/L，空腹血糖 8.60mmol/L，餐后 2h 血糖 12.00mmol/L，血压 130/85mmHg。上方加防风 10g、荆芥 10g，水煎服。

四诊：（2005 年 7 月 25 日）患者现舌质红，少苔，脉细数，无明显不适。查尿隐血（±），尿蛋白（+），空腹血糖为 7.60mmol/L，餐后 2h 血糖为 10.00mmol/L，血压 130/80mmHg。再予上方，水煎服。

五诊：（2005年8月10日）患者现舌质红，苔薄白，脉沉细，无明显不适。查尿隐血（±），尿蛋白（±），尿素氮4.00mmol/L，肌酐109μmol/L，尿酸411μmol/L，空腹血糖为8.00mmol/L，餐后2h血糖为9.00mmol/L。上方去防风、荆芥，水煎服。

六诊：（2005年8月24日）患者无明显不适，舌质红，苔薄白，脉沉细。查尿隐血（−），尿蛋白（−），尿素氮4.00mmol/L，肌酐96μmol/L，尿酸317μmol/L，空腹血糖7.20mmol/L，餐后2h血糖8.70mmol/L。再予上方7剂，4剂水煎服。另3剂加紫河车粉300g研面，每次3g，日3次，温水冲服。嘱患者坚持"一则八法"，坚持低盐、低蛋白饮食，避劳累，保持心情舒畅，有变化随诊。随访1年，停药1个月，至今每半月查1次尿常规，每月查1次肝、肾功，均正常，无不适，亦罕发外感，如常人，正常上班参加工作。

【按】患者就诊中，自觉坚持"一则八法"，坚持低盐、低蛋白饮食，避劳累，保持心情舒畅，按时用药，严格控制饮食，则脂毒去，肾络通，津液、精微得以输布，故病情好转。可见，坚持"一则八法"，控制饮食，保持心态平和，按时用药，在慢性肾小球肾炎治疗中非常重要。

病案3

宋某某，男，34岁，初诊日期：2011年2月12日。

主诉：恶心半个月，加重3d。

现病史：全身水肿，恶心，欲吐，怕冷，乏力，胸闷，盗汗，耳鸣，头晕，面黑，眼部干涩，尿色黄，纳呆，失眠，大便干，手足麻木，尿少，舌质红，舌边红，苔白腻，脉弦。2年前在某医院确诊为肾病综合征。

检查：血压120/80mmHg，尿隐血（−），尿蛋白（3+），肌酐114μmol/L，尿酸540μmol/L，三酰甘油3.40mmol/L，总胆固醇7.90mmol/L，心电图、肝功无异常。

【中医诊断】慢性肾风，水毒证。

【西医诊断】肾病综合征。

【辨证】气阴两虚兼湿浊瘀毒证。

【治法】益气养阴，祛瘀泻浊，清热利咽，解毒通络。

【处方】化浊祛瘀解毒汤方加减。

| 大　黄10g | 厚朴10g | 枳实10g | 牡蛎50g |
| 土茯苓100g | 藿香30g | 竹茹20g | 半夏5g |

日1剂，水煎服，另予金水宝胶囊每次6粒，紫河车粉每次3g，榛花舒肝胶囊每次5粒，日3次，温开水送服。保留灌肠汤每次100ml，每日睡前保留灌肠。嘱患者坚持"一则八法"，控制饮食，按时用药。）

二诊：（2011年2月19日）患者舌质红，舌边红，苔白腻，脉弦。查尿蛋白（2+）。仍感乏力，关节疼痛，上方加秦艽10g、秦皮10g、山慈姑10g、车前子（包煎）10g、猫爪草10g，予14剂，水煎服。另予碳酸氢钠片每次5片，日3次口服。

三诊：（2011年3月5日）患者现舌质红，舌边红，苔白腻，脉弦。查尿蛋白（2+）。因患者未按时服药，暂不更方。嘱其调整心态，正确对待疾病。予14剂，水煎服。

四诊：（2011 年 3 月 19 日）患者现舌质红，舌边红，苔白腻，脉弦。查血压 120/80mmHg，尿隐血（−），尿蛋白（2+），肌酐 104μmol/L，尿酸 457μmol/L，三酰甘油 2.40mmol/L，总胆固醇 6.40mmol/L，心电图、肝功无异常。该患无明显不适感，继续服上方14剂，水煎服。

五诊：（2011 年 4 月 2 日）患者舌质红，舌边红，苔白，脉弦细。查尿蛋白（+），空腹血糖为 7.90mmol/L。近日诸症减轻，上方加重楼 10g，予 14 剂，水煎服。

六诊：（2011 年 4 月 16 日）患者现舌质红，苔薄白，脉沉缓无力，查空腹血糖 6.80mmol/L，血压 120/80mmHg，尿隐血（−），尿蛋白（+），肌酐 104μmol/L，尿酸 457μmol/L，三酰甘油 1.4mmol/L，总胆固醇 5.4mmol/L，心电图、肝功无异常。效不更方，继续目前治疗方案，上方 14 剂，水煎服。

七诊：（2011 年 4 月 30 日）患者舌质红，苔薄白，脉沉缓无力。查尿蛋白（−），尿酸 481μmol/L，空腹血糖 7.10mmol/L。因天气突变，寒温失宜，咽部不适，上方加荆芥 10g、防风 10g、胖大海 10g，予 14 剂，水煎服。嘱患者避风寒，预防感冒。

八诊：（2011 年 5 月 14 日）患者现舌质红，苔薄白，脉沉缓。查尿常规未见异常，尿酸 487μmol/L，空腹血糖为 5.80mmol/L。在上方基础上加马齿苋 20g、黄柏 10g、白头翁 15g，予 7 剂，水煎服。另予外用灌肠方为大黄 10g、枳实 10g、厚朴 10g、牡蛎 50g、黄芪 50g、制附子 5g、金银花 20g、土茯苓 100g，每剂取汁 100ml，日 1 次，睡前保留灌肠。嘱患者低盐、低脂、低蛋白饮食，调整情绪，宁神定志，切勿急躁。

九诊：（2011 年 5 月 21 日）患者现舌质红，苔薄白，脉沉缓。查血压 140/90mmHg，尿隐血（−），尿蛋白（−），肌酐 97μmol/L，尿酸 357μmol/L，三酰甘油 1.60mmol/L，总胆固醇 4.40mmol/L，心电图、肝功无异常。患者眠差、梦多，上方加夜交藤 30 克，予 7 剂，水煎服。

十诊：（2011 年 5 月 28 日）患者现舌质红，苔薄白，脉沉缓。查尿常规正常，血压 120/80mmHg，空腹血糖 5.80mmol/L，肌酐 97μmol/L，尿酸 357μmol/L，三酰甘油 1.60mmol/L，总胆固醇 4.40mmol/L，心电图、肝功无异常。患者病情稳定，无明显症状，上方加西洋参 5g、生姜 3 片，予 7 剂，4 剂水煎服，另 3 剂加紫河车粉 300g 研面，每次 3g，日 3 次，温开水冲服。嘱患者坚持"一则八法"，坚持低盐、低蛋白饮食，避劳累，保持心情舒畅，有变化随诊。随访至今未复发。

【按】医圣张仲景在《伤寒论》中记载了蜜煎导法、猪胆汁导法，开创了中医直肠给药的先河。肾功能异常，予保留灌肠治疗，直达病所或经吸收后再布散于全身，使湿浊瘀毒从大便排出，浊毒从下窍而出，清升浊降，瘀毒化则病解。中药灌肠治疗作用维持时间长，疗效也更可靠，并且灌肠疗法简便易行，无并发症，以发挥整体的治疗作用。诸药合力达到了满意的疗效。

病案 4

宋某，女，28 岁，初诊日期 2007 年 9 月 6 日。

主诉：恶心、欲吐半个月，加重 10d。

现病史：体胖，常年全身水肿，睡眠不佳，大便黏腻，乏力，头晕头涨，舌体胖大，质淡隐青，苔薄白腻垢，脉沉弦紧。月经经期 3~4d，周期 27~29d，经前腹胀、腰痛、乳房胀，痛经。某医院确诊为肾炎 3 年，肾上腺嗜铬细胞瘤切除 1 年，血压高时可达 260/170mmHg。

检查：尿隐血（-），尿蛋白（3+），肌酐190μmol/L，尿酸447μmol/L，尿素氮12.70mmol/L，血压150/90mmHg，三酰甘油、总胆固醇、心电图、肝功无异常。

【中医诊断】慢性肾风，水毒证。

【西医诊断】肾衰竭；肾性高血压。

【辨证】湿浊兼瘀毒证。

【治法】利湿化浊，活血祛瘀，解毒通络。

【处方】化浊祛瘀解毒汤方加减。

大　黄10g　厚　朴10g　枳　实10g　牡　蛎50g

土茯苓30g　藿　香30g　竹　茹20g　半　夏5g

天　麻10g　钩　藤10g　内　金15g

水煎，饭后温服。另予金水宝胶囊每次6粒，紫河车粉每次3g，日3次，温开水送服。保留灌肠汤取汁100ml，每日睡前保留灌肠。嘱患者坚持"一则八法"，控制饮食，心态平和，按时用药。

二诊：（2007年9月13日）患者现舌体胖大，质淡隐青，苔薄白腻垢，脉沉弦紧。恶心、呕吐症状减轻，睡眠好转。查尿隐血（-），尿蛋白（2+），血压130/80mmHg。怕冷症状未见明显好转，故上方加肉桂5g、小茴香10g，予7剂，水煎，饭后温服。余同服。

三诊：（2007年9月20日）患者现舌体胖大，质淡隐青，苔薄白腻垢，脉沉弦紧。查尿隐血（+），尿蛋白（2+），血压120/80mmHg。由于体质原因，患者素有水肿，怕冷症状较明显，故加温补十二经阳气的制附子5g，以温通经络、扶助正气，予7剂，水煎，饭后温服。余同服。

四诊：（2007年9月27日）患者舌体大，质淡，苔薄白，脉沉紧。查尿隐血（-），尿蛋白（+），血压120/80mmHg，予14剂，水煎，饭后温服。余同服。

五诊：（2007年10月11日）患者现舌体大，质淡，苔薄白，脉沉缓，患者诸症明显减轻。查尿隐血（-），尿蛋白（±），肌酐109μmol/L，尿酸346μmol/L，尿素氮6.00mmol/L，上方继服14剂，水煎，饭后温服，余同服。

六诊：（2007年10月25日）舌体大，质淡，苔薄白，脉沉缓。查尿隐血（-），尿蛋白（-），肌酐99μmol/L，尿酸247μmol/L，尿素氮6.70mmol/L，血压120/80mmHg，三酰甘油、总胆固醇、心电图、肝功无异常。

【按】治疗肾脏疾病常予紫河车粉补气、益精血。口服药与灌肠药合用，可攻补兼施，去瘀生新，益肾通络解毒。加之嘱患者按时就诊，禁食蛋白质高的食物，以清淡蔬菜为主食，按体重合理摄入热量，充分休息，适量运动，可使蛋白尿消失、肾功能恢复正常，体现了中医中药的特色和优势。

◎ 总结 / 体会 ◎

上述内容记录了南征教授多年临床治疗杂病的宝贵经验，阐明了中医理论指导临床实践的重要性，其治法和方药的运用对于中医药研习者有宝贵的借鉴意义。《素问·阴阳应象大论》

曰："治病必求于本。"《素问·汤液醪醴论》曰："病为本，工为标。"辨证求因，审因治人，标本同治，治病治本，治病必求于本。观今之医，正如张仲景曰："不念思求经旨，以演其所知，各承家技，终始顺旧，省病问疾，务在口给，相对斯须，便处汤药。……所谓窥管而已。夫欲视死别生，实为难矣。"中医治病，归根结底是以治病必求于本为原则，进而提高疗效，其中整体施治、动中求治、辨证论治，是治病必求于本的三大要素。而辨证是论治的前提，论治是辨证的结果，辨证对了，论治有疗效，辨证不对，论治不可能有疗效，所以辨证、论治既对立统一，又互补双赢，是中医治病诊疗学特色中的重要一则。而南征教授所提出的"八法"，则是针对中医疑难危重患者的综合诊疗所提出的方法，是综合了医疗干预、健康宣教、心理教育的系统方法，非常值得深思。

（潘郭海容 赵佳瑶 **整理**）

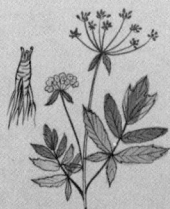

杨宗孟治疗妇科疑难杂症经验

◎名医简介◎

杨宗孟（1927—2011年），女，长春中医药大学第一附属医院教授、主任医师、中医妇科专家。1951年毕业于江西医学院，又入西医学习中医研究班深造。从事妇科临床、教学、科研工作50余年，擅长诊治各种妇科疑难病症，尤其对不孕、不育及崩漏更有独到之处，研制的中药新药女宝对治疗月经不孕症疗效甚佳，曾获吉林省科技进步三等奖、长春市发明革新奖及第36届世界尤里卡银奖、吉林省中医药管理局科技进步一等奖。培养硕士研究生60余人。创立灸疗神阙穴治疗卵巢功能失调性不孕症、中药灌肠治疗盆腔炎症包块，疗效显著。近年来又创立"解毒消支散"外用治疗女性泌尿生殖道解脲支原体感染，疗效较好，同时运用中西医结合疗法治男性泌尿生殖道解脲支原体感染，疗效亦佳。常用党参、白术、黄芪、山药健脾，香附、郁金、柴胡疏肝，枸杞子、菟丝子、覆盆子、五味子、熟地补肾。主持科研课题多项，先后研制了新药女宝、化癥痛胶囊、壮阳生精散、通管灵、同春集等。发表学术论文20余篇，获科技成果2项。

◎学术思想◎

1. 注重辨证

杨老在临诊中特别强调辨证。辨证是中医诊病的精髓，辨证得准确与否，直接影响到治法的确立及方药的选择、疗效的结果。杨老在诊断疾病时，特别崇尚《望诊遵经》之"主病条目附识"灵活运用辨证方法，不拘泥于"有定之病、证"，根据疾病之千变万化的特点，认清其主要矛盾、次要矛盾的关系，方可准确地对疾病进行诊断，有效地选择方药，达到治疗目的。并强调临诊时中西医病名虽有雷同，但疾病并不能绝对对应，要辨证求因，因人而异，注重辨证与辨病相结合，充分发挥中、西医之各有所长的特点，积极治疗，提高疗效。

杨宗孟教授在50余年的临诊中，积累了丰富的临床经验，形成了一套自己临诊的诊治规律，尤其擅长女性不孕、不育等的疑难杂症的治疗，更有独到之处。杨老指出，不孕症的治疗，首先要查清其原因是在男方，还是在女方；是先天性的生理缺陷，还是后天的功能失调。进而则因人、因病、因时而辨证施治，但应强调的是，先天性生理缺陷则非人力、药物所能改善，而即使是后天功能失调，亦并无绝妙神方每人皆宜，应审因论治，对症下药，方可取效。依据临床发生不孕的原因不同，发生疾病的种类不同，治疗时的侧重亦有所不同。

杨老认为，女性不孕主要与肾虚有关。虽临证也有肝郁、血瘀、痰湿等症，但总以肾虚为本。"肾主生殖"理论是中医脏象学说对人体生殖功能生理病理的基本认识。肾藏精是

"肾主生殖"的基础。从胎元的形成而言，《医学六要》指出："男精壮而女经调，有子之道也。"胎孕之形成，在于"两精相搏，合而成形"，精藏于肾，生殖之精在于肾气充盛。《医学衷中参西录》曰："男女生育，皆赖肾气作强，肾旺自能荫胎也。"肾为先天之本，元气之根，主藏精气，既藏先天之精，又藏后天水谷之精，为生殖发育之本源。肾精壮盛、充足则生殖能力强，肾精虚衰、不足则生殖能力弱。受孕之前，有赖于父母肾精之旺盛、强壮而结合成形；受精之后，又借助母体肾气充盛的支持、滋养而生长发育。《素问·六节脏象论》云："肾者主蛰，封藏之本，精之处也。"胎孕形成后，肾主封藏、主蛰的作用表现在对胞胎及冲任的固涩作用。肾藏精，精化血，胚胎及胎儿的发育主要靠气血滋养，气载胎、血养胎，肾气盛，肾精旺，故能系胎载胎，即"胞胎由肾所系"。故杨老治疗不孕症，不论是阻塞性不孕，还是排卵障碍性不孕，中医治疗始终以补肾为大法。

2. 注重舌诊

舌诊是中医望诊中的重要内容，也是中医诊法的一大特色。通过望舌可以测知气血之盛衰、病变之寒热、病位之深浅、病势之进退、预后之良恶，有时甚至可以作为诊断疾病的重要依据。《望诊遵经》曰："舌者心之外候也，是以望舌，而可测其脏腑、经络、寒热、虚实也，约而言之，大纲有五，一曰形容、二曰色、三曰胎垢、四曰津液、五曰部位。"杨老指出："舌诊的重要性不亚于脉诊，因舌诊望之可见，直观性强，较易掌握。"正如曹炳章《辨舌指南》曰："辨舌较脉诊为确。因脉夹皮内，而舌则亲切显露，且脉随寒热变化，真假无定，而苔则不乱丝毫。"故舌诊对诊断疾病的重要性不容忽视。

古人认为，舌为心之苗，脾之窍，肾之本，五脏六腑无不通过经络与舌直接或间接相联系。《灵枢.经脉》曰："手少阴之别……循经入于心中，系舌本。"又云："肝者，筋之合也，筋者，聚于阴气，而脉络于舌本也。""足太阴之脉，连舌本，散舌下""肾足少阴之脉，入肺中，循喉咙、夹舌本"。《望诊遵经》曰："手少阴通舌本，足少阴夹舌本，足厥阴络舌本，足太阴连舌本，散舌下。"可见五脏都与舌息息相通。杨老认为：由于五脏六腑均直接或间接与舌相联系，故五脏六腑之精气可上营于舌，而五脏六腑之病变也可上应于舌，故舌诊对临床有指导意义。

杨老望舌，将舌分为舌质与舌苔两部分。舌质又包括舌色和舌体。正常舌质呈淡红色，不深不浅十分润泽；而舌体又包括舌体的肾气、舌体的形态以及舌面的变化3个方面：即从舌体的荣枯老嫩来察神气；从舌体的肿胀、瘦瘪、萎软、强硬、偏歪、颤动、伸缩观形态；又从舌面的点刺、裂纹、光滑等出现变化。杨老认为，舌苔之所以形成，是由于胃中生气所表现出来的，正如《伤寒论本旨·辨舌质》曰："舌苔由胃中生气所现，而胃气由心脾发生，故无病之人常有薄苔，是胃中之生气，如地上之微草也，若不毛之地，则土无生气矣。"杨老常说："所谓胃中生气，即胃的生理功能，如果脾胃的生理功能发生了改变，种种病变的舌苔由之而生"。因此在诊舌时，不仅要察舌质，还要看舌苔《形色外诊简摩·舌质舌苔辨》曰："苔乃胃气之熏蒸，五脏皆禀气于胃，故可借以诊五脏之寒热虚实也。"杨老在长期的临床实践中，总结出"气病察苔，血病查质""舌脉不符，应去伪存真"等宝贵经验。

◎治法特点◎

1.补虚化瘀，软坚散结——治疗慢性盆腔炎、附件炎

慢性盆腔炎、附件炎是临床常见病、多发病，炎症所致的盆腔组织粘连、输卵管不通畅或欠通畅，是导致不孕症的主要原因之一。由于慢性炎症非如急性炎症之症重、之急，故单纯抗炎药物治疗的效果，远远不如中药之补虚化瘀，软坚散结之效。杨老创立了中药保留灌肠加灸疗神阙穴治疗本证，收效满意。

慢性炎症形成的瘢痕粘连以及盆腔充血而致下腹疼痛，痛引腰骶，且输卵管形态及功能异常发生不孕。由于病程日久，往往耗伤了人体的正气，虽表现为实证，但潜在的本虚是疾病不易治愈的关键。杨老治疗本证注重扶固机体的正气，以补虚化瘀，软坚散结为治疗大法，以张锡纯之"理冲汤""活络效灵丹"等为主方加减，既补虚，又化瘀；既强调治本，又不忽视标证；并积极治疗兼证，方为效验。中药保留灌肠是利用肠黏膜组织具有半透膜的特性，即具有选择性地吸收和排泄的功能，吸收中药制剂中的有效成分，改善了盆腔的血液循环，促进慢性炎症的吸收及粘连组织的松解，使感染的、粘连的盆腔组织得到有效的治疗。

2.补肾益气，养血安胎——治疗先兆流产

在女子不孕症中，继发性不孕多属于不育症，即能够受孕，但不能使胚胎或胎儿孕育成活，无活婴存在。尤其是反复性自然流产（过去称习惯性流产），属于中医的滑胎范畴，但滑胎的临床经过，早期多表现为胎漏、胎动不安，即现代医学的先兆流产。只有先兆流产阶段才有治疗的可能和希望，才有可能使胚胎继续发育至足月分娩。因此，杨老特别重视此时的治疗。杨老认为，肾气虚弱，气血不足终致冲任不固，胎失所系是本病的主要发生机理。病位在胞宫、冲任，病性为本虚标实。故治疗大法以补肾为主，补肾益气，养血固冲安胎。

先兆流产属中医的胎漏、胎动不安，究其病因病机见诸多方面。但从临床发病来看，素体不足，先天肾虚乃是本病发病的主要因素，是发病的基础，冲任不固乃是本病的核心机理。杨老以寿胎丸合胶艾汤为主方加减治疗，提高了机体免疫细胞的功能（CD3＋），使黄体酮水平提高，有利于促进母体对胚胎的免疫保护及抑制母体对胚胎的免疫损伤。如能检测到 CD4＋及 CD4＋/CD8＋比例明显上升，IL－2 活性明显下降，显示中药治疗可达到免疫治疗的效应。

3.补虚祛瘀，活血调经——治疗闭经

中医学认为，闭经的发生主要是虚实两个方面，虚者源泉不足，精血匮乏，无血可下；实者邪气阻隔，经脉不通，血不得下。经闭不行，不能孕育胚胎及胎儿。而西医认为，闭经只是很多疾病的一个共有临床症状，常见于多囊卵巢综合征、闭经-溢乳综合征、性腺功能低下等，导致卵巢排卵功能障碍而发生闭经、不孕。杨老根据不同的病证，分别选用柏子仁丸、瓜石汤、652 汤（六味地黄丸、五子衍宗丸、二至丸合用）等为主方加减治疗。

无论是闭经，还是崩漏，都表现为下丘脑-垂体-卵巢轴的调节失常，以无排卵为主要特征。杨老采用中药治疗后，不同程度地改善了性腺轴的调节功能及性激素的分泌状况。如性腺功能低下所致的闭经，采用 652 汤治疗后，注重滋补先天肾气，改善卵巢功能，提高了 E2 水平，促使月经恢复。

4. 补虚清热祛瘀，止血调经——治疗崩漏

崩漏是月经不调之甚，是出血性月经病，其发生的核心机理是冲任不固，不能制约经血。按中医生殖轴理论，肾－天癸－冲任－胞宫的月经产生机理，杨老认为肾虚仍为病之本，病位反映在冲任、胞宫，表现为子宫的非时下血，病性以虚为主。虽治疗也是本着"急则治其标，缓则治其本"的原则，采用"塞流、澄源、复旧"三法，但杨老更重视"复旧"、调整月经周期，只有月经恢复正常的周期，才使崩漏得到根本上的治疗，才有可能受孕，才有可能将胚胎及胎儿孕育成活。故脾肾的功能尤为重要，出血阶段，止血为要；血止之后，调周为重。

◎基本方及方解◎

1. 基本方药

黄　芪 30g	甘　草 10g	荆　芥 10g	柴　胡 10g
茜　草 10g	苍　术 20g	陈　皮 10g	羌　活 10g
独　活 10g	藁　本 10g	蔓荆子 10g	防　风 10g
茯　苓 20g	泽　兰 10g	桂　枝 10g	鸡血藤 50g

2. 方解

方中所用诸药，羌活、独活、防风、藁本、蔓荆子等辛苦温祛寒，有升阳除湿之效。虽风药较多，但用量不多，取其辛散升浮作用，升阳气，不宜厚重，总宜轻浮，引清气上行，使清气升而浊气降，湿气亦随之宣化。即用风药以升清阳，用风药以胜其湿。李杲曾说："苍术别有雄壮上行之气，能除湿，下安太阴，使邪气不传入脾"，故湿气困脾，苍术是必用之药。合柴胡，一引阳明清气上行，一引少阳清气上行，则清阳升发生长之气旺盛。《内经》云："形不足者，温之以气"，黄芪、炙甘草味甘补气，配伍柴胡升引阳明和少阳的清气上行，共达补中升阳之功。黄芪味甘、性温，归肺、脾经，既补气升阳，又利水消肿，在本方中为君药，用药量为 30g，是其他药味的 3 倍，彰显其补气升提作用。又黄芪与当归配伍，益气生血，即当归补血汤之意。现代药理研究也提示，黄芪能够提高机体免疫力，有抗衰老、增加红细胞及血红蛋白、抗病毒、抗癌、利尿等作用。治疗崩漏大失血，止血乃当务之急，然单纯止涩，如抽刀断水，塞而不止。气为血帅，有形之血不能速生，无形之气所当急固。

◎病案举例◎

病案 1

赵某，女，25 岁，初诊日期：2003 年 9 月 9 日。

主诉：产后 62d，恶露淋漓未净。

现病史：患者既往月经正常。于 2003 年 7 月 8 日因孕足月剖宫产——男性活婴，产时出血不多，但产后恶露持续 62d 仍淋漓未净，因哺乳未用药治疗。阴道流血少量，颜色鲜红，质稠或伴黏液；伴心烦，口干口渴，手足心热，食纳可，乳汁减少，不足喂养；小便黄，大便和。

检查：查体，舌质红绛，苔少薄黄，脉弦细，形体中等，面色潮红，自动体位，查体合作。妇科检查，子宫稍大，稍软，活动可，压痛（－）；阴道少量血性分泌物，色鲜红，余未见异常。

【中医诊断】产后恶露不绝（阴虚血热证）。

【西医诊断】子宫复旧不良。

【辨证】产时出汗、失血，致阴血不足，阴虚血热，迫血妄行；精血亏虚，化乳不足，致乳汁减少。

【治法】滋阴清热，养血止血。

【处方】调经汤加减。

女贞子 50g 旱莲草 25g 生地黄 25g 黄 芪 15g
黄 柏 10g 荆芥穗 10g 侧柏叶 20g 地 榆 50g
茜 草 10g 甘 草 10g 乌 梅 24g 当 归 15g
白 芍 25g

二诊（2003 年 9 月 15 日）：服药 5d，服药后阴道流血将净，有小血块，仍觉手足心热，小腹微胀，余无不适。查体：舌质红，苔少，脉沉细。上方去茜草、侧柏叶，加熟地黄 25g、菟丝子 20g、枸杞子 20g 三七 15g、益母草 15g，以增强滋阴养血、化瘀止血之力。

三诊（2003 年 9 月 24 日）：继服药 7d，服药后阴道流血已净，自觉症状缓解，无明显不适。查体：舌质淡红，少苔，脉沉细。因患者为产后哺乳期，"中病即止"，停止用药。复查 B 超子宫恢复良好。

【按】关于产后恶露不绝，早在汉代《金匮要略·妇人产后病脉证并治》中称为"恶露不尽"；隋代《诸病源候论》首列"产后恶露不尽候"；清代《胎产心法》指出"产后恶露不止……由于产时损其气血，虚损不足，不能收摄，或恶血不尽，则好血难安，相并而下，日久不止"。产后恶露不绝发生的主要病因是气虚、血热及血瘀。多见于西医学产后子宫复旧不全、晚期产后出血等。本案患者乃产时失血、出汗，耗伤阴血，阴虚血热，热扰冲任，血海不宁，迫血妄行而恶露不止。方选杨老根据多年经验自拟的调经汤加减。方中女贞子、旱莲草、生地黄滋补肝肾，填精益髓；黄芪、黄柏滋阴清热；荆芥收敛止血；侧柏叶、地榆、茜草清热止血；乌梅酸甘化阴，收敛止血；当归、白芍养血柔肝；甘草调和诸药。全方共奏滋阴清热、止血调经之功。二诊阴道流血将净，故去止血药，加熟地黄 25g、菟丝子 20g、枸杞子 20g、三七 15g、益母草 15g，以增强滋阴养血、化瘀止血之力。临床调经汤不仅用于阴虚血热之月经不调，用于阴虚血热产后疾病亦疗效满意。杨老指出，产时、产后出汗、出血，均可伤及阴血，若产后护理不慎，子宫复旧受到影响，除子宫形态大小受影响外，子宫内膜的修复也会受到影响，使恶露持续不止，故应以滋阴清热止血为主，及时治疗，否则日后可发生子宫内膜炎、功血等子宫异常出血的疾病。但患者为产后妇女，并在哺乳期哺乳，按产后疾病多虚多瘀的特点，用药既要照顾气血为先，又不可妄补留瘀，中病即止，及时停药，以免损伤机体正气。

病案 2

赵某，女，35 岁，初诊日期：2003 年 3 月 8 日。

主诉：孕 3 个多月，恶心呕吐 2 个月。

现病史：患者既往月经规律，末次月经 2002 年 11 月 18 日。孕 46d 时开始出现恶心、厌食等早孕反应，未重视及治疗，呕吐逐渐加重，每日由 1~2 次，逐渐增加至 4~5 次，曾中西医结合治疗，病情缓解，但反复发作。初始呕吐后尚能进食，目前食入即吐，不能进食及饮水，呕吐酸水、苦水，偶有血丝，故来就诊。现症：孕3个多月，恶心呕吐，吐酸水、苦水，食入即吐，伴胃痛，夜眠欠佳，头晕乏力，小便黄，大便秘结。

检查：查体，舌质红，苔少，脉弦滑细数。形体消瘦，营养中等，自动体位，查体合作。产科检查，宫底耻上一横指。

【中医诊断】妊娠恶阻（肝胃不和证）。

【西医诊断】妊娠剧吐。

【辨证】肝热胃虚，冲脉气盛，冲气夹肝火上逆，胃失和降。

【治法】清肝和胃，降逆止呕。

【处方】

沙 参 25g	麦 冬 25g	生地黄 15g	五味子 15g
玄 参 15g	桑 叶 10g	竹 茹 15g	丝瓜络 10g
橘 皮 15g	菟丝子 20g	枇杷叶 15g	半 夏 10g
黄 芪 15g	白 术 15g	当 归 15g	白 芍 25g
甘 草 10g			

二诊（2003年3月11日）：服药2d，用药后，恶心减轻，呕吐次数日均减少1~2次，夜眠好转，查体：舌质红，少苔，脉弦滑略细数。现继用原方。

三诊（2003年3月14日）：继服药3d，患者仍自觉症状明显减轻，少量进半流质饮食，食纳较前好转，但仍呕吐酸水，胃脘不适。查体：脉诊同前。在原方上加乌梅15g。

四诊（2003年3月20日）：服上方5d，用药后呕吐基本缓解，偶有恶心，但未呕吐。诸症缓解，可正常进食。查体：舌质淡红，苔薄，脉弦滑。

【按】妊娠剧吐是妊娠期特有疾病，中医称之为"子病""病儿""阻病"等，是由于怀子后而发生的疾病，当胚胎或胎儿不存在时，该病可缓解或自愈。妊娠恶阻的古籍记载，始见于《金匮要略·妇人妊娠病脉证并治》，其云："妇人得平脉，阴脉小弱，其人渴（呕）不能食，无寒热，名妊娠，桂枝汤主之。"隋代巢元方《诸病源候论·恶阻候》首次提出恶阻病名，并指出"此由妇人元本虚羸，血气不足，肾气又弱，兼当风饮冷太过，心下有痰水，夹之而有娠也"。现代医学对该病的病因认识尚不明确，认为可能与妊娠后HCG水平升高、胃肠功能紊乱、胃酸分泌减少、胃排空时间延长有关，但临床表现的程度与血HCG水平有时并不一定成正比，却常与外界因素的干扰及体质状况关系密切，如精神过度紧张、焦虑、体形瘦小、性格差异、生活环境差、经济状况低下等。

该患者素体消瘦多火，且年龄偏大，阴虚血热，加之孕后阴血聚下养胎，肝血愈虚，肝火愈旺，肝火夹冲气上逆犯胃，胃失和降而致妊娠剧吐。杨老指出，按分经养胎理论可知，妊娠1、2月在五行属木，脏腑属肝胆，经络上属于足厥阴肝经，足少阳胆经;3、4月属心包络、三焦经养胎。妊娠1、2月肝胆养胎，木火之气偏亢，故妊娠早期常出现恶心、呕吐、厌食、嗜酸。《内经》曰："诸逆冲上，皆属于火。"而正常早孕反应一般于孕3个月自行停止，但由于患者体质及外界因素影响，使其孕月已至3、4月间，木火之气仍当令不降上扰胃气而呕吐不止。酸为肝之性，杨老认为:顺其性为补，逆其性为泻。故治疗恶阻常用竹茹、桑叶、丝瓜络养血柔肝而息风，用黄芩苦寒以清热，用乌梅酸收以泻肝(乌梅收敛肝之性，则为泻肝)。在此基础上，加入和胃降逆之陈皮、半夏、白术等药，临床中应用此法治疗胃虚肝热之恶阻，屡获良效。一诊、二诊用半夏和胃止呕，三诊、四诊呕吐缓解，即刻停用半夏，乃"中病即止"之意。此外杨老指出，呕吐严重者应注意是否并发胃炎，近年来研究发现妊娠恶阻可能与感染幽门螺旋杆菌有关。

病案3

邱某，女，29岁，初诊日期：1995年5月23日。

主诉：结婚五年余未育，月经不调半年。

现病史：患者1990年1月结婚同居，1990年3月孕30多天行人流术。术后工具避孕至1994年6月摘除，但一直未孕。月经初潮13岁，周期37~50d，经期4d，量中，色暗红，块（-），痛（-）。1994年10月开始月经不调，周期2~3月一行，经期4d，量色同前。1994年12月因宫颈糜烂Ⅲ度行宫颈烧灼术，术后停经一个半月，之后间隔3个月再至。末次月经1995年5月12日行，周期3个月，持续4~5d净。

检查：查体，舌淡红，苔少薄白，脉弦滑较细无力。妇科检查，已婚未产型；阴道，通畅；宫颈，光滑；宫体，前位，常大常硬，活动受限；附件，左侧增厚压痛（+）；分泌物，量少色质黏。

【中医诊断】月经不调、继发性不孕（脾肾气虚证）。

【西医诊断】月经不调、继发性不孕。

【辨证】患者脾肾气虚，化源不足，精血亏虚，经行不畅，难以摄精成孕。

【治法】健脾益肾，调经种子。

【处方】

人　参15g	黄　芪30g	白　术15g	山　药15g
当　归15g	白　芍15g	熟地黄25g	紫河车15g
香　附10g	陈　皮15g	泽兰叶15g	鸡血藤50g
甘　草10g			

二诊（1995年5月29日）：服药5d，月经来潮，服药以来两乳胀痛，小腹两侧掣痛绵绵，伴腰疼背酸，面部红肿刺痒。查体舌质淡细腻，少苔薄白，脉沉弦细，面部有散在片状丘疹。更改药方。

木　通10g	苍　术10g	苦　参10g	知　母10g
荆　芥15g	防　风10g	牛蒡子15g	蝉　蜕10g
土茯苓50g	白茅根50g	何首乌50g	川楝子20g
玄　胡15g			

三诊（1995年7月1日）：继服药30d，患者自上次月经来潮后至今未行，BBT无排卵异常，服上方后面部痤疮减轻，目前右侧少腹痛。查体：舌质淡，苔薄，脉弦细。更改药方。

人　参15g	黄　芪30g	白　术15g	丹　参25g
桃　仁15g	莪　术15g	当　归15g	蜈　蚣2条
土鳖虫10g	全　蝎10g	鸡血藤50g	甘　草10g

四诊（1995 年 10 月 30 日）：服上方 30d，患者 7 月 15 日经来潮，至今未行，乳胀半月，目前有恶心，食纳可，尿频，大便正常，眠佳，倦怠嗜睡。查体：舌淡红，苔薄白，脉弦滑。理化检查：B 超检查：膀胱充盈下探查，子宫增大期内可见胎囊大小 3.6cm×3.3cm，胎芽（+），胎心（+）。AGE：7W6d。确诊早孕。

【按】 患者为继发性不孕。继发性不孕是指曾经孕育过而后未避孕而未再受孕，而不育指孕后不能孕育胚胎或胎儿成活。现代医学认为不孕不育的主要原因是排卵障碍和输卵管因素。中医认为主要为母体的功能失调，以肾虚为本，不能摄精成孕。《医学衷中参西录》曰："男女生育，皆赖肾气作强，肾吐自能荫胎也。"肾为先天之本，元气之根，主藏精气，既藏先天之精，又藏后天水谷之精，为生殖发育之本源。肾精壮盛、充足则生殖能力强，肾精虚衰、不足则生殖能力弱。受孕之前，有赖于父母肾精之旺盛、强壮而结合成形；受精之后，又借助母体肾气充盛的支持、滋养而生长发育。该患者初始就诊时乃月经不调，经追问病史是由于第一次怀孕行人工流产术后，输卵管发生慢性炎症，以至于输卵管通而不畅，并发卵巢功能下降，排卵障碍，子宫内膜反应不良，多方因素导致患者继发性不孕。杨老指出，不孕症的治疗，首先要查清其原因是在男方，还是在女方；是先天性的生理缺陷，还是后天的功能失调。进而则因人、因病、因时而辨证施治，但应强调的是，先天性生理缺陷非人力、药物所能改善，即使是后天功能失调，亦并无绝妙神方每人皆宜，应审因论之，对症下药，方可取效。从本例患者而言，输卵管通畅试验是达到治疗目的的方法之一，输卵管通而不畅，可以通过通水术达到逐渐扩张输卵管的作用。且患者中间中断治疗后加重病情，使治疗增加难度，需在治疗炎症的同时，恢复排卵功能。故以毓麟丹为主方加减治疗，受孕后为使胚胎正常发育，又以四物汤合寿胎丸加减益气养血，固肾安胎，使胚胎孕育成活至足月分娩。方中当归的应用是杨老用药的特点之一，很多医家在妊娠期间不敢使用活血药，恐其流产。杨老说，当归虽有活血作用，但在四物汤中主要是养血作用，同时归、芍配伍可以养血止痛安胎。现代药理作用也提示，当归挥发油和阿魏酸能抑制子宫平滑肌收缩，而其水溶性或醇溶性非挥发性物质，则能使子宫平滑肌兴奋，当归对子宫的作用取决于子宫的功能状态而起到双相调节作用。

病案 4

刘某，女，25 岁，初诊日期：2003 年 9 月 14 日。

主诉：孕 6+ 月，下肢浮肿半月。

现病史：患者既往月经正常。末次月经 2003 年 3 月 4 日，停经 52d 时超声检查确定宫内妊娠，并见早孕反应。现孕 6 月余，自觉因天气变化着凉后而下肢浮肿、冷感，曾自行热水泡脚，但浮肿未减轻反而加重，且逐渐出现颜面浮肿，晨起明显，伴气短乏力，周身不适，腰酸痛胀，食欲缺乏，小便清，大便正常，故前来就诊。

检查：查体，舌质淡，边有齿痕，苔薄白微腻，脉弦滑而细。孕妇体态，查体合作，下肢浮肿（++），血压：130/86mmHg。产科检查：宫底脐上一指，触及胎动，胎心音 146 次 / 分。

【中医诊断】 子肿（脾肾气虚证）。

【西医诊断】 妊娠浮肿。

【辨证】 患者脾肾阳虚，水湿内停，泛滥肌肤而致子肿。

【治法】 健脾补肾，消肿安胎。

【处方】

党　参 15g	白　术 15g	黄　芪 15g	陈　皮 15g
木　香 10g	茯苓皮 10g	生姜皮 10g	桑白皮 10g
车前子 15g	大腹皮 10g	菟丝子 20g	巴戟天 15g
甘　草 10g			

二诊（2003 年 9 月 20 日）：服药 4d，用药后诸症减轻，仍觉身重不适，尿频，但程度不重。查体：舌质淡红，苔薄，脉弦滑细。中药继服。

三诊（2003 年 9 月 25 日）：服药 4d，患者诉无特殊不适，浮肿消退，停药。

【按】古籍对本病的论述，早在《金匮要略·妇人妊娠病脉证并治第二十》即有记载，谓"妊娠有水气，身重，小便不利，洒淅恶寒，起即头眩，葵子茯苓散主之"；《内经》指出："诸湿肿满，皆属于脾""肾者，胃之关也，关门不利，故聚水而从其类也"。妊娠肿胀的发生机理，主要与水液代谢失常密切相关，加之素本虚衰，因妊重虚，故致脾虚湿盛，流溢肌肤而浮肿；脾虚不能温熏肾阳，水湿下注四肢泛溢肌肤而浮肿。妊娠中、晚期出现肢体及颜面浮肿，多见于妊娠期高血压（指孕妇在妊娠期出现一过性高血压、蛋白尿症状），常伴有浮肿，但本患者并无高血压及蛋白尿症状，只是单纯的浮肿，尚无明显的器质性病变，故属于中医所述之功能失调而致。故治疗以健脾补肾、利水消肿安胎为主，杨老临证善用补中益气汤合五皮饮加减，补中益气汤健脾补气以治本，五皮饮利水消肿以治标，利水而不伤阴，消肿而不滞气。补中益气汤去升麻、柴胡、当归等理气活血之品，加车前子，取《内经》"腰以下肿，当利小便"之意。本案患者四肢浮肿有冷感，加巴戟天温肾助阳兼通血脉，虽利水消肿不忘安胎，故用菟丝子滋肝肾、固胎元。五皮饮方出自《华氏中藏经》，原方为治疗皮水之剂，"治头面四肢水肿，小便不利，心腹胀满，上气喘促，以及妊娠水肿诸症"，其茯苓皮淡渗利水健脾，走表善利肌肤之水肿，如《本草纲目》曰"茯苓，主水肿肤胀，开水道，开腠理"，现代药理研究其利尿机制可能与影响肾小管对 Na^+ 的重吸收有关，而非钾盐所致，并茯苓聚糖有提高机体免疫功能的作用；陈皮理气化湿和中；生姜皮、大腹皮温经通脉，利水消肿，二药并有发汗之功，又取《内经》"腰以上肿，当发汗乃愈"之意；桑白皮可泻肺降气，行水消肿，其水提取物、正丁醇提取物均有明显的利尿作用，其前剂有抑菌作用，又能改善周肠功能促进谷物及营养物质的吸收；木香理气行滞安胎，防止水气壅塞而气机不畅。

杨老指出，本证虽以脾肾阳虚为根本，但临证治疗应注意兼顾泻肺，因正常水液代谢无不与肺的宣降密切相关，《内经》云："饮入于胃，游溢精气，上输于脾，脾气散精，上归于肺，通调水道，下输膀胱，水精四布，五经并行"，即说明了肺在水液代谢过程中的功能。而《傅青主女科》也说："妊娠有至五个月，肢体倦怠，饮食无味，先两足肿，渐至遍身头面俱肿，人以为湿气使然也，谁知是脾肺气虚乎！……总以健脾补肺为大纲"，更强调了治肺的重要性。另五皮饮药物均用皮入药，取其药性走表而不伤胎，但临证仍需"中病即止"，治疗的同时，注意密切监测血压、尿蛋白，一旦发现异常立即对症治疗，以免贻误病情。

◎总结/体会◎

杨老在学术上宗《内经》《金匮要略》辨证论治体系，治妇科疾病博采陈自明、张景岳、傅青主等诸家学说，无门派偏见，取长补短。学问，就要博学求精，体验于实。"博"者，广学博取，由博返约。自古医之为道，非精不能明其理，非博不能至其约，业精者无以言其博，而学不博者，又无以返其约，二者相辅相成，辩证统一。古人云："读书之法，当循序而渐进，致一而不懈，从乎句读文义之间，而体验乎操存践履之实，然后心静理明，渐见意味，不然，虽则广求博取，口诵五车，而又奚于学哉。"杨老一生孜孜以求，学习不辍，在多读书的基础上，领会经典精神实质，取其精华，指导临床、科研及教学。即使是花甲之年，对《内经》条文仍背诵如流。如《素问·脏气法时论》中说："肝苦急，急食甘以缓之""肝欲散，急食辛以散之，用辛补之，酸泻之"。肝藏血、主疏泄，其性喜条达，顺其性为补，逆其性为泻，故以辛散为补，以酸敛为泻杨老治疗妊娠恶阻，常用桑叶、竹茹、丝瓜络养血柔肝而息风，用乌梅酸收以泻肝，乌梅收敛逆肝之性，则为泻。杨老又常用芍药甘草配伍治疗妇人腹中疼痛，每获良效。即根据"甘以缓之，酸以泻之"的组方原则，酸能敛肝阴，泻肝阳，甘能养肝阴，缓肝急，达到酸甘化阴、缓急止痛的目的。我们应深刻学习杨老的学医精神，在从医道路上来继承和创新祖国医学。

（刘 业 丛迪迪 **整理**）

辽宁省名家医案

　　共选载辽宁省8位名老中医的临床治疗经验，均按出生日期为序依次排列。医案选材严谨、总结全面，集百家所长。每则医案后加一段按语，详细阐述其理法方药及辨证论治的规律。为方便读者加深理解，提高学术素养，从名老中医经验中受到启迪，获取更多诊疗经验，该篇详细编入辽宁省8位名家的学术思想、学术成就和临床经验，希望能帮助更多的青年中医来传承他们的宝贵经验，从而提高临床水平，为中医发展做出贡献。

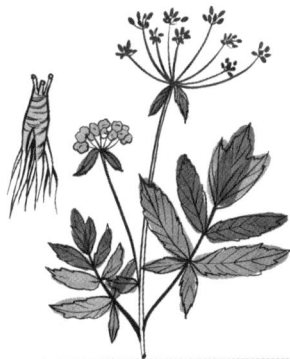

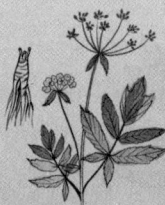

白山黑水，杏林撷珍——东北名医医案精粹

王乐善治疗疑难重症经验

◎名医简介◎

王乐善（1912—2002年），男，汉族，辽宁省义县人。出生于中医世家。由于家庭的影响，耳濡目染，他很小便对祖国医学产生浓厚的兴趣。早年，他一边刻苦攻读，一边随父行医，他天资聪颖，才识过人，对内、外、妇、儿各科无不精专，并练就一套独特的针刺手技。在新中国成立前，他担任过我党地下交通员。新中国成立后，被分配到锦州铁路中心医院，担任中医科科主任。1957年初，被借调辽宁中医学院编写教材；1969年初，正式调到中医学院任副教授、中医主任医师及附院中医技术顾问等职；1991年，王老被国务院、国家中医药管理局、人事部确定为首批全国老中医药专家学术经验继承指导老师；1992年，被国务院批准为有突出贡献专家，享受国务院政府特殊津贴。王老除为广大群众解除疾苦之外，一直坚持教学和带徒工作。发表了20余篇论文，曾多次参加省、市和全国学术交流会，并曾获得学院及省、市中医学会和省、市科协的表彰与奖励。他对自己的著作《百病医案》几易其稿，不断地增添新的内容。近年出版的《千家妙方》《当代名老中医临证荟萃》等中医界集锦之作，都将他的宝贵经验列入篇中。

◎学术思想◎

1. 疑难重症，治疗有方

王老每每想到党和人民给予的诸多荣誉，心情总是不能平静。他决定在垂暮之年要攻克一些一直以来严重威胁人们生命和健康的疑难重症。对于疑难病症治疗，他70载行医都在不断探索、不断创新。面对疑难病症，王老总是知难而上，乐于攻坚克难，善起沉疴。凭着平素刻苦钻研和几十年的临床经验，他满怀信心、意志坚定地去攻关。终于接二连三的一个接着一个顽症被他攻克。案例不胜枚举。王老认为，许多顽症病疾，多须扶正祛邪。"邪气盛则实，精气夺则虚"，正邪的盛意，决定着病变的虚实，而顽症疾病常是虚中挟实，宜攻补兼施，又往往是宜重补轻攻。补法有益气、养血、滋阴、助阳等不同，攻法又有软坚破积，渗利消导之别，随证酌情灵活运用。

2. 古为今用，立足创新

王老坚定不移地热衷于继承、发扬祖国医学遗产，他认为，古人留给我们的丰富经验，值得我们认真学习，只是，我们学艺不精，领悟得不深，需要狠下功夫刻苦钻研，领会其精神实质。但在临证时则又不可拘泥于古法，要有所发挥创新，这样，才能体现出在继承的基础上发扬光大。王老的临床实践，体现了这一学术主张。比如实践中，王老认为"风扉者，卒不能语，口噤，手足不随而不僵直是也"又"扉之为病也，身无痛者，四肢不收，智乱不甚，其言微知可治。甚则不能言，不可治也"。如因肾精亏损，髓海不足所致，治宜滋肾阴，补胃阳，开窍化浊，用地黄饮子并配合针刺，以行经气而壮元阳。

3. 通行经气，妙在用针

在两千年前，张仲景即强调针药并用，并创立了具体的操作方法，如：《金匮要略·妇人杂病》篇论述妇人杂病的总纲曰："行其针药，治危得安"；《疟病》篇对疟病的治疗明论"可发汗针灸也"。仲景治病针药并行，多受示于《黄帝内经》。《黄帝内经》特别注重针灸疗法。《灵枢》中言及刺经络、针脏腑、刺俞穴、刺部位、针刺的原理及其结果等有300多处，《素问》言"刺"者也有200多处，论述十分详尽。王老认为，中药和针灸是中医的两大优势。药能治病，针亦能治病，针药并举，则更有利于治病。他经常是临证时，亲自动手为患者行针，然后，再开方投药，有的一经针刺，立见功效，再配合服中药，自然疗效倍增，王老以针药并举治疗不少难治之症。如链霉素中毒性耳聋便是其一。

4. 临诊辨证，别有见地

王老在临床实践中，也常常别开生面，独具匠心。例如，对经久不愈的消化道溃疡，他认为是气血两虚所致，治宜补气养血，方用八珍汤加黄花。对甲状腺功能亢进，他认为是因为心阴不足，肝气过盛，以致疏泄太过而成患，治宜泻肝散郁，方用龙胆泻肝汤合逍遥散加减。对坐骨神经痛和椎间盘脱出症，他认为皆属痹证，治宜强筋壮骨、温补肝肾，方用八味丸加乳香、没药、牛膝、杜仲。对肾结石和膀胱结石，他认为是因为肾气不足，下窍失利所致，不用排石汤，而以济生肾气汤加砂仁治之。对失眠症，他认为，不外乎由于思虑过度，心脾两虚，或暴怒伤肝、相火偏盛所致，治宜健脾温中，舒肝养血，方用逍遥散加味以上所举，疗效可见之斑。王老临证，善于审其阴阳，以别虚实，从证定法，或扶正，或祛邪，或调解，王老用药少而且精，用针取穴亦然。他在取穴上，有个执简驭繁的歌曲：头面、上肢刺达治，躯干、下肢选"通脉"，补湿莫忘足三里，祛邪牢记"曲池"掸。凡经过王老针刺治疗的患者，无不为其立竿见影的疗效而赞叹。

◎治法特点◎

1. 善用经方，以常达变

王老治病的最大特点是治病不分科，无论内、外、妇、儿、五官、皮肤的疾病，只要找到他的，都有办法给予治疗。在治疗中，擅长"针药并举"。并常说："中医讲，一针二灸三用药，针能治病，药亦能治病，针药合用更能治病。因此，在临床中应针则针，宜药则药，或是针药并用。"用药方面，王老推崇经典，善用经方，组方灵活多变。深厚的理论积淀和70年的实践经验，总结出一套较为系统的治病理论。根据形体三焦的辨证方法，总结出一套治病的常法，对于大部分常见病，都形成了用之有效的基础方，临证时再随症加减，做到以常达变。

2. 采取针药并举之法

用针方面，王老在祖传针术和长期实践中，积累了丰富的经验，并敢于创新。主张选穴要少而精。他摸索出了十大要穴，有的是十二经原有的，有的是自创的新穴，疗效显著。可以治疗从头到足，从表到里的各种病变。宁失其穴，不失其经，由于对经络走行烂熟于心，因此针刺又可做到不拘泥于某个穴位，可根据个体差异灵活多变。针刺时注重得气，以有针感为度。针刺手法独到，注重辨证施针。持针如握虎，要神情专注，自身内气充盈，精神内守进针、行针之时方能气到指尖，做到气随针走、针随手入。有的部位快针、深刺、重手法，如腹部、四肢。有的部位不提插、不捻转、轻手法，如面部、颈部。根据病症的寒热虚实不同，选择呼吸补泻、捻转补泻、开阖补泻、提插补泻等不同手法。经王老针刺治疗的患者往往能收到立竿见影的效果，常使在场之人惊叹不已，赞为神医、神针。

3. 独创针刺"完骨穴"治疗耳聋

链霉素等抗生素，在20世纪中期曾被广泛应用于临床，但此类药物具有耳毒性，引发的药物中毒性神经性耳聋也成了一难治疾病。更让人惋惜的是，患病的多是儿童，王老用针灸和中药并治药物中毒性神经性耳聋取得成效，其病情比较顽固，且无特效疗法，西医认为是禁区。王老用针灸、中药并治的办法，有效率达90%以上。如今，已使150多名因链霉素、卡那霉素等药物中毒引起的神经性耳聋患者，恢复了听力。一般患者的听力提高了30dB以上，最高的则提高77.5dB。这些患者年纪最小的4岁，最大的51岁，引起中毒的药物最少量为1支，最多为130支，听力降低最轻的为40dB，最重的100dB以上，病程最短的11d，最长的28年之久。王老独创出针刺"完骨穴"治疗耳聋。研究以患者治疗前后电测听、脑干电检查为观察指标。

4. 周痹需以扶正为主

（1）王老有着50年的临床经验，对于周痹他认为：周痹作为痹证的一种固然不能除外，风寒湿三气杂至合而为痹的外因，但尤当重视的是人体之正气。因此他十分强调："邪之所凑其气必虚；正气存内邪不可干的机理。"正如：《灵枢·百病始生篇》中所说："风雨寒热不得虚邪不能独伤人。猝然逢急风暴雨而不病者，盖无虚故邪，不能独伤人。"临床所见周痹患者一般并无明显外因且常伴有一些肝肾虚的症状。辨其病机可总括为：肝肾亏虚、筋骨失养或积劳成疾。如此立论便决定了在治疗上必须以扶正为主。又从其病在筋骨的客观实际出发则必以壮阳补肾、温经散寒、益髓添精、强筋壮骨之法方能除邪祛痹。

（2）王老采用的方药是八味丸加乳香、没药、牛膝、杜仲、砂仁。众所周知一般引起坐骨神经痛的绝大多数病因是椎间盘脱出症和软组织劳损。其主要病理表现为：组织的退变和损伤。例如椎间盘脱出症多发生在中年以后由于自然的生理变化，椎间盘各部均开始退变，髓核失水和纤维化、纤维环透明变性，软骨板也渐渐为骨组织所取代。如果上述之部分的退变接近一致则不会发病；倘若纤维环或软骨板退变迅速，那么尚较饱满的髓核便可能因缺少足够的缓冲和阻力而脱出。从祖国医学"肾主骨、生髓"，肝主筋等理论出发应用附子、肉桂可壮阳补肾、温经散寒；山药、山萸肉、熟地、杜仲能够益髓添精、强筋壮骨、提高损伤组织的再生能力抑制组织退变；砂仁健脾强胃以壮后天之本；重用茯苓、泽泻二味利水渗湿，可使离开解剖位置的髓核脱水减张，从而让不饱满的髓核重新复位。乳香、没药、牛膝、丹皮活血散癖、消肿、止痛，可促进血液循环，有效地抑制软组织的退变。这样椎间盘的三个组成部分就能够在近乎一致的缓慢蜕变中重新建立力学平衡。

◎基本方及方解◎

1. 基本方药

黄　芪 15g　　焦　术 15g　　陈　皮 15g　　升　麻 10g

柴　胡 15g　　党　参 15g　　甘　草 15g　　当　归 15g

用法：先将上药用适量水浸泡 30min，再煎（武火煎沸后改文火煎 30min），每剂煎 3 次混合，分 2 次服（早饭前 30min 及睡前各服 1 次）。服药期间，忌腥冷、辛辣及油腻食物，避免过劳及情志所伤。

2. 方解

按李东垣书中的立方本旨所言，补中益气汤中黄芪用量最大，人参、甘草次之。用黄芪旨在"益皮毛而闭腠理，不令自汗，损其元气"，可见本方首先以固元气为其要旨；人参治"上喘气短"，此症恰为心肺疾病之常见症状；炙甘草"泻心火而补脾胃中元气"。方中其他辅药，同样配伍巧妙，甚至起到画龙点睛之效。如"必加升麻、柴胡以引之，引黄芪、甘草甘温之气味上升"。此用法应受其师影响较深。张元素曾言："人参得升麻引用，补上焦之元气，泻肺中之火可见"，升麻、柴胡的使用也是考虑到补上焦元气。用陈皮理胸中"气乱"又能助阳气上升，以散滞气，助诸甘辛为用。治以"辛甘微温之剂生阳气，阳生则阴长"。故投当归以"和血除烦"。

◎病案举例◎

病案 1

刘某某，男，38 岁，初诊日期：1983 年 11 月 1 日。

主诉：步态不稳，头摇不止 9 年余。

现病史：9 年前开始步态不稳，站立不住，步态蹒跚，四肢萎软，头摇不已，眼球震颤，声低音微，吐字不清。兼见时而吞咽呛噎。1977 年经 x 医院确诊为小脑共济失调，医治无效。

检查：由人扶持入诊室，神疲倦怠，应答迟钝，手不能持，足不能立。舌质微红，苔薄白，脉弦缓。

【中医诊断】风痱。

【西医诊断】小脑共济失调。

【辨证】肾精亏损，髓海不足。

【治法】滋肾阴，补胃阳，开窍化浊。

【处方】地黄饮子并配合针刺。

熟　地30g	桂　枝15g	附　子5g	苁　蓉15g
巴戟天15g	远　志15g	山萸肉15g	石　斛15g
麦　冬15g	五味子5g	菖　蒲15g	茯　苓20g
薄　荷15g			

日1次剂，水煎服。

针刺通脉及达治穴（两穴皆为王老的经验穴），预突穴，每日1次。

二诊（1983年12月1日），经1个多月的治疗，不仅能缓步走路，而且能自己连上三层楼梯。

三诊（1983年12月23日），头摇已止，眼球震颤消失。

四诊（1984年2月7日），上肢已不颤抖，可端半碗水。

五诊（1984年3月20日），能写字，字迹清楚，行距整齐。

【按】王老认为此证属于"风痱的范畴。风痱者，卒不能语，口噤，手足不随而不僵直是也。"痱之为病也，身无痛者，四肢不收。智乱不甚，其言微知可治。甚则不能言，不可治也。此病盖因肾精亏损，髓海不足所致治宜滋肾阴，补胃阳，开窍化浊。用地黄饮子并配合针刺，以行经气而壮元阳。

病案2

吕某，男，27岁，初诊日期：1982年12月13日。

主诉：两上肢痛觉迟钝4年余。

现病史：4年前开始两上肢痛觉迟钝，逐渐温觉亦迟钝。1982年7月经x医院确诊为脊髓空洞症。经治无效来诊。

检查：神志清晰，言语流利，颈软，克氏征（+），眼球震颤（−），由第四颈椎至第一胸椎棘突压痛，上肢温觉、痛觉减退，肩背部有两处烫伤瘢痕，脊柱向右侧弯曲，下肢知觉正常。舌质淡红，苔薄白，脉弦略数。

【中医诊断】虚劳偏枯。

【西医诊断】脊髓空洞症。

【辨证】气虚兼有痰浊内聚。

【治法】益气升阳，辅以豁痰散结。

【处方】

黄　芪30g	白　术15g	陈　皮15g	升　麻10g
柴　胡15g	党　参15g	当　归15g	桂　枝15g
瓜　蒌30g	麦　冬15g	甘　草15g	

日1次剂，水煎服。

针刺扶突、天柱，每日1次。

二诊（1982年12月28日），服药15剂，针刺15次，上肢温、痛觉有所恢复。

三诊（1983年1月），服药18剂，针刺18次，经本院神经科检查;温、痛觉基本恢复正常。

【按】脊髓空洞症，是脊髓的一种慢性、进行性的病变。治疗一般认为，本病是虚证，收效不显。王老认为与古籍中论述的"虚劳偏枯"相似，提出独特创新的治疗方法，独到的方药收到桴鼓之功。此例乃气虚兼有痰浊内聚，系虚中夹实之证。"虚则补之，实则泻之"。治宜益气升阳，辅以豁痰散结。方用补中益气汤加桂枝、瓜蒌、麦冬，补中寓攻而收效。

病案3

康某某，男，53 岁，初诊日期：1978 年 7 月 4 日。

主诉：左半身不遂 6d。

现病史：左半身不遂，左颈麻木，左手无力，左踝关节萎软，站立时左足向外翻，足趾不会活动，左下肢不能独立，走路须人扶持。发病已 6d，逐渐加重，经外地医院检查，按脑动脉供血不足治疗，本院检查意见为右侧脑血管痉挛供血不足所致。

检查：意识清楚，语言正常，舌质舌苔正常，脉弦紧。血压 190/120mmHg。

【中医诊断】中风。

【西医诊断】右侧脑血管痉挛供血不足。

【辨证】风邪乘虚中经，则出现半身不遂，脏腑尚未受邪，故意识清楚，语言正常，舌质舌苔无变化。

【治法】祛风补虚。

【处方】黄芪五物汤加减。

> 黄 芪 50g　桂 枝 15g　白 芍 15g　甘 草 15g
>
> 羌 活 15g　荆 芥 15g

3 服，水煎服。

穴位：天柱、曲池、绝骨、通脉、空前，日 2 次针刺。

二诊（1978 年 7 月 5 日），左手麻木减轻，手指活动已正常，左足已能放平，踝关节萎软大减，已能自己扶拐走路。处方、针刺同上。

三诊（1978 年 7 月 10 日），左手较前有力，左膝踝关节软，足五趾仍不能活动。针刺：通脉、绝骨、空前，左上肢活动正常，左颈麻木已消失，左膝踝关节仍萎软，足趾不能活动。辨证：左上肢已正常，为上焦正气已复，左下肢效果不明显，为肝肾不足所致。可改用补肝益肾养心之法。

【处方】地黄饮子加减。

> 熟 地 30g　山萸肉 15g　石 斛 15g　麦 冬 15g
>
> 五味子 3g　远 志 15g　茯 苓 20g　寸 云 15g
>
> 肉 桂 10g　巴 戟 15g　薄 荷 10g

3 服，水煎服。

穴位：绝骨、通脉、足三里，日 2 次针刺。

四诊（1978 年 7 月 27 日），左上下肢活动力量增强。处方、针刺同上，以巩固疗效。

【按】凡开始证见半身不遂，或伴有口眼㖞斜，但无猝然仆倒，神昏不语者，治以祛风补虚之法，先针刺天柱、风池绝骨、足三里，有的当时全身出汗，偏瘫立见好转，患肢亦能活动，后用黄芪五物汤加减，往往能收到显效；如发病证见猝然仆倒，神昏不语，并有半身不遂，口眼㖞斜，唇缓涎出者，治以泻火清痰，养阴凉血之法，投以羚羊石膏汤，初得者，每能立见功效。若无喉中痰鸣，或此种症状已消失者，本方可不加清痰、泻火药物，如大黄可以不用，亦能奏效。总之，处方要根据病情加减。对久病的这种患者，则不用本法，可改用活血化瘀之剂，如补阳还五汤加减较好。同时配合针刺足三里、绝骨、天柱、肩髃，如此针药并举，确能提高疗效。

病案 4

董某某，女，46 岁，初诊日期：1982 年。

主诉：头痛，二目热赤、胀痛，右眼较重，眼球转动时疼痛加剧数日。

现病史：患者 1959 年患巩膜炎虹膜炎经治不效。其后病情时轻时重。近日来头痛、二目热赤胀痛，右眼较重，眼球转动时疼痛加剧，眼前如云雾状及虹视视物不清，有时二目有疲乏感，嗜睡少神，恶心不欲食，口干欲饮，全身乏力。

检查：两眼角膜周围呈紫红色结节，稍隆起，角膜呈灰白色混浊，右眼瞳孔稍扩大，并见褐色色素沉着，指压有坚硬感。视力右 0.7，左 0.5。眼压：右 5.5/0=41.38，7.5/2=42.12，10/4=43.38，左 5.5/5=17.30。

【中医诊断】绿风内障。

【西医诊断】巩膜炎继发青光眼。

【辨证】胆火炽盛清窍不利。

【治法】通窍泻火益精明目。

【处方】羚羊五子散。

<table>
<tr><td>羚　羊 5g</td><td>茺蔚子 15g</td><td>青箱子 15g</td><td>牛蒡子 15g</td></tr>
<tr><td>车前子 15g</td><td>蔓荆子 15g</td><td>草决明 15g</td><td>木　通 15g</td></tr>
<tr><td>甘　草 15g</td><td>菊　花 15g</td><td></td><td></td></tr>
</table>

日 1 次剂，水煎服。

针刺完骨穴（每次针感传到眼球针后头痛目痛明显减轻视物较前清楚）。

二诊，服药 9 剂，头痛减轻，左目亦不痛，右目痛减轻，白睛充血。前方羚羊加至 10g。

三诊，又继服 9 剂，针刺同前，白睛隆起部及紫红色结节已消失，视物较前清楚。

四诊，继服 18 剂，针刺同前，双目视物清楚，目痛头痛已 2 月未发。检查：视力右 0.6、左 1.0，双睑结膜充血 (+)，双眼球结膜充血 (-)，围绕角膜周围的巩膜呈深灰色斑，角膜可见云翳，双瞳孔等大对光反应 (+)。眼压：右 5.5/3.5=22.7、5/5.5=23，左 5.5/5=17.30。眼底视神经乳头圆形，边界清，色正常，动：静 =2 ： 3，黄斑中心凹反射（+）。

五诊，又服 6 剂，针刺同前，双睑结膜充血（-）。眼底检查同前。眼压：右 5.5/5=17，7.5/8=15，左 5.5/5=17.30。精神正常，饮食增加，全身无不适感。

【按】巩膜炎继发青光眼，是眼病的顽疾。虽经多方医治，仍有一些患者多年不能痊愈，视物不清，头痛目疼苦恼万分。通过临床实践，采取针药并治，确比单用中药治疗收效要快。临床采取针药并治巩膜炎继发青光眼，是以针刺完骨穴泻胆火行经气，治青光眼引起的头目胀痛，用中羚药羊五子散（经验方）通窍泻火、益精明目治巩膜炎引起的目赤云翳。

◎总结/体会◎

从临床实践来分析，王老刻苦钻研，熟读经典，可掩卷背诵，寻求古训，深研各家，但师古不泥古，不断创新，在治疗中能针善药，针药并举，针法独具特色，并且自学西医、中西医结合，治病不分科，攻克了许多疑难病。中药的功用是调理脏腑，平衡阴阳，针灸的作用是疏通阴阳，运行气血。脏腑属里，经络属表，"病之在内者药饵攻之，病之在外者针石取之"，"五脏六腑之内实者通之以药饵，四肢八节之外实者泻之以针灸"（语出宋代史堪《为医总论》），针药并用，内外合力，互为依托，互相促进，能最大限度地调度人体正气，达到分进合击，对病邪形成"合围"之势，达到"聚而歼之"的目的。内服中药主要是调理脏腑功能，外施针灸主要是疏通经络气血，针药结合，内外兼施，的确能起到事半功倍的治疗效果。王老善用中医经方，主要指东汉著名医学家张仲景所著《伤寒论》和《金匮要略》中收载的 200 多服配方。经方是中华民族使用天然药物的经验结晶，也是中医药学中规范性最强的核心内容。这些配方历经数千年大样本的检验，配伍规范严谨，疗效显著可靠，不仅是中医治病救人的有效手段，更是中医学术传承的重要载体。学习中医就是要很好地继承古人的东西，并且还要创新，博采众方就是要我们不断学习、不断完善，当代不乏临床应用经方治疗多种疾病的大家，他们的有效治疗经验也被广泛推广。从药物用量、方剂剂量方面对经方运用进行思考和总结，是经方现代研究的重要内容。经方的用量换算、历史传承脉络需要被理清，现代经方用量与疗效关系也是严重影响中医临床疗效的关键因素。在继承古代经方运用的基础上，当代医家也有着不同的感悟与应用心得。王老治学思想严谨，富于开拓创新，极力主张以"古为今用"的原则进行科学研究。只有这样，才能让中医立于不败之地。

（梁 群 张笑言 整理）

崔兴源治疗咳喘经验

◎名医简介◎

崔兴源（1914—2009 年），男，汉族，出生在辽宁省法库县二台子乡一中医世家。其祖父及父亲均为中医。崔老幼承家训，耳濡目染其长辈运用中医药治病疗疾屡起沉疴的情景，对中医药产生浓厚的兴趣。立志鞠躬岐黄、济世救人。其自学医书，诵读《黄帝内经》《伤寒杂病论》《温热经纬》《温病条辨》《汤头歌诀》《药性赋》等中医古籍。1952 年在法库县和发洪药房坐堂。1955 年到辽宁中医进修学校（辽宁中医学院前身）进修学习。1958 年 3 月，辽宁省中医院成立，医院选拔人才，身为辽宁中医进修学校优秀学员的崔老被选中，调入辽宁省中医院，从此，在中医院的临床实践中开始其名医生涯。崔老行医 60 余载，熟语经典、治学严谨、大胆探索，融汇各家，学验俱丰，积累了大量治疗内科杂病的成熟经验，并形成其治疗肺系疾病的独特理论体系及遣方用药原则。崔老认为，肺系疾病病因病机不外乎风、痰、瘀三方面，在此基础上审证求因，辨证论治。崔老主张学习中医理论必须循序渐进，不可急于求成。学无捷径，贵在于心。精勤博览，方得真要。因其临床经验丰富，经常应邀在院内或兄弟医院对疑难杂症进行会诊，誉满省内外，深得民众信任，民间有"咳喘王"之誉。晚年，崔老又肩负起"慢性支气管炎""慢性肺源性心脏病"等科研任务，他不辞辛劳，励精图治，在较短的时间里完成了慢性支气管炎、肺心病的辨证分型与立论选方。

1979 年，崔老被辽宁省中医学院聘为第一批硕士生导师，开始培养研究生工作。崔老勤于传授，1979—1982 年带教研究生张庆荣，其后又先后指导了师承人员马丽佳、曲妮妮等人，每次出诊，凡有典型医案。崔老必一一讲解。口传心授，分析病因病机、传授治则治法毫无保留。在崔老的精心指导下，其学生均在各自领域取得不俗成绩，均已成为相关专业学术带头人。

◎学术思想◎

崔老认为，肺系疾病病因病机不外乎风、痰、瘀三方面。治疗上主张健脾治肺。

1. 健脾温肺，祛风散邪

崔老认为，外感风寒邪气，可诱发肺病。肺气卫外，为一身之藩篱，肺开窍于鼻，外合皮毛，肺为娇脏，不耐寒热，风邪具有善动轻扬开泻之性，且风邪终岁存在，故可四季致病。风侵袭人体，多从口鼻、皮毛而入，致使肺卫首当发病。临床上常见有发热、恶寒、无汗或少汗、头痛、周身酸楚、咳嗽、喘促气短、畏风、形寒肢冷等症。此乃气阳虚弱，卫外之气不固，则"风寒直中于手太阴肺"而发病。脾肺气虚为病之本，风寒束表为病之标。治疗则健脾温肺治其本，宣散外寒治其标。温一分阳气。则散一分寒邪熔"温补、宣散"于一炉，总不离温肺散寒。崔老喜用经方小青龙汤，以麻黄、桂枝、芍药、干姜、细辛、半夏、陈皮、五味子、黄芪、党参、甘草为基本方，脾肺气虚者重用黄芪、党参、甘草以益气温阳；表寒者，重用麻、桂、细辛以散表寒。虽有发热，也主张少用或不用苦寒之品。因清热解毒之药，其性苦寒易使邪气内闭，更伤阳气，加重病情。

2. 健脾顺气，化痰消饮

崔老认为，痰饮形成之内因为脾气虚。脾土不生肺金，肺虚不能主气、气不布津，肃降无权，则痰浊内蕴而贮于肺，脾虚不能运化水谷为精微上输养肺，反聚湿生痰，上贮于肺，故"脾为生痰之源，肺为贮痰之器"。痰饮结聚胸膈，则胸膈胀满，食少，咳嗽气急。痰饮上冒清阳，则头目昏眩，应用治痰之法，不可徒去其痰，必健脾益气为先。同时注重调理气机，倡顺气化痰，崔老深明《素问·至真要大论》"疏其血气，令其条达，而致和平"之精义，主张"健脾顺气"方法治疗肺病痰饮。

常用药为黄芪、党参、陈皮、木香、山药、茯苓、白术。方中黄芪、党参健脾治其生痰之源；陈皮、木香能健脾化痰，行气消滞，体现治痰理气、气顺痰消之意；山药、茯苓健脾渗湿，温肺化饮；白术补气健脾而燥湿利水。诸药配合，各具其理。着眼于痰饮之本，健脾顺气，化痰消饮。

3. 健脾护心，化瘀除痰

崔老认为，脾胃与心脏密切相关，脾胃经脉和心相通联。脾之支脉注心中，胃之大络出于左乳下，经络的连属是脾胃与心息息相关的基础。另外，脾胃转输水谷精微、化生气血、升清降冲，与心相关。脾胃健，则心之气血充盈、心火下交，肾水上升，则机体平和调顺。因此脾胃虚影响于心。心者，五脏六腑之大主也，为阳中之太阳，全身血脉的运行离不开心气的推动以及心阳的温熙。心气不足，心阳亏虚则血脉痹阻，而致血瘀。各种肺病晚期常见喘不得卧、痰多、心悸，面、唇、舌、四肢末端紫暗之症，此乃由脾土不生肺金、肺失治节，助心行血失职，使心气虚，血脉瘀阻而致。究其本，始于脾肺气虚、阳虚，终致痰饮、血瘀之复杂症候。《血证论》谓："心为火脏，烛照万物。"崔老曰：因心主血，肺主气，气为血帅，血为气母，心之阳气不足，则血液运行不畅，若瘀血不去，必使心之阳气更伤而行血无力，故肺病见瘀之象者，必须注重温通心阳，以防痰瘀互结，病难救治。常用药物：黄芪、党参、茯苓、干姜、瓜蒌、桂枝、炙甘草、当归、丹参、桃仁、红花。用黄芪、党参、茯苓健脾补气扶正；干姜、桂枝温通心阳；当归、丹参、桃仁、红花活血化瘀。诸药共奏健脾护心、化瘀除痰之效。

◎治法特点◎

1. 外感咳喘——因势利导，宣肺解表，祛邪利肺

崔老认为，外感咳喘，主要是客气（指风、寒、暑、湿、燥、火六淫之邪）干肺，肺失宣肃所致。如《医学三字经》曰："肺为五脏六腑之华盖，呼之则虚，吸之则满。只受得本然正气，受不得外来之客气，客气干之则呛而咳矣。"临床多见风寒袭肺、风热犯肺两大证型。

凡见咳嗽，咳白痰、咽痛，鼻流清涕，口干欲饮，身热恶风、汗出不畅、舌质红，苔黄，脉滑数者，为风热犯肺型，治疗主张因势利导。宣肺解表，祛邪利肺。基本用药：霜桑叶、菊花、芦根、杏仁、枇杷叶、桔梗、麦冬、甘草。霜桑叶、菊花、芦根、桔梗宣肺解表，驱邪外出；杏仁、枇杷叶、麦冬肃肺止咳。诸药合用，既轻清宣散又清降肃肺，使闭肺之邪从上下分消。

2. 内伤咳喘——明辨虚实，随证应变，重视脾胃

崔老认为，内伤咳喘主要为脏腑功能失调，致肺失宣肃，肺气上逆而致。如《医学三字经》所言："《黄帝内经》云：五脏六腑皆令人咳，非独肺也。肺为气之主，诸气上逆干肺则呛而咳，是咳嗽不止于肺，亦不离乎肺也。"

（1）清化痰热，安中理肺：此法用于痰热壅肺型。症见：喘咳气涌，胸闷气短，咳黄黏痰或痰中带血，口干，便秘，舌质红，苔黄，脉滑数。药用：黄芩、桑皮、石膏、知母、桔梗等以清热化痰，泻肺降浊，无不应手取效。但此类药物药性寒凉，不宜最大，不宜久服，中病即止，防其苦寒损伤脾胃，动摇后天之本，故宜安固中焦以理肺。

（2）健脾补肺，培土生金：此法用于脾肺气虚型。症见：喘促，咳嗽，胸闷气短，痰多色白，食少纳呆，乏力，便溏，舌质淡红，舌体胖大，舌边有齿痕，脉沉细。药用：党参、白术、茯苓、甘草以健脾养肺，制痰化饮。崔老常谓："健脾之法，具有举足轻重之作用。"通过健脾，使中宫健运，纳腐有序，上升清气，滋养于肺，从而有源之水无以枯竭。脾健运正常，既能化精微，升清阳，又能运水湿，降浊阴，水湿不聚中州，则痰无由生，肺复清虚治节之能，宣肃吐纳自如。

（3）补益胃阴，滋水润金：崔老谓素秉阴虚之人，于慢性肺系疾病中，胃阴尤显不足。缘由肺金常盗中宫之阴津，肾水更求后天之滋养，从而使原本不足之胃阴难承如此上下之争。阳土失润、燥金泛滥，则见咳喘气逆。口燥咽干，中脘嘈杂灼热，形瘦，舌质红，苔薄黄，脉细数等一派肺胃津伤症候。治用百合、玄参、生地、麦冬等甘寒清润滋沃燥土、润养胃阴之品。则上濡肺金、下阴肾水，诸症皆可逐日缓解。

（4）滋肾填精，祛痰化瘀：此法用于肾气亏虚，心脉瘀阻型。症见：喘促，咳嗽，心悸，不能平卧，口唇紫暗，尿少，双下肢浮肿，舌质紫暗，苔白，脉数或结代。崔老认为，此乃久病肾气虚弱，命门火衰，无以蒸腾汽化津液而致痰饮，肾气衰减。鼓舞气血运行无力。加之痰饮阳碍气血运行，使心脉涩滞而致血瘀。治用熟地、山萸肉、枸杞子、当归、丹参以滋肾填精，祛痰化瘀。

3. 治痰之要

（1）速除贮肺之痰：崔老谓肺为贮痰之器，各脏腑功能失调所生之痰，多贮于肺，肺失宣肃而咳喘。临证常用：桑叶、菊花、紫苏、枇杷叶辛宣发散，祛痰外出；瓜蒌、桔梗、黄芩、海浮石苦寒清热化痰；桂枝、茯苓、细辛、半夏温药和之以温化寒痰。辨证施药，速除贮肺之痰。

（2）治其生痰之源：崔老认为痰生于脾，本于肾，贮于肺。临证常用：党参、山药、茯苓、白术健脾运湿；用熟地、山萸肉、补骨脂、枸杞子滋肾利水；用党参、白术补肺助其宣散水饮。肺、脾、肾三脏宣散、转运、气化有序，则痰无由生。

（3）治痰勿忘理气：崔老谓此法所言含义有二：其一，在祛病剂中加些柴胡、香附、

厚朴等理气之品，以调畅气机，达气顺痰消之效。如《证治准绳》云："不治疼先治气，气顺一身津液亦随之而顺矣。"其二，意在重视调理五脏之气化功能，温调五脏，制痰化饮。

①温益肺气以散内外寒饮：崔老认为外感六淫邪气，饮食寒凉或劳倦过度可使肺宣发、肃降津液的功能失常，导致津液停聚成痰。病机中肺脏"气虚"为发病之端，"阳虚"为发病之源。治疗上"温一分阳气，即散一分寒邪；散一分寒邪，即护一分阳气"。要熔"温补、温宣、温散"为一炉。常用小青龙汤加党参、黄芪、白术、茯苓以温养肺气，散内外寒邪。

②温健脾气以抑生痰之源：脾主运化，脾气虚则不能健运水湿、聚而成痰，脾为生痰之源，治痰之法不可徒祛其湿，应以温健脾气为先，用苓桂术甘汤与四君子汤辨证加减。通过温脾、健脾、健运水湿以绝生痰之源。

③温补肾气以化阴霾之水：肾为水脏，主津液排泄。咳喘日久，必累其肾，肾虚气化失司，不能制水，水不归原，则为痰饮，而见咳喘气逆、腰膝冷痛、面足浮肿诸症。水饮属阴，遇寒则聚，得温则开，得阳则运，故治疗用金匮肾气丸与真武汤加减以温补肾气，温化阴水。

④温理肝气以散饮：崔老认为，肝为风木之脏，体阴而用阳。肝疏泄太过则损伤肝阳并伤肺金而致肝阳不足，肺气不利进而滋生痰饮。症见：咳喘、痰多、乏力、形寒胆怯、舌红苔白、脉沉细，治疗上药用吴茱萸、小茴香、干姜、法半夏、陈皮、细辛等温肝理气，疏通气机而散水饮。

⑤温养心气以化痰行瘀：痰饮病久，常见喘咳不能平卧，痰多，面、口、唇、四肢末端紫暗之症。崔老认为：此乃久病，心气亏虚，行血无力所致。初病多痰，久病必瘀。痰可酿瘀，痰瘀俱为阴邪，更伤阳气。心主血，心阳不足，则血行不畅而瘀；反之，若瘀血不去，必更伤心阳而行血无力。故病久见瘀滞征象者，常用黄芪、桂枝、茯苓、当归、丹参、赤芍等以温益心气、化痰行瘀、止咳平喘。

◎ 基本方及方解 ◎

1. 基本方药：大柴胡汤

柴　胡 24g　　黄　芩 9g　　芍　药 9g　　半　夏 12g

枳　实 16g　　生　姜 15g　　大　枣 12枚　　大　黄 6g

2. 方解

本方系小柴胡汤去人参、甘草，加大黄、枳实、芍药而成，亦是小柴胡汤与小承气汤两方加减合成是和解为主与泻下并用的方剂。小柴胡汤为治伤寒少阳病的主方，加大黄、枳实、芍药以治疗阳明热结之证。因此，本方主治少阳与阳明合病，仍以少阳为主。症见往来寒热，胸胁苦满，表明病变部位仍未离少阳；呕不止与郁郁微烦，则较小柴胡汤证之心烦喜呕为重，再与心下痞硬或满痛，便秘或下利，舌苔黄，脉弦数有力等合参，说明病邪已进入阳明，有化热成实的热结之象。在治法上，病在少阳，本当禁用下法，但与阳明腑实合病的情况下，就必须表里兼顾。《医方集解》说："少阳固不可下，然兼阳明腑实则当下。"方中重用柴胡为君药，配臣药黄芩和解清热，以除少阳之邪，轻用大黄并配枳实以内泻阳明热结，行气消痞，亦为臣药。芍药柔肝缓急止痛，与大黄相配可治腹中实痛，与枳实相伍可以理气和血，以除心下急痛；半夏和胃降逆，配伍生姜重用，以治呕逆不止，共为佐药。大枣与生姜相配，能和营卫而行津液，并调和诸药，为使药。总之，本方既不悖于少阳禁下的原则，又可和解少阳，内泻热结，使少阳与阳明合病得以双解，可谓一举两得。正如《医宗金鉴·删补名医方论》所说："斯方也，柴胡得生姜之倍，解半表之功捷；芍得大黄之少，攻半里之效徐，虽云下之，亦下中之和剂也。"

◎病案举例◎

病案 1

康某，男，36 岁，中学教师，初诊日期 1998 年 4 月 29 日。

主诉：咳嗽 3 年。

现病史：3 年前因食青辣椒而引发哮喘，始终未离西药治疗迄今未愈，冬夏无休，每次发作常因偶尔咳嗽或喷嚏引发。自觉消化不好，大便干燥即为将发之预兆。发作时喘满胸闷，倚息不得卧。曾在长春、沈阳、哈尔滨等地各大医院治疗均不见效而到北京治疗。到北京亦多处求医，曾用割治疗法，两侧颈动脉体手术等疗法，皆毫无效果。现在症状：喘闷，胸腹胀满，昼轻夜重，晚上哮喘发作，倚息不得卧，大汗淋漓，口干，便秘，心中悸烦，眠差易醒，舌苔薄白，脉沉缓。

【中医诊断】咳嗽。

【西医诊断】支气管肺炎。

【辨证】少阳阳明合证。

【治法】和解二阳，祛瘀活血。

【处方】大柴胡合桂枝茯苓丸加生石膏汤。

柴 胡 20g	黄 芩 15g	半 夏 15g	生 姜 15g
枳 实 15g	炙甘草 10g	白 芍 15g	大 枣 4 枚
大 黄 10g	桂 枝 15g	桃 仁 15g	茯 苓 15g
丹 皮 15g	生石膏 75g。		

二诊（5 月 3 日）：上药服第二剂后，症状减轻，服第三剂时，大便通畅，哮喘已，胸胁满、腹胀、心中悸烦均不明显，已不用西药氨茶碱等，上方继服 3 剂。

三诊（2000 年 9 月 25 日）：出差来辽宁，告知病情，两年来曾数次感冒咳嗽，但未出现哮喘。

【按】本患者为支气管哮喘，3 年来用中西药及手术治疗无效，关键是辨证不准确，实用补治，方不对证，致使病长久不愈。初诊时证的特点：胸胁满闷，心中悸烦，汗出口干，大便秘结等，为少阳阳明合证。发病既不为外感所诱发又无痰饮症候，尤其昼轻夜重，多属瘀血为害。综合以上分析，为大柴胡合桂枝茯苓丸加生石膏汤方证，故予两解二阳合病，兼以祛瘀活血，因方药对证，故服之而收捷效。徐灵胎说："用药如用兵，实邪之伤，攻不可缓，用峻厉之药。面以常药和之。"本患者为瘀血实邪所致的哮喘，治疗应急速攻逐瘀血里实之邪，故用大黄、枳实、桃仁等峻厉之药，而以大枣、甘草、茯苓、生姜等常药和之。故大柴胡合桂枝茯苓丸加生石膏汤，治疗瘀血里实证属少阳阳明合证之哮喘，其攻都速捷，但不伤正。临床屡用此方药皆不用麻黄，而治疗哮喘屡见显效。

病例 2

田某，女，20岁，本院学生，初诊日期 1985 年 1 月 15 日。

主诉：哮喘、咳嗽 5d。

现病史：自 1984 年冬受风寒后，常发作哮喘、咳嗽，本次发作重而住院治疗，诊断为支气管哮喘。已服中药 3 剂未见效而请会诊。现在症状：哮喘咳嗽，端坐抬肩，不能平卧，喉中痰鸣，住病房楼三层，在一层即能闻其声，哮喘多由一阵咳嗽后加重，自感胸闷憋气，呼气易而吸气难，声音嘶哑，咳嗽吐白泡沫痰，鼻塞流清涕，喷嚏，胃口不好，厌食油腻，大便干少，膝肘关节痛，舌苔薄黄，脉细数，两肺满哮鸣音。

【中医诊断】哮喘。

【西医诊断】哮喘。

【辨证】太阳阳明合病。

【治法】宣肺化痰，表里同治。

【处方】大柴胡汤、葛根汤、大青龙汤三方合方治之。

柴 胡 20g	枳 实 15	白 芍 15g	黄 芩 15g
酒 军 15g	生 姜 15g	大 枣 4 枚	半 夏 15g
麻 黄 15g	葛 根 15g	杏 仁 15g	桂 枝 15g
炙甘草 5g	生石膏 75g		

二诊（1月16日）：上药服 1 剂，哮喘平，声嘶哑也减仍感胸闷气憋，咳吐白痰。开方：旋覆花 15g、苏子 15g、半夏 10g、橘红 5g、杏仁 15g、紫菀 10g、桑白皮 15g、炙甘草 5g。

三诊（1月17日）：哮喘又作，喉中痰鸣，咳嗽吐白泡沫痰，声音嘶哑，自觉胸胁疼痛，喉中发紧，舌苔薄黄，脉小数。证仍属太阳阳明合病未解，与大柴胡合大青龙汤加减：柴胡 20g、枳实 15g、白芍 15g、半夏 15g、生姜 15g、大枣 4 枚、麻黄 15g、桂枝 15g、杏仁 15g、炙甘草 5g、生石膏 75g、山栀 15g、厚朴 15g。

四诊（1月21日）：上药服 3 剂，喘平。昨天感受风寒，今早又感喉部发紧，轻度作喘，咳嗽吐白痰，两下肢起荨麻疹作痒，小便短赤，大便干，食欲缺乏，舌苔薄黄腻，脉细数。刻下外邪盛，里热轻，故重在解表化饮，佐清里热，与小青龙汤加生石膏：麻黄 15g、白芍 15g、桂枝 10g、半夏 15g、细辛 10g、炮姜 10g、五味子 15g、炙甘草 5g、生石膏 75g。

五诊（1月22日）：上药服 1 剂，咳喘皆平。改专方治荨麻疹，调理胃口，两日出院。

【按】分析本例，初见哮喘、胸满、不能平卧、大便干少等，此为里实热证。鼻塞声嘶、关节痛疼等为外寒在表，属太阳阳明合病，为大柴胡汤、大青龙汤、葛根汤三方合方的适应证，故用 1 剂，哮即平。二诊时，他医开方，虽用宣肺化痰平喘之剂，但因未治其里实，故哮喘发作又重。三诊时虽仍有外寒，但因关节痛疼等症已不明显，而以咳喘吐痰等痰饮证及里实证明显，为大柴胡合大青龙汤的适应证，故加减服用 3 剂又使喘平。四诊时，因新受风寒，尚挟里热，为小青龙汤加生石膏的适应证，故进 1 剂哮即平。从其治疗兼证来看，3 次处方都有兼治表证的方药，但有关节痛者，合用葛根汤；无关节痛而痰饮盛者合用大青龙汤加厚朴；有小便不利者，用小青龙汤。总之，治疗哮喘，表现的证不同所用方药也就不同，方证对应，是见效的关键。由此也说明：进行辨证论治时，如能继承、掌握前人对方证的研究经验，再根据病证的特点，选一相对应的方药，不但能确保疗效，而且能加深对方证的认识及对中医理论的认识。

病例3

许某，女，30岁，初诊日期1983年6月29日。

主诉：咳喘气短已10余年，每至冬季病剧。

现病史：近两年来因爱人病故，心情不好，发病加重，曾两次吐血。今年春节后病情逐渐加重，至今未曾缓解，于1983年5月26日住院治疗，诊断为哮喘性支气管炎合并肺气肿。经治疗1个多月，前后用苏子降气汤合定喘汤、麻杏石甘汤、桑杏汤等加减治疗皆不效。自6月19日至6月29日加服蛤蚧尾1对、西洋参60多g，病情越来越重，现在症状：喘息抬肩，心悸气短，汗出淋漓，因咳喘而不能平卧，吐白泡沫痰，时夹有黄痰，面部潮红，形体疲惫，难以行动，语言无力，饮食减少，二便尚调，时腰背疼痛，心情抑郁，时常泣下，舌苔白腻，脉细微数。

【中医诊断】咳喘。

【西医诊断】支气管肺炎，肺气肿。

【辨证】二阳合病。

【治法】散热解表，温化痰瘀。

【处方】大柴胡合桃核承气汤方。

柴　胡 20g	半夏 15g	黄芩 15g	白　芍 15g
枳　实 15g	大黄 10g	生姜 15g	大　枣 3枚
桃　仁 15g	桂枝 10g	丹皮 15g	炙甘草 10g
冬瓜子 15g	生石膏 75g		

二诊（7月1日）：上药服1剂，喘小平，汗大减，已能平卧。昨夜微感风寒，晨起头痛，仍宗上方加减；上方去冬瓜子，加瓜蒌8g。

三诊（7月2日）：精神转佳，能慢步行走，自理生活，面部潮红之象略减，昨晚月经来潮，本次提前15日，量多色淡，无瘀血块，大便微溏，仍遵前法加减：柴胡20g、白芍15g、枳实15g、半夏15g、黄芩15g、生姜15g、大枣3枚、大黄10g、炙甘草10g、生地20g、麦冬15g、瓜蒌30g、生石膏100g。

四诊（7月4日）：病情渐平稳，纳食稍香，喉中微有痰鸣，胸中时痛热，舌苔薄黄腻根厚，脉细滑，仍宗前法加减：柴胡20g、白芍20g、半夏15g、黄芩15g、生姜15g、大枣3枚、枳实15g、麦冬20g、瓜蒌20g、大黄10g、炙甘草10g、竹茹10g、茯苓15g、桂枝15g、生牡蛎8g、生石膏100g。

五诊（7月11日）：病情稳定，夜得安眠，纳食亦增，唯每早微喘、气短，继以上方加减，回家调养。

【按】此哮喘病人，正气虚衰确实存在，但因同时有里实和外感表证，前医未先解表和治里实，而反用人参、蛤蚧先补其虚，故使哮喘越来越重，以至大汗淋漓，卧床不起。表里皆实反补其里，犹如开门揖寇，正如徐灵胎所说："虽甘草、人参，误用致害，皆毒药之类也。"初会诊时，表证已渐消，而以里有痰热挟瘀血为主，为大柴胡合桃核承气汤的适应证，故进 1 剂而喘小平，大汗亦减。三会诊时，里实去其大半，因大汗伤津、伤血，致使月经前期色淡，故加入生地、麦冬养血清热。此时扶正也不能忘祛邪。由此可知，哮喘有邪实者，务必先予驱邪为要。

病例 4

王某，53 岁，中学教师，初诊日期 1978 年 11 月 24 日。

主诉：哮喘 3 年。

现病史：1976 年夏天因闻敌敌畏后患哮喘，伴咳嗽吐白痰，经治疗两个多月缓解。今年 8 月地上撒了大量敌敌畏又引发哮喘。曾两次住院治疗，用抗生素、激素等，症状暂时缓解，但出院后不久又发如初。常服西药氯苯那敏、氨茶碱等，效果不理想。又服中药汤剂及胎盘、黄芩、紫花杜鹃片等，效果也不明显。现在症状：哮喘不能平卧，喉中痰鸣，咳嗽吐白痰，量多，咳嗽则遗尿，口苦咽干，思饮，心下满闷，每天服紫花杜鹃 9 片、3 片氨茶碱，晚上可以平卧，大便如常，舌苔白根厚腻，脉沉细弦，右寸浮。

检查：心律齐，心率 96 次 /min，血压 150/100mmHg，末梢血常规检查：白细胞 10.4×10^9/L，嗜酸细胞 1.122×10^9/L，两肺满哮鸣音。

【中医辨证】咳嗽。

【西医诊断】支气管哮喘合并慢性支气管炎。

【辨证】痰热挟瘀。

【治法】清化痰热，安中理肺。

【处方】大柴胡汤合桂枝茯苓丸加减。

柴 胡 15g	黄 芩 10g	半 夏 10g	枳 实 10g
石 韦 20g	白 芍 15g	大 黄 5g	生 姜 15g
桂 枝 10g	桃 仁 10g	大 枣 4 枚	茯 苓 20g
丹 皮 15g			

二诊（11 月 28 日）：服第一剂咳嗽减轻，服第二剂痰消尽，遗尿已，喘已不明显，上二层楼亦不感喘，但每天仍服氨茶碱 3 片。心下满消，仍口苦咽干，思饮，身冷，食欲缺乏，大便日 2~4 行，舌苔白，脉弦细，右寸浮。坐位听诊：两肺未闻哮鸣音，卧位可闻哮鸣音。血 150/100mmHg，末梢血常规检查：白细胞 7.8×10^9/L，嗜酸性粒细胞 0.44×10^9/L。上方加焦三仙各 15g。

三诊（12 月 8 日）：喘平，大便日 3~4 行，上四层楼不感喘，但昨天又感胸闷，早起口苦，舌苔白腻根厚，脉弦细。卧位听诊两肺散在哮鸣音。血压 150/100mmHg。上方去大黄，加熟军 10g。

四诊（1979 年 4 月 12 日）：追访患者，自觉良好，与学生一起跑步也不喘，两肺听诊 (-)，卧位也未闻干湿性啰音及哮鸣音。血压 140/100mmHg，血常规检查：白细胞 7.7×10^9/L，嗜酸性粒细胞 0.154×10^9/L。

【按】一般认为，支气管哮喘患者，约半数有轻度或中度嗜酸性白细胞升高，其升高可反映人体的过敏状态，本患者是过敏性支气管哮喘，前医试图从中西医结合抗过敏（用氯苯那敏、黄芩、胎盘等）治疗未见效，而崔老用大柴胡汤合桂枝茯苓丸加减有捷效，不但喘平，且见嗜酸性粒细胞恢复正常。因此，可以说该方药有抗过敏作用。但应说明的是，这一疗效的取得，是建立在辨证施治的基础上的，是方证对应的结果。据此，可以认为，在治疗哮喘上，中医的辨证施治，方证对应，目前确比西医的脱敏疗法及其他疗法有优越之处。因此，在中西医结合治疗哮喘时，有必要重视辨方证，以利于疗效的提高和中西医理论的阐明及发展。

◎总结/体会◎

崔师非常强调，方证之学为医者的基本功。六经之分只概括了为病的表里（赅半表半里在内）阴阳，当然还须进行寒热虚实的分析，则六经八纲俱无隐情，辨证至此，已可制定施治的准则。但是崔师特别强调，在临床应用上，这还是远远不够的。所谓准则，亦只是可汗、可下、可补等等法则而已，究竟宜用什么方药，还须进行方证之辨。方证者，即方剂的适应证，如《伤寒论》所载桂枝汤证、柴胡汤证、白虎汤证等等皆是也。辨方证为六经八纲辨证的继续，亦即辨证的尖端。中医治病有无疗效，其主要关键就在于辨方证是否正确。所以，医者必须对各种重要方剂要熟悉，无论是药物组成，还是药理作用，尤其具体的适应证，均须心中有数。

（梁 群 赵佳瑶 整理）

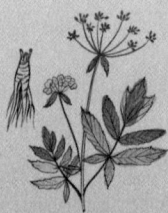

卢玉起治疗痹症经验

◎名医简介◎

卢玉起（1916—2008 年），男，汉族，河北省秦皇岛山海关人。辽宁中医药大学教授，15 岁时师从山海关名医李树轩，毕业于中国国医函授学院。1934 年转至沈阳，先任药店店员，兼习中医。1943 年开始悬壶行医，临床疗效颇佳，不久便小有名气。1953 年出任沈阳市中华路联合诊所所长。1958 年入北京中医学院师资进修班深造，2 年后调入辽宁中医学院（现辽宁中医药大学）执教。曾担任辽宁中医药大学内经教研室主任、中医基础理论教研室主任、中医高等教育研究室副主任；国务院首批授予硕士学位学科导师、《辽宁中医杂志》编委、沈阳市中医学会基础分会主任委员等职。长期从事中医药教学、科研、医疗工作，为国家培养了大批中医药人才。卢老对痹症临床辑要、攻补两法治疗癌症、癫狂痫治验有独特的理论分析和临床经验。

◎学术思想◎

1.崇尚经典，重视病机学说、气学理论

卢老精通中医药理论，学识渊博，对于经典著作，揣摩精熟，脱口成诵，对基础理论研究颇多创见；尤其重视病机学说、气学理论等，研究病机学说着重临床例证与类证鉴别，师古而不泥古，以五脏病机、六淫病机分类，根据脏腑生理功能的常异，结合多种不同病因，将错综复杂的症状归纳于病机之内，应用于临床则机圆法活，执简驭繁。卢老认为病机十九条是辨证求因的范例、审病论治的准则，但它并不是包罗万象。因此，必须在病机分类中，同中求异，分析对比，进一步掌握其精神实质，才能更好地应用于临床。《素问·至真要大论》明确病机十九条以后，又特别提出："谨守病机，各司其属，有者求之，无者求之，盛者责之，虚者责之。必先五胜，疏其气血，令其条达，而致和平，此之谓也。"这就是说，要想全面地、熟练地掌握和运用病机学说，必须善于从中找出其所属类型，追究属虚、属实、属阴、属阳的道理，掌握五脏的盛衰情况，然后根据病情辨证审因，才能治愈疾病。

卢老还主张气是人身最宝贵的要素，气机是生命活动的基本表现形式，百病皆生于气，调气可医诸疾。脏腑的升降运动，脾主升，胃主降，为气化的重要枢纽；肝主升，肺主降；肾水宜升，心火宜降，正由于五脏升降出入运动平衡，不断地化生，才能有生命活动。脏腑的气化活动、升降出入，因某种原因，在某个环节有了破坏，则会成为疾病。如胃气不降反升则呕，脾气不升反陷则泻，肺气上逆则咳，肝气横逆则郁，肾水下降则遗精，心火上炎则失眠。气化的动力，源于命门，由于元气的激发。气化失常致病，就应"审察病机，无失气

宜"，调其气机，使归于平，恢复健康。故调理气机，使气化正常，则为治疗大法之一，这一主张对指导临床有着非常重要的价值。

2. 主张中医辨证与立法相呼应

卢老常说：中医辨证与立法，在临证中极其重要。辨证是以四诊所见为基础，根据阴阳、五行、脏腑、经络、气血津液、病因、病机等基本理论，结合八纲、脏腑、六经、卫气营血等辨证方法，进行分析综合，分清病因、病位、病性，抓住主要矛盾，然后依理立法，选药组方。如《伤寒论》的麻黄汤证、桂枝汤证、白虎汤证、柴胡汤证等，都是在辨证与立法基础上产生的。虽然疾病的变化是错综复杂的，但卢老始终认为通过辨证确定病因、病位、病性、病势之后，掌握了疾病的规律，再立法选方，可取得颇佳的临床疗效，如在探索"鼓胀"和"瘿瘤"两病治疗过程中，他总结"血瘀蕴结""痰气互结"之说，并自创"鼓胀双消丸"和"平瘿消肿片"用于临床，收到良好疗效。亦善治痹（类风湿关节炎），其研制的"痛风效方"调补肝肾、强壮筋骨、活血通络，效验非凡。

卢老认为，内伤杂病，寒热错杂、虚实交变，常正气不足、本虚标实。对年老、体虚、久病病危这类复杂情况，常于识病认证之后，以培补正气为主，随证调理；有邪气者，佐以驱邪之法。临证信手拈来若干成方，或数方化裁，数法同施，药品平淡，常可左右逢源，洞中肯綮，形成博采众方、圆机活法、用药轻灵的医术特色。例如，治疗癫狂痫病，辨证以气、火、痰为要，法宜利气豁痰、清气泻火，药用代赭石、大黄、半夏、橘红、郁金、石菖蒲等；又如癌症肿毒的治疗，结合攻补二法，早期应用以毒攻毒、解毒攻毒、化瘀攻毒、化痰攻毒等治法以达到清除癌毒、活血化瘀、软坚散结之效，等到中晚期加用益气养阴、清热解毒的方药减轻阴津损伤；用益气健脾、降逆和胃方药减轻因化疗所致的胃肠道不适；用益气补血、温补脾胃方药预防化疗对造血功能的损害等，如此，祛邪与扶正并举，使邪祛正安，由此可略窥其治病之端倪，更好地服务临床。

3. 根据疾病，灵活运用奇、偶、缓、急、重诸方

卢老认为，病在身半以上的，为近、为阳，所以应用轻清升浮的奇方；病在身半以下的，为远、为阴，所以应用重浊沉降的偶方。"汗者不以奇，下者不以偶"一句，用抄本"以奇"与"以偶"互义。王冰注"汗药不以偶方，下药不以奇制"。盖偶方沉阴不能达表，奇方阳升不能降下之故。但卢老认为不改亦可。因为经常汗出的患者，不应当用轻清升浮的奇方再发汗，以免伤津；经常下泄的患者，不应当用重浊沉降的偶方再泻下，以免耗液。补是补其不足的正气，治是治其有余的邪气。补上、治上，是说病在上焦，要使药力作用于上，宜用气味俱薄的缓剂（方）；补下、治下，是说病在下焦，欲使药力直达病所，宜用气味俱厚的急方。

总之，应用方剂的精妙，在于掌握奇、偶、缓、急之能，气味厚薄之性，方能恰如其分地达到病所。平调病气的规律：如病所远，无论用奇方或偶方，其制方服量要大。方制大者，是药的味数少而量重；方制小者，是药的味数多而量轻。味数多的可至九味，味数少的仅用二味。病有上下、远近、深浅、轻重、阴阳、表里、虚实的不同，因此必须随其现实情况而施治。对于奇偶的剂型，可以斟酌机宜，或奇、或偶、或奇偶并用、或方奇而君偶、或方偶而君奇随病所宜，勿为拘泥。不过，卢老认为要掌握一个总的原则，就是新感轻微的症候，方剂以小为宜，大则药过病所；大方品少量重，所以气味专，而效力速；小方量轻品多，因

其气薄而效力微。如果病情复杂，则依据病情的演变，随证掌握组方原则。如《素问·至真要大论》曰："奇之不去，则偶之是谓重方，偶之不去，则反佐以取之。所谓寒热温凉，反从其病也。"在治疗上如果用奇方而病不去，可以速用偶方、奇偶选用或并用的称为重方(复方)。重方是为治疗复杂疾病而设的，用了重方，病仍未解，就应考虑病之真假，而采用反佐法。如以寒治热而热服，以热治寒而寒服，以免络拒不纳；或热药、寒药反佐一些寒药或热药等。

◎治法特点◎

卢老从医60多年，对治疗痹症有着独特的见解。他认为，寒痹不外散寒祛风、温经除湿、活血通络诸法；热痹又应宣痹清热。但病程有久暂，邪正有虚实，部位有上下，病性有寒热，理法方药又当灵活多变，故卢老治疗痹症有以下特点：

1. 调气血

痹者，即气血痹涩不通之意。《黄帝内经》指出，痹症是由风寒湿气侵袭，与营气相合而致，多正虚邪气羁留，故有"治风先治血"之言，即调理气血为其治病之本。如历代治疗痹症名方独活寄生汤、蠲痹汤、三痹汤、羌活续断汤等，皆为风药与参芪、归芍并用，其意在扶正与祛邪并施。在临证时，卢老习惯于祛风之剂配伍参芪以益气，归芍以养血。且在《本草纲目》记载黄芪可去"诸证之痛"，当归治"一切风"，白芍"除血痹、止痛"，皆能补气血兼祛风湿、止痹痛，一药两用，不仅缓解患者痹痛，而且往往其精神更加振作，体质增强。临床证明治疗痹证调气血与祛风湿并举，虚实兼顾，不仅痹痛可较快缓解，而且往往使患者精神振作，体质增强，此为西药所不及。尤其是类风湿关节炎，是一种全身之慢性进行性疾病。患者不仅形体虚弱，且精神上悲观失望。若徒用攻法往往伤正碍胃，于病不利。反之，祛风通络之中，注重调理气血，则能从根本上改善机体状态，使其慢慢产生抵抗力，树立战胜疾病之信心，最后达控制病情之目的。

2. 辨寒热

痹症尽管表现症状复杂，但总不越寒热两端。《素问·痹症》言风寒湿三气杂至合而为痹，此为寒痹；而"阳气多，阴气少"为热痹。临床中以寒痹为多，表现为关节冷痛，苔白脉紧，治法为通络、活血、祛邪，多用大辛大热之品如附子、乌头祛其寒气，但因附子作用较乌头和缓平稳，且有效成分与乌头相同，故卢老临床常用。其次，寒痹兼热象，呈寒热错杂症候的亦常见，治疗应寒热同治。卢老曾治一风湿性关节炎合并关节感染患者，其左膝关节肿痛积液，痛不可忍，呈被迫半屈位而不能着地。卢老辨其为寒热错杂之痹证，投附子、桂枝以温通，知母、生地、忍冬藤以清热，伍以黄芪、当归调气和血，寒热并用，补通兼施，20余剂即症状完全缓解，调治数月即上班工作。可见寒热错杂之证，只要不离其治疗大法，遣方用药相当灵活。热痹多为风湿活动期，或是急性风湿热初起，其表现为发热，关节红肿热痛，苔黄脉数，血沉快，抗链球菌溶血素"O"增高，治疗当清热疏风胜湿，治以《温病条辨》之木防己汤和宣痹汤加减。卢老常用生石膏、知母、连翘、黄柏清热养阴祛湿，忍冬藤、丹皮、赤芍、桑枝、防己解毒活血通络，佐用威灵仙、防风以散风邪，若上肢加重可加秦艽，下肢加重可加木瓜；湿热举重者卢老方用四妙，苍术、黄柏、薏苡仁、牛膝清热燥湿而利关节，加忍冬藤、桃仁、蚕沙。秦艽解毒利湿消肿止痛，桃仁、红花、木瓜、防己活血通络，若便秘者加大黄，热重加石膏；心痹者用枣仁、远志、夜交藤、生龙牡养心安神，桂枝、防己、茯苓温经助阳，通脉利湿，佐用荷叶以清热，若心区紧闷、疼痛加瓜蒌、丹参、延胡索；咯血、下肢浮肿加陈皮、薏苡仁、木瓜；有热去桂枝加桑枝。卢老曾治一女患者，西医诊断为"类风湿关节炎急性进展期"，关节畸形，生活已不能自理，用激素治疗难以控制，卢老即以加减木防己汤化裁应用，调治半年后不仅生活可以自理，且能坚持上班。要知，分清痹证之寒热，这是用药的关键，临证中必须仔细辨别。

3.分上下

痹症之部位有上下之偏，药物的作用部位也各有不同，故临证时需注意药物的选择应用。羌活胜湿汤为治疗风湿在表的方剂，多用于风湿在表或偏上；葛根汤多用于治疗肩背部的痹症，方用当归15g、红花15g、猪蹄甲10g、全虫25g、桂枝15g、二活各10g、葛根25g，重用葛根意在升腾阳气，引药直达病所。卢老曾治一工人，其因肺结核球而行病灶切除术后，又遇寒而致肩背部酸疼，夜间痛甚，难以入睡，屡治不效。卢老就用葛根汤加防风、羌活、独活等祛风湿药，10余剂而治愈。若手背及手指麻痛加海桐皮、片姜黄；兼见胸闷痛加瓜蒌、赤木；病重加没药；有热去桂枝加桑枝；而偏下的腰腿，亦是痹症多发之地。若痹久累及肝肾，治以益气血，补肝肾，祛寒湿散风，故治以独活寄生汤加减，杜仲、川断、牛膝、寄生等健肾祛湿，地、芍、归、芎、参、芪等补气养血，防风、独活、桂枝、细辛、姜枣除寒湿散风，调和营卫；湿热下注最容易引起膝关节的湿热痹，其清热除湿宣痹为其治疗大法。卢老常用宣痹汤加苦参、泽泻、赤小豆等清利之品，使湿热之邪从膀胱而去，从而达到祛邪目的。当然痹症之部位，虽然有上下之偏，但不是绝对的，临床上还需要灵活施治。

◎基本方及方解◎

1.风寒湿痹基本方药及方解

当 归20g　红 花20g　猪蹄甲30g　苍 术15g

羌 活20g　独 活20g

方解：当归、红花、猪蹄甲活血通络。苍术、二活祛寒、胜湿、散风。行痹加防风、威灵仙、麻黄疏散风邪；痛痹加川乌、细辛、桂枝祛除寒邪；着痹加防己、薏苡仁、木瓜、牛膝健脾利湿、舒筋利关节。

2.热痹基本方药及方解

生石膏20g　知 母20g　连 翘15g　黄 柏15g

丹 皮20g　赤 芍20g　桑 枝15g　忍冬藤10g

方解：生石膏、知母、连翘、黄柏清热养阴祛湿；忍冬藤、丹皮、赤芍、桑枝解毒活血通络。

3. 久痹基本方药及方解

当 归 20g	川 芎 20g	熟地黄 30g	黄 芪 15g
茯 苓 20g	甘 草 10g	杜 仲 15g	牛 膝 15g
寄 生 20g	续 断 10g	防 风 15g	独 活 15g
桂 枝 12g	细 辛 5g	生 姜 10g	大 枣 10g

方解：当归、川芎、熟地黄、黄芪、茯苓、甘草补气养血；杜仲、牛膝、寄生、续断益肝肾，强骨；防风、独活、桂枝、细辛、姜枣除寒湿散风，调和营卫。此为攻补兼施之剂。若血虚可加用黄芪桂枝五物汤，瘀血较重加用身痛逐瘀汤。

◎病案举例◎

病案 1

姜某，男，46 岁，初诊日期：2003 年 11 月 02 日。

主诉：周身关节游走性疼痛，尤以腰以下为重 2 年。

现病史：患者 2 年前在一次打井中，由于劳累过度，外感风寒。当天晚饭后卧床不起，筋脉拘急，肢体屈伸不利，动则尤甚，曾服用中西类药，时止时作。今又因劳累过度，出汗过多，感受风寒，使病情加重，周身关节疼痛，屈伸不利，尤以腰骶关节为最重。

检查：类风湿因子 (RF)，阳性；抗链球菌溶血素 O(ASO)，阳性；抗环瓜氨酸肽抗体 (CCP)，阳性。血沉增快。

【中医诊断】痹症。

【西医诊断】类风湿关节炎。

【辨证】寒湿内伏，卫阳不固，劳倦汗出，又为风寒所袭，内外合邪，旧病复起。寒湿久留筋骨，势必累及肝肾，外邪循经内传，寒凝血阻，经络不通，因而病情加重，故见周身关节疼痛，屈伸不利，尤以腰骶关节为重。经云："痹……其留连筋骨间者疼久。"为此，必须缓图，方可治愈。

【治法】补肝肾，强筋骨，活血通络，祛寒湿散风。

【处方】姜苓术草汤加味。

干 姜 8g	白 术 15g	茯 苓 20g	甘 草 10g
狗 脊 20g	桃 仁 15g	红 花 15g	牛 膝 15g
桂 枝 15g	黄 芪 35g	独 活 10g	寄 生 25g
神 曲 15g	补骨脂 10g		

3 剂，水煎 300ml，早晚饭后温服

二诊（2003 年 11 月 06 日），服药 3d，患者自觉服药效果不明显。照上方去神曲，加川乌 8g，8 剂，以增散寒助阳补肾之力。

三诊（2003 年 11 月 15 日），继服药 8d，周身关节疼痛减轻，腰骶关节疼痛略减。上方去狗脊、川乌，加当归 15g，以增活血之力。

四诊（2003 年 12 月 06 日），服上方 20d 后，腰骶关节疼痛减轻，但动则汗出，周身乏力，效不更方，加党参 25g，黄芪改为 30g，以增益气固卫止汗之力。

【按】寒湿之邪首先侵袭肌肉，故用姜、苓、术、甘等健脾利湿温中祛寒，补骨脂、狗脊、寄生、牛膝补肝肾强筋骨；桂枝、黄芪、独活、桃仁、红花益气温经，活血通络，祛风寒而胜湿。使用神曲健脾暖胃以消食。病久，缓用方可治愈。服药后效果不明显，乃因寒湿久留，不易骤去，照上方去神曲，加川乌以增祛寒之力，故疼痛略减。然辛热之药，最易耗伤阴血，故去狗脊、川乌，加当归以和血，因而腰骶关节痛继续减轻。但动则汗出，周身无力，证明中气已虚，表阳不固，故又酌加党参、黄芪，补气固表以达益气生血之效。

病案 2

李某，男，48 岁，初诊日期：2004 年 7 月 23 日。

主诉：游走性关节疼痛 2 月余。

现病史：患者 2 月前无明显诱因出现游走性关节疼痛，面色潮红，发热不恶寒，双上肢、腕、指关节肿胀，指尖灼痛，不能屈伸；下肢膝关节肿胀灼痛，步履艰难；小溲灼热短黄。舌质红，舌苔白而黄厚，舌中微黑，脉弦滑数。

检查：类风湿因子 (RF)：阳性；血沉增快。超敏 C 反应蛋白：31 mg/L。抗链球菌溶血素 O(ASO)：阳性；抗环瓜氨酸肽抗体 (CCP)：阳性。

【中医诊断】热痹，湿热俱盛。

【西医诊断】类风湿关节炎。

【辨证】本例属湿热痹痛，湿热壅滞四肢小关节，故面色潮红，发热不恶寒；湿热下注，故小溲灼热短黄。舌质红，舌苔白而黄厚，舌中微黑，脉弦滑数均为湿热症候。

【治法】清热凉血，宣痹止痛。

【处方】四妙散加减。

黄　柏 15g	苍　术 15g	桑　枝 20g	桑白皮 10g
薏苡仁 25g	金银花 15g	茯　苓 12g	地骨皮 12g
防　己 10g	赤　芍 10g	知　母 10g	续　断 10g

3 剂，水煎 300ml，早晚饭后温服。

二诊（2004 年 07 月 31 日），服药 3d，患者体温下降，诸关节肿痛灼热显著减轻，舌苔白黄厚，脉弦数不滑，原方续服 4 剂。

三诊（2004 年 08 月 05 日），继服药 4d，患者手已能握，四肢肿痛全消，体温正常。但足背灼热，按之则痛，着地痛增，小便短黄。上方去桑枝 20g、桑白皮 10g、茯苓 12g、赤芍 10g、续断 10g、加滑石 15g（包煎）、牛膝 15g、生地黄 15g、黄芩 10g、木瓜 10g，以增清利下焦之力。

四诊（2004 年 08 月 10 日），服上方 4d，患者诸症减轻，踝趾关节游走疼痛。此风气较盛，上方去知母、滑石、金银花、地骨皮，效不更方，加独活 10g、秦艽 12g、地龙 10g，以增祛风通络之力。

【按】痹症，《内经》责之风、寒、湿，临床所见，属风寒湿者固然居多，然湿热为病，亦不少见。本例属湿热痹痛，湿热壅滞四肢小关节，故以二妙散黄柏之苦寒，知母、银花、地骨皮、桑白皮清热；苍术之苦燥，薏苡仁、防己、茯苓化湿，桑枝能引药力直达肢末，续断疏利关节，赤芍凉血祛瘀，有防邪入血分之妙。当痹痛显著减轻，证以下肢为主时，则以三妙散，重清下焦湿热，并加疏风之品。末期用水牛角地黄汤加味，清热凉血，痹通痛止，说明湿热成痹每多侵淫血分。

病案 3

王某，女，70 岁，初诊日期：2006 年 09 月 11 日。

主诉：全身关节疼痛酸楚 2 年。

现病史：患者 2 年前全身关节疼痛酸楚，以两肩关节为剧，疼痛呈游走性，心悸气短，头晕乏力，舌红苔薄黄，脉沉细。

检查：超敏 C 反应蛋白，35.2mg/L；白细胞计数，14.2×10^9/L；血沉增快。

【中医诊断】行痹。

【西医诊断】风湿关节炎。

【辨证】风为阳邪，"病在上则阳受之"，上肢手臂为手六经交会，风湿入侵，循阳经而扰，故以上臂两肩为明显；风性善于走窜，故疼痛呈游走性；久痹伤正，气血不足，故心悸气短，头晕乏力。

【治法】祛风除湿，益气养血。

【处方】防风汤加减。

羌　活 15g	独　活 15g	汉防己 15g	秦　艽 15g
透骨草 15g	老鹳草 10g	桑　枝 10g	赤　芍 10g
白　芍 10g	黄　芪 20g	酒当归 10g	桂　枝 6g

6 剂，水煎 300ml，早晚饭后温服。

二诊（2006 年 09 月 18 日），服药 6d，患者关节疼痛明显减轻，心悸气短，头晕乏力有所改善。近日气候转冷，其人畏风。舌红苔薄黄，脉沉细。再以原义出入。上方去透骨草、白芍、赤芍，加防风 15g、路路通 10g、鸡血藤 10g，以增祛风、活血通痹之力。

三诊（2006 年 09 月 25 日），继服药 6d，患者服药后关节疼痛继续减轻，余症亦有改善。乃守原义加减，加萆薢 10g、蚕沙 10g，以利湿之力。复治盈月，痹痛大愈。

【按】本例属行痹，实中兼虚，证属风湿阻络，气血不足。治疗当以祛风除湿，益气养血。方中羌活、独活、秦艽、汉防己、老鹳草、桑枝祛风胜湿散寒；桂枝通阳除痹；赤白芍、酒当归、黄芪益气养血，活血除痹；萆薢利湿祛风，使湿从小便而行。二、三诊守此方义，唯药味加以调整，以防久服性偏，且入防风，祛风解表胜湿，除其畏风，防止再为风邪诱发症剧。又老年人痹证之治疗，当求温而不燥，凉而不寒，通而不伤，以平为度。

病案 4

叶某，女，78 岁，初诊日期：2003 年 06 月 23 日。

主诉：全身骨节酸痛，反复发作 12 年。

现病史：患者 12 年前出现全身骨节酸痛，以双膝为甚，行走不便，反复发作。近 2 个月心悸乏力，面黄少华，舌红苔薄黄而干，脉细弦。

检查：CRP：46.8 mg/L，WBC：14.2×10^9/L；血沉增快；关节腔滑液增多。

【中医诊断】久痹，痹久血虚。

【西医诊断】风湿性关节炎。

【辨证】痹病日久，气血衰少，正虚邪恋，筋骨失养，故全身骨节酸痛，以双膝为甚，行走不便；心悸乏力，面黄少华为气血并衰之症。

【治法】益气养血、蠲痹通络。

【处方】黄芪桂枝五物汤加减。

黄　芪 20g	汉防己 15g	酒当归 15g	牛　膝 15g
木　瓜 15g	桑　枝 15g	赤　芍 10g	白　芍 10g
桂　枝 6g	萆　薢 10g	透骨草 10g	蚕沙 10g(包煎)

6剂，水煎300ml，早晚饭后温服。

二诊（2003年06月30日），服药6d，患者痹痛减轻，精神稍减，口干夜甚，心悸少寐，舌红苔薄黄而干，脉细弦。证属气血不足，津伤内热再以原义出入。上方去木瓜、萆薢、透骨草，加地骨皮15g，芦根20g，竹叶10g，石斛15g，以增滋阴之力。

三诊（2003年07月07日），继服药6d，患者口干夜甚，心悸少寐明显改善，但仍觉关节酸痛，上方加鸡血藤15g，以增活血通痹之力。

四诊（2003年07月16日），服上方8d，患者服药后口干减轻、痹痛缓解，心悸少寐改善。乃以原义，继治月余，痹痛基本消除。

【按】本例证属久痹伤正，气血虚弱。诚如《医宗金鉴》所云："痹虚者，谓气血虚之人病诸痹也。"治当益气养血、蠲痹通络。方设黄芪、当归、赤芍、白芍益气养血行痹；桂枝助阳行痹；防己、木瓜、透骨草、桑枝祛风湿逐痹；牛膝活血行痹，引药下行，以着重治疗双膝；萆薢、蚕沙利湿浊，逐风湿，使湿从小便而行，风从腠理而散。其人舌红苔黄而干，是津伤内热所致，故口干夜甚，乃于二诊方中伍入芦根、地骨皮、竹叶、石斛之属。《景岳全书·痹》认为，痹虽分风、寒、湿及合痹，但仍须分阴证、阳证，"有寒者宜从温热，有火者宜从清凉"，此之谓也。

◎总结/体会◎

痹者闭也，即闭阻不通之意。凡风、寒、湿、热之邪侵袭肌表，流注经络，导致血行障碍，而出现肌肉、关节、筋骨疼痛酸重，麻木肿胀，甚至屈伸不利，或关节红肿热痛，伴有身热等症状者，统称为痹证。现代医学中的风湿性关节炎、类风湿关节炎及骨质增生等，都属于本证范畴。本证主要分为风寒湿痹和热痹两大类型。风寒湿三气合而为痹。其风盛者，为行痹，周身麻木窜痛，如虫行皮中状也；寒盛者，为痛痹，剧痛不可屈伸，或近之则痛剧也；湿盛者为着痹，身体重者，如带五千钱也。其实这也是强调风寒湿三气各有偏胜而已，用药也就要依据偏胜的不同而选择不同的方药。但痹证既有新久之不同，又有体质阴阳偏盛偏衰的差异。同时痹证经久不愈，会导致气血亏虚、瘀血入络，或循经内伤脏腑，变化多端，必须详审。此外，必须指出，人体至虚之处，便是容邪之所。同时，痹邪伤人又在上在下、在左在右的区别。另外，亦有分为筋、骨、脉、肌、皮等五痹。其症各书记载甚多，论之很为详尽，而《内经》论痹论等，又将其症状、病因病机、治法方药做了详细说明，可供参阅。痹证在治疗中，甚为顽固，如能针灸、按摩、贴膏药、服药酒，再服汤药，综合治疗，则治愈较快。

（梁　群　谢小玉 **整理**）

李玉奇治疗萎缩性胃炎经验

◎名医简介◎

李玉奇（1917—2011 年），男，汉族，辽宁铁岭人。他天资聪颖，机敏过人，饱读诗书，过目不忘。为解苍黎之苦，他不择仕途，发奋学医济世，先后拜银州名医明星垣、丁乙青、姜弼臣三位先贤为师，孜夜七载寒窗，刻苦专攻医术，博采众家之长，撷取临床秘验，24 岁时终于学业有成，悬壶济世，走上从医之路。他以济世活人为宗旨、恪守医德，解病人之疾苦，不计得失。由于其口碑极佳，大众力推其担任吉林省辽源市中西医师研究会会长。1949 年任辽源市市立医院副院长，后调入辽宁省卫生厅工作，由省厅保送到北京学习，毕业后调回辽宁省卫生厅筹备成立辽宁省中医进修学校。1955 年任辽宁省卫生厅中医处处长，主持中医工作。1956 年策划组建辽宁省中医院。1977 年任辽宁省肿瘤医院副院长。1978 年任辽宁中医学院副院长、辽宁中医学院附属医院院长。1991 年享受第一批国务院颁发的政府特殊津贴待遇，国家人事部、卫生部避选的全国五百名老中医之一。2009 年国家人力资源和社会保障部、卫生部和国家中医药管理局授予李玉奇先生"国医大师"称号。李玉奇先生是辽宁中医事业的奠基人和开拓者。他悬壶 60 载，为无数黎民百姓解除痛苦，行医不分贵贱，不计官民，遇有沉疴疾屡奏奇效。他在诸多领域有精深研究和重大建树，提出了"萎缩性胃炎以痈论治"学说，为中医诊疗提供了崭新的思路，在中医学术界产生了重要影响。并出版《中医验方》《萎缩性胃炎以痈论治与研究》《脾胃病与胃癌前期病变研究》《医门心镜》《中国百年百名中医临床家丛书》等多部专著，发表论文数十篇。

◎学术思想◎

1. 脾胃学说

（1）脾胃病的发病机制。

李老认为胃乃脾之刚，脾乃胃之柔，乃表里为因。《素问·经脉别论》谓："食气入胃，散精于肝，淫气于筋。食气入胃，浊气归心，淫精于脉。脉气流经，经气归于肺。肺朝百脉，输精于皮毛。毛脉合精，行气于府。府精神明，留于四脏，气归于权衡。"故谷入于胃，脉道乃行，水入于经，其血乃成。《素问·六节藏象论》说："脾胃大肠小肠三焦膀胱者，仓廪之本，营之居也，名曰器，能化糟粕，转味而出入者也。"胃病则脾无所秉受而脾必病。反之，脾病不能为胃行其津液，故胃亦病。如饮食不节则胃病，脾无所秉而后病。劳倦过度则脾先病，不能为胃行其津液而胃后病，皆为脏腑气化相通之故。每见脾肿大或脾大性肝硬化患者脾切除后多现贫血、呕逆、食少、纳呆等胃部症状。

153

（2）脾胃为病可引发诸多病症。

脾胃为后天之本气，气血生化之源，若"脾胃之气既伤，而元气亦不能充，此诸病之所由生也"。临床常见，脾胃为病可引发诸多病症，如脾水，《金匮要略》指出："脾水者，其腹大，四肢苦重，津液不生，但苦少气，小便难。"脾泄，《难经》认为："腹胀满，泄注，食即呕吐逆"。脾约，《金匮要略》指出："趺阳脉浮而涩……大便则坚，其脾为约。"脾风，《素问·玉机真藏论》："肝传之脾，病名为脾风，发瘅，腹中热，烦心出黄。"故张仲景指出："见肝之病，知肝传脾，当先实脾。"脾消，即三消病之中消，中消为病，每因脾经燥热，饮入于胃，如得沃雪，随小便而出，状如米泔。脾泔，常因饮食不节，或恣食母乳，喂乳无度而伤脾气，致面黄肌瘦，大便秘结或便稀或脱发或厌食，睡后盗汗。脾虚则腹满肠鸣，食不化谷，特有的脾虚秘证，屎如羊粪，或呈细条状便时排出困难，并有里急后重感觉。若腹胀肠鸣经久出现，便秘与腹泻交替见症，需做结肠镜确诊以除外肿瘤。脾虚致秘，为本虚标实，不宜急下，应补益中气。补中益气汤加黑芝麻、桃仁、炒杏仁、火麻仁每奏良效。

（3）人百病首感脾胃病为先。

人百病，首中风，系指六淫之邪为病，随时侵袭肌体，故谓："风为百病之长"。然而人百病又首感脾胃病为先。可见婴儿出生，食母乳不知饥饱，而食伤脾胃，常见吐乳或大便稀软。之所以啼哭不已，这固然是一种自身本能运动，而更重要的是脾胃病之反应；少年暴饮暴食每多形成胃痞；中年酗酒吸烟，招致脾胃不和而生病；老年牙齿脱落，咀嚼不能，故以后为病。劳倦则伤脾，不能为胃行其气而后病。胃为十二经之海，而十二经皆禀气血滋养于全身，脾又受胃之禀而行其气血，故治脾无异于治胃。

（4）胃病病因病机、临床表现及治疗。

胃病伊始多系因于寒、因于火、因于痰、因于食伤、因于瘀血、因于酗酒、因于吸烟、因于寄生虫、因于忧思、因于外伤、因于湿、因于肝气犯胃、因于肿瘤、因于手术后等。故胃脘作胀满而有痛感。若胃痛在上脘，多气滞于膻中部位及食管，症见胀满或噎塞感；若胃痛在中脘，多拒食而痛，并向两胁下放射而酸痛；若胃痛在下脘，脐上脐下作痛明显，并时常伴有腹泻。

脾胃为病，总体概括为脾为一身之主，脾气旺则血荣而津润，脾气弱则血枯而形衰，脾气虚则运化气机失衡而生病。临床经验证明：运用治脾理论而治胃，用治脾理论而治大小肠疾患每每奏效，也无异于治胃。

2. 萎缩性胃炎以瘤论治

李老从《金匮要略》中张仲景治五劳极虚之证不用大补其气血之剂，反用大黄蛰虫丸攻坚破积，悟其意旨在化瘀而后生新。得此启示顿开茅塞，故敢于跳出框庭另立学说"萎缩性胃炎以瘤论治"。李老认为，胃瘤之为病，乃胃阳之气不得宣发而受遏抑，所谓胃阳遏抑亦可视为胃之表证，即寒气隔阳，所谓胃的里证乃热聚于胃口。故治疗萎缩性胃炎，不以胃痞论治，不以胃脘痛论治，不以"九心痛"论治，是因脾胃俱病而出现的寒热交错诱发为瘤痛。以瘤论治的宗旨意在补气于脾，化腐于胃，调和阴阳，逐瘀生新，亦即从本治于血，从标治于气。李老几十年来运用这种学术观点治疗数千例萎缩性胃炎患者，均收到了满意效果，并将此理论用于阻断癌变的研究。

往昔，李老在治疗萎缩性胃炎众多病例中也曾以胃脘痛论之，从因于寒、因于火、因于气滞……而予以辨证施治。但实践证明行于这种途径，在治疗本病的效果上虽症减而病经久不愈。"痈证"医家每每将其视为疮疡门类，认为皮表多生痈疽，鲜有内痈为患。单单就"痈"而言，古医学常视胃腑疾患为壅，壅乃胃阳遏阻所致。后世医家将"壅"逐渐演化为痈，实际上五脏六腑皆可成痈。据《灵枢·脉度》指出："六腑不合则留为痈"。《素问·病能》指出："诊此者当候胃脉，其脉当沉细，沉细者气逆，逆者人迎甚盛，甚盛则热，人迎者胃脉也，逆而盛，则热聚于胃口而不行，故胃脘为痈也。"张仲景继《黄帝内经》之后，首先在临床上发现肺痈与肠痈并创立了治疗大法。而后到隋代，巢元方在《诸病源候论》中曾立"痈候"，其谓："痈者，由六腑不合所生也，六腑主表，气行经络而浮。若喜怒不测，饮食不节，阴阳不调，则六腑不合。荣卫虚者，腠理则开，寒客于经络之间，经络为寒所折，则荣卫稽留于脉。荣者血也，卫者气也。荣血得寒则涩而不行，卫气从之，与寒相搏，亦壅遏不通。气者阳也，阴气蕴积，则生于热，寒热不散，故聚积成痈"，由是指出病痈成因。《圣济总录》有关胃痈及其相关论述，又进行了精辟分析，"胃脘痈者，由寒气隔阳，热聚胃口，寒热不调，致血肉腐坏"，并提出以连翘升麻汤、牛角汤、射干汤、麦门冬汤、芍药汤等方药辨证论治，为胃脘痈之治疗奠定了根基。尤有效法者可见清·沈金鳌在《杂病源流犀烛》一书中，正式提出胃脘痈为病，并进行了卓有见地的论述。不仅继承了先贤的理论又有了新的发展。因于嗜酒，因于七情火郁……并很有远见地提出用薏苡仁汤、清胃散、牡丹散、千金内消散、内消沃雪汤、东垣托里汤等方药，随证治疗胃痈之为病。

◎治法特点◎

1.慢性萎缩性胃炎以痈论治

大凡中医治胃，首以理脾，方为治本之道。因为脾乃一身之本，统约四脏，为十二经之根本。脾胃二气互为表里，胃为水谷之海主受盛饮食，脾气磨而消之，以运化气机言之，脾主运化，故治胃先应理脾。从病机言之，脾虚可以导致胃阳不足，因脾胃不足之源乃阳气不足、阴气有余。若胃阳不振，无疑不能为本身行其津液，虚则火邪乘之而灼热。若脾阳不振，不能为胃散精于肺，下输膀胱，致水道不畅可致肿亦可致痈，还可致大小便失常。临床常见暴饮暴食或劳逸过度而伤脾，故《难经·十四难》云："损其脾者调其饮食，适其寒温。"由此胃脘病变从因从证分可见有胃虚寒、胃实热、胃寒肠热、胃热肠寒、脾胃不和、肝气犯胃、胃口痛、胃反、心腹痛、鼓胀、膈气痰结、哕逆、痞气、酒癖、伤胃吐血、胃中风等。

《黄帝内经》中提及："饮入于胃，游溢精气，上输于脾，脾气散精，上归于肺，通调水道，下输膀胱，水精四布，五经并行"。此充分说明脾胃营养周身四肢百骸，调节机体脏腑机能，维持人体正常生命活动的"后天之本"作用。李老认为，脾胃为病，病在血分而不在气分，脾胃往往同时俱病，因脾乃一身之本，统约四脏，为十二经之根本，十二经脉皆注于脾胃，为后天宗气所主。胃可化生水谷精微，然其有赖于脾为其运行津液，脾气旺则血荣而津润，脾气弱则血枯而形衰，脾气虚则运化失调而形瘦。故论脾胃运化，功在脾，胃为用，所以临床辨证多论脾而不言胃。医家每见胃疾先行补脾，调其脾气以和阴阳，原因是阳根于阴，阴根于阳，孤阴不生，独阳不长，求之阴阳互根，脾胃相依之机理，故治胃当先治脾。

脾喜燥而恶湿，阴常有余而阳常不足，故多论以脾阳虚，脾阳不足，很少以脾阴论道；胃为水谷之海，喜润而恶燥，胃火多旺而阴不足，故多以胃阴不足论之，独不言胃阳虚损；脾胃同气连枝，相辅相成，互为表里，密不可分，故温阳则健脾，养阴则益胃，阴阳调和则脾胃共济。

脾阳不足多宜补之，胃阳有余多宜泻之。脾家虚多表现为气虚、乏力、懒言，阳气不能布达于外而畏寒。可予性味甘温之药物口服，甘可滋脾，温可暖脾，甘入脾，化液为涎，清气生发，阴生阳长，清气上行，充实腠理，固阳卫外。脾家实，表现为湿邪为困，身重头蒙，阳气不得舒展，疲乏、纳呆、嗜睡；湿邪久稽，郁而化热，常见午后潮热，渴不欲饮，尿赤溲短，宜清热祛湿，健脾助运，此宜泻亦为补也。仲景云："阳明病胃家实"。《素问·五脏别论》云："六腑者，传化物而不藏，故实而不能满也"。胃家实者可见胃气独盛，消谷易饥；胃血独旺，吐血便血，迫血妄行；胃热独多，口干口苦，嘈杂泛酸；胃为仓廪之官，盛化物，生气血，食积生热，故多气多血多热，实者泻之，宜选苦寒之品，苦可泻热，寒可清火，热除则津存，胃阴得以保全。胃家虚多表现为胃阴不足，口干少津，饥而不食；阴虚则火旺，亦表现为多火多热之证，治宜壮水之主以制阳光，养阴清热，热退津生。总之，脾胃为病，虚证乃气虚阳虚，治以温阳益气，健脾和胃；实证为气滞，热壅，血瘀，治以行气导滞，清热消痈，凉血化瘀，最终达到消积化滞，去腐生新，热去存阴之目的，清亦是补，补亦是清。

脾胃病症见多端，临床可见七症，或胀满呕逆，或疼痛不休，或嘈杂吞酸，或食少纳呆，或反胃，或便秘，或泄泻。李老总结了辨证八法；从寒治，以温阳健脾；从气治，以达宽肠利膈；从血治，以去腐生新；从火治，以清阳明燥热；从脾治，以救脾虚作泄；从郁治，以解七情内伤；从补治，以升阳益胃。由此而得出用药八法：疏导，清热，化湿，豁痰，理脾，润燥，去腐，益气。李老云：治脾虚当先益气，治胃火首当化滞兼顾利胆、降脾火药以平肝，此乃治疗脾胃病之要义。

2. 望身形改变

临床上确诊为萎缩性胃炎病患，突出表现出体态消瘦，面色灰垢少华，面容憔悴，目睛少神，眼球活动呆滞，两颊凹陷，精神萎靡不振，少气乏力，呈现出一派痛苦表情。胃脘部呈收缩状态，脾区按之作痛，按痛处向两胁下和背部放射。萎缩性胃炎由中度到重度病变过程中，体重明显下降，经常在 3 个月以内体重减轻 3 ~ 5kg 以上。这是本病消耗津液，气血虚亏之特征。值得提出的是，体重虽然剧减，并未引起病人的十分关注，自觉过劳或营养不良所致，而忽略了极为重要的病象出现。体重如此剧减不同于一般胃脘痛，多年临床经验证明，胃及十二指肠溃疡、黏膜脱垂等病患，体重往往不减，甚或不仅不减相对还有发胖趋势，这是萎缩性胃炎综合征中一个重要的发现，为本病的诊断提供了有价值的指征。萎缩性胃炎患者体重之所以明显下降，亦可视为病变向广度、深度发展的必然结果。从众多临床患者中得出的结论是：体重每下降一分病情便加重一分，呈反比发展。此乃消谷为痨的一种特殊反应，临床应重视这一病象。

3. 观舌识病

舌象学概括起来包括舌体、舌质、舌苔的改变。李老在多年治疗萎缩性胃炎的过程中发现，舌象能准确地反映出萎缩性胃炎发展的不同阶段、轻重险恶及恢复程度等。这不仅是凭借临床经验，还有临床各项检查为依据。从舌象学可以初步诊断出浅表性胃炎、萎缩性胃炎、胃黏膜脱垂、糜烂性胃炎、十二指肠球炎和溃疡、重度不典型增生、癌变前期。这都经过胃内窥镜活检得到病理证实，符合率达到95%左右。

（1）望舌体临床常见以下4种类型：

①板状舌体：此种舌体平直宛若木板，伸缩自如，舌尖椭圆，系脾胃虚弱之象。临床多见于浅表性胃炎及浅表萎缩性胃炎。

②香蕉舌体：舌体圆细而长，状若香蕉，尖细根粗，体窄而厚，舌体伸出向下微弯、形若香蕉。舌体表面不平，附着颗粒状物，如谷粒撒于舌面。此种舌体为中、重度萎缩性胃炎，乃脾气大伤，胃阴耗损之象。

③胖鱼舌体：此种舌体临床多见，舌体宽大肥厚，膨胀满口，其状愚笨。其病机为湿浊内蕴，日久化热，湿热郁蒸。此种舌体多伴见十二指肠溃疡活动期、萎缩性胃炎进展期。

④锯齿舌体：舌体偏薄偏长，边有齿痕，齿形清晰。此形舌体为气阴两虚，内有虚火所致。糜烂性胃炎、溃疡病、疣状胃炎、胃黏膜脱垂等疾患常见此舌。

（2）舌质的变化可以概括为如下5点：

①反光，形成周边约0.5cm的亮带圈，李老将此亮带圈命名为"舌周边瘀血带"。此亮带舌为重度萎缩性胃炎的典型舌象，胃腑的其他疾患少有此舌。

②猪腰舌：舌质色深紫，无苔，舌面有津液敷布，光滑如镜，状若猪肾切面。舌之根神俱无，常有舌痛或灼热感，此为瘀血指征。此种舌象常见于萎缩性胃炎的进展期，或不典型增生，或癌前病变，应引起足够的重视。

③裂纹舌：舌面中间有纵断裂，形成小沟，舌质颜色紫绛，或淡紫色，此为胃深部溃疡的征象。

④粟粒红舌：此种舌体，舌尖呈椎体状，红赤无苔，表面铺有细砂状粟粒常为十二指肠球炎或十二指肠溃疡的外候。

⑤龟背舌：舌面纵横断裂，形成近方块样突起，状若龟背之纹，其色赤红，有的上敷薄白苔。此舌临床少见，其含义有二：一是中晚期肿瘤性疾病，病势深重之候。二是先天遗传，查无病证，是一种遗传性舌质。

舌苔常见：①晚秋老云苔。苔厚色白而腻，状如晚秋老云，深层透以黄褐之色，层次不清，舌体偏瘦，舌尖紫红。此种舌苔乃脾胃气败，阳气欲竭，阴液将涸，为早期胃癌或癌前病变的舌象。②斑块剥脱苔。此种舌苔，苔白或微黄，成块剥脱，界限分明，若胃病日久见此舌苔，候病势较重或将欲癌变。

从众多的患者所见可知：舌质愈红愈无苔，病势发展愈快愈险恶，这在判断萎缩性胃炎进展过程中是一个极为关键性的指征。舌质失去苔的保护，证明胃气将绝；恰恰相反，当病势好转，舌质随之变淡，舌苔渐生，呈现有神有根之象。

4. 以脉测证

脉象学对于临床的指导意义尤为重要，李老反复强调，学好中医要在"脉诊"上狠下功夫，诊脉可以辨别病情进退，判断预后。有些病症临床表现不甚明显者，然单从脉象便可判断其"生死"。这是李老独创的"以脉测证"又一临床绝技。萎缩性胃炎反映在脉象上，非常微妙，有时从脉辨病，有时舍脉从症。脉来沉细、沉弦多为脾胃病轻证或重证之缓解期，若脉来洪大有力，多为萎缩性胃炎加速进展期，或癌前病变，或早期胃癌之病理反映。通常按脉学理论言之，久病当虚，脉已应之，应当见诸沉伏缓弱、才谓脉症相符，今脉来反躁，此脉症殊异，不能理解为病人元气未伤，脉来有神，药到豁然而愈，乃是机体内存在异乎寻常的病态因子，此乃络阳脉象，其因基于阴不内守，孤阳外越，有如强弓之弩，这是临床经验的总结。临床见此脉象应引起医者的高度重视，进一步详查，明确诊断。切脉经验证明，萎缩性胃炎凡脉来弦实、洪大或弦数，可见 3 种病象：①萎缩性胃炎重度期并伴重度肠上皮化生改变。②早期发现胃癌。③体内隐藏着其他肿瘤。

病势左右于脉，而脉又反应于病。脉来弦实有力而洪大，是强弓之弩的排斥反应，在多年的临床诊治中被命名为李氏排斥脉象。这种排斥脉象从妊娠反应即有所体现，如女子受孕，约在 40d 后，脉来呈滑象，滑脉如珠，往来流利，珠行而转富有生气，告知机体内有生命存在，而同时出现的恶阻，又告知想要用自然吐法，将突如其来附寄机体内的生命排斥掉，妊娠恶性呕吐，即是强烈的排斥反应，而这种排斥是生理一过性的，待适应后，这种排斥现象也就消失了，而滑脉反应也不敏感了。再如，温热病解表后均认为汗后脉静身凉则安（愈），汗后身热脉躁（洪大）则不安（未愈）。所谓不安，一是汗后伤津，一是病变传里而误汗，这都说明邪正相争反映于脉的道理。萎缩性胃炎从脉象观察，病之好转脉转弱，病之告急脉转强，所谓强则邪胜于正，所谓弱则正胜于邪。弱乃平脉，洪大弦实乃病脉。

临床洪大弦实之脉象屡见不鲜，经李老"以脉测证"诊断的病例，胃镜病理检查结果多符合中重度萎缩性胃炎伴肠上皮化生改变或为早期胃癌，亦有少数病例，在排除胃部恶变之后，通过脉诊提示，经进一步详查，早期发现其他脏器的肿瘤。临床还可见有些患者单手脉洪大弦实，而另一只手的脉象沉细、沉弦。弦实有力提示恶变，沉细、沉弦为正气未虚之象，此种情形多预示体内肿瘤为良性。

5. 特殊诊法

腕骨诊法：李老常嘱患者将衣袖撸起，望其腕骨两旁肌肉用手轻轻按捏，如肌肉丰满有弹性为气血旺盛之表现；如皮肤松弛，肌肉松软缺乏弹性，为气血亏虚，病邪深入，久病耗损之特征。

指诊：嘱患者伸出右手，医者轻按患者中指，如指尖皮肤迅速恢复常色为气血充盈之表现，如指尖发白、皮肉瘪皱，为气血耗损，久病入络之征象，由此可辨别虚实及病邪深浅，并判断预后。

食管贲门切诊法：患者常述咽部不适，有物如鲠在喉，吞之不下，咳之不出或吞咽困难，哽噎不顺，心中堵闷。李老将三指平铺于患者咽喉下方或剑突下，嘱患者做吞咽动作，如唾液通过时闻得咕咕有声则说明存在食管贲门水肿或是贲门失弛缓之表现。治当行气化痰，利水消肿。

通过胃内窥镜、病理活检、胃液生化分析、气钡双重造影、超微电镜等检查所诊断出来的萎缩性胃炎发展过程，也有它的规律性，即由浅入深、由轻变重的自然发展经历，罕见有原发性萎缩性胃炎的存在。俨若伤寒六经传遍，所不同者没有直中。萎缩性胃炎的病变乃是由郁变瘀，由瘀变腐，由腐而成痈。故李老根据疾病发展及演变过程将其分为4个证型：即脾胃虚寒证、虚寒化热证、胃脘郁热证和胃脘瘀血证。浅表性胃炎可视为萎缩性胃炎的表证，亦即虚寒证的初期；浅表萎缩性胃炎，可视为萎缩性胃炎的半表半里证，亦即虚寒化热证居多；中重度萎缩性胃炎视为里证，亦即郁热证；重度萎缩性胃炎或伴糜烂或伴重度肠上皮化生改变，或不典型增生者，视为瘀血证型。

◎基本方及方解◎

1. 基本方药

苦 参 10g	槐 花 20g	白 蔹 20g	三 七 5g
败酱草 20g	茯 苓 20g	薏苡仁 15g	黄 连 10g
芦 根 20g	白茅根 20g	神 曲 10g	麦 芽 10g

2. 方解

方中黄连、苦参清热燥湿解毒，专清肠胃湿热，槐花清热凉血止血，三药相伍共为君药。芦根清热生津除烦，白茅根清热凉血止血，与黄连、苦参、槐花相需为用，加强清热之力，二药性味甘寒，又防苦寒败胃；败酱草清热解毒，破瘀排脓，三七止血散瘀，消肿定痛，白蔹清热解毒，生肌散结，三药一破瘀，一散瘀，一生肌，取其去腐生新之意，几药共为臣药。茯苓、薏苡仁健脾利湿，神曲、麦芽消食化滞，益脾气助胃气，扶正固本，以避免寒凉药味太过更伤中气，是为本方之寓意。

◎病案举例◎

病案1

董某，女，74岁。初诊日期：2005年3月18日。

主诉：胃脘痛反复发作50年，加重1个月。

现病史：患者胃脘痛反复发作50年，未予系统诊治，1个月前胃脘连胁疼痛难忍，遂于今日来诊。症见胃脘灼痛，无明显规律，伴胃部及两胁部堵胀感，肩背放射痛，时恶心，嗳气频作，无呕吐、泛酸及胃灼热，时有虚汗出，口干不欲饮，口苦，食少纳呆，夜眠差，大便不成形，日1次。查体：剑突下压痛，舌体薄，质红绛，舌中有裂纹，苔白舌根黄，脉弦数。自述喜食咸菜及素食，平素爱生气。1982年行十二指肠息肉切除。2003年因急性阑尾炎行手术治疗。

检查：胃镜示，①食管炎；②出血糜烂性胃炎。病理示，胃贲门黏膜慢性炎，局部糜烂伴黏膜鳞状上皮中重度非典型增生(2005年2月3日于某医院)。

【中医诊断】胃脘痛。

【西医诊断】糜烂性胃炎

【辨证】胃脘郁热证。

【治法】清热健脾，活血消痈。

【处方】去腐消痈汤加减。

苦　参10g　槐　花20g　白　蔹20g　三　七5g

败酱草20g　茯　苓20g　薏苡仁15g　黄　连10g

芦　根20g　白茅根20g　神　曲10g　麦　芽10g

6剂，水煎服。嘱其调情志，忌油腻。

二诊（2005年3月24日）：症见胃脘部仍有堵胀感，右胁肋痛，口苦，但均较前改善，大便微干，舌薄质绛中有裂纹，苔微黄，脉弦略数。治以疏肝利胆、清热消痈之法，方用胁痛汤加减。

【处方】

黄　连15g　姜　黄15g　郁　金15g　川楝子15g

白　及20g　白　蔹15g　沉　香5g　半枝莲10g

莱菔子15g　苏　子15g　麦　芽15g　水红花子15g

火麻仁15g　白花蛇舌草15g

6剂，水煎服。嘱其调情志，节饮食。

三诊（2005年3月30日）：患者前症明显改善，自述胃脘时有隐隐作痛，偶有恶心，大便正常，余无明显不适。

2005年7月29日查胃镜示：①出血一糜烂性胃炎。②胃黏膜脱垂。病理示：浅表性胃炎。

【按】该患者病因饮食偏嗜，再加之郁怒伤肝而得，情志反复刺激，病情迁延，病程日久，就诊时胃部出血糜烂较重，尤其病理所示已为癌前病变。湿热瘀血阻滞为本，胃脘胁肋疼痛为标，故急需驱邪以固护胃气，待病势和缓再予疏导解郁化滞。方中黄连、苦参清热燥湿解毒，专清肠胃湿热，槐花清热凉血止血，三者相伍共为君药。芦根清热生津除烦，白茅根清热凉血止血，与黄连、苦参、槐花相需为用，加强清热之力，二药性味甘寒，又防苦寒碍胃；败酱清热解毒，破瘀排脓，三七止血散瘀，消肿定痛，白蔹清热解毒，生肌散结，三药一破瘀，一散瘀，一生肌，取其去腐生新之意，几药共为臣药；茯苓、薏米健脾利湿，神曲、麦芽消食化滞，益脾气助胃气，扶正固本，以避免寒凉药味太过更伤中气。

病案2

万某，男，49岁，初诊日期：2003年5月11日。

主诉：间断胃痛3年余，加重4d。

现病史：3年前患者无明显诱因出现胃痛，能自行缓解，遂未经系统诊治，今患者4d前胃痛症状加重，不缓解，遂来我院就诊，刻下症见：进食后胃痛，泛酸胃灼热，口苦，大便黏。舌暗红，苔黄腻，脉弦滑。既往慢性萎缩性胃炎伴糜烂。否认外院治疗史。

检查：胃镜示慢性萎缩性糜烂性胃炎。

【中医诊断】胃痛。

【西医诊断】慢性萎缩性糜烂性胃炎。

【辨证】痰瘀互结证。

【治法】通瘀止痛，化痰醒脾。

【处方】失笑散合温胆汤加减。

生蒲黄 10 g	五灵脂 10 g	茵　陈 10 g	竹　茹 10 g
枳　壳 12 g	茯　苓 15 g	炒白术 15 g	石菖蒲 12 g
郁　金 12 g	陈　皮 12 g	炙甘草 10 g	煅瓦楞子 15 g

7 剂，水煎服，日 1 剂。

二诊（2003 年 5 月 18 日），服药 1 周后，患者自觉胃痛减轻，偶泛酸胃灼热。方以温胆汤加减：

【处方】

茵　陈 10 g	竹　茹 10 g	枳　壳 12 g	茯　苓 15 g
苍　术 20 g	石菖蒲 12 g	郁　金 12 g	煅瓦楞子 15 g
陈　皮 12 g	炙甘草 10 g		

14 剂，煎服法同前。

随访后，患者胃痛症状消失，未再复发。

【按】《金匮要略》云："血不利则为水"。清代叶天士对脾胃病机强调为"痰凝血瘀"。李老遵循"治痰要先活血"原则，活血则痰消，痰消则血液运行通畅。痰湿和瘀血互为因果，治疗要活血化瘀兼健脾化痰。失笑散活血化瘀、行气止痛，气血运行通畅则痰湿消散。脾为"生痰之源"，予茯苓、白术、陈皮健脾行气，痰邪消散，气血得以运行，瘀血难以形成。并指出久郁必有热，结合患者口苦、苔黄腻等表现，予茵陈、竹茹、石菖蒲、郁金清热化痰，豁痰开窍。

病案 3

高某，男，42 岁，初诊日期：2004 年 8 月 20 日。

主诉：胃脘部疼痛 1 年余。

现病史：患者 1 年前无明显诱因出现胃脘疼痛、呈冷痛，常以棉腰带缠之，伴有胃脘胀闷，如有物阻于胃脘部，泛酸频、恶寒怕冷、口干喜热饮、纳眠欠佳，小便调，大便日 1 行，质稀，舌淡暗、质嫩，苔白腻，脉沉细微弦，双关微弦，双尺脉细而沉。

检查：在外院行胃镜检查示，慢性萎缩性胃炎伴糜烂；病理报告示，慢性萎缩性胃炎伴糜烂及肠化（+），^{14}C 呼气试验阴性。

【中医诊断】胃痛。

【西医诊断】慢性萎缩性糜烂性胃炎。

【辨证】水寒土湿，胃气阻滞。

【治法】温水燥土，行气和胃。

【处方】吴萸四逆汤合桂姜枳实汤加味。

吴茱萸 10g	干　姜 20g	艾　叶 10g	小茴香 15g
桂　枝 15g	生　姜 20g	枳　实 15g	厚　朴 15g

川　芎10g　　佛　手10g　　炒白术15g　　莪　术10g

莱菔子15g　　鸡内金15g　　炙甘草15g　　大　枣10g

7剂，水煎服，日1剂。

二诊（2004年8月27日）：服药1周后，患者胃胀满、泛酸有所缓解，胃脘冷痛稍改善，仍冷痛，口苦，饮食增，眠欠佳，小便调，大便质稀。舌淡，质嫩，苔白腻，脉沉细微弦。守原方加乌药10g、麸苍术15g、茯苓15g，以增行气止痛，化痰利湿之功。7剂，水煎服，日1剂。

三诊（2004年9月3日）：患者已无泛酸，胃胀、胃痛明显好转，取下腰带，偶晨起口苦，纳可，眠欠佳，小便调，大便可成形。舌质较前红润，白腻苔较少，脉沉。

守原方，嘱连服10剂，煎服法同前，药尽复诊。

该患者坚持在李老门诊服药5个月后，一般情况可，已无胃胀，偶胃隐隐不适。于2005年1月25日于外院复查胃镜示（69013）：慢性浅表性胃炎伴糜烂，病理报告示：胃黏膜轻度慢性炎症。

【按】该慢性萎缩性胃炎患者究其病机，乃水寒土湿，胃气阻滞。患者年过四旬，《素问·阴阳应象大论》云："年过四十而阳气自半"，加之平素饮食不节，损其脾胃，土薄不厚，久病失治，土乘水位，水中阳损，釜底无火，湿停不化，土失升降，气机被阻。今脾肾阳互损，肾阳不能充养脾阳，胃络失温煦，故胃脘冷痛。《素问·阴阳应象大论》曰："清气在下，则生飧泻，浊气在上，则生䐜胀"。脾阳虚，脾胃气机升降失常，升清失司，《素问·天元纪大论》云："太阴之上，湿气治之"，湿无阳则不化，则大便稀，湿停气机阻，胃失和降，故生胀满。脾阳被困，脾精不能上承于口，故口干口苦。阳虚象显，全身恶寒怕冷、神疲乏力。予吴萸四逆汤扶阳固本，直治病根，配桂枝生姜枳实汤行气通络，标甚急通之，加艾叶、小茴香温阳散寒；川芎、佛手、厚朴行气导滞，补中有行，邪有出路；麸苍术、茯苓、炒白术、鸡内金、莱菔子、大枣除湿厚土，土厚火能升降；莪术化腑癍冷，有逐邪外出之功，乃李老治疗慢性萎缩性胃炎经验常用药。诸药合用，标本皆固，胃气能生，邪不入里，能阻滞胃黏膜进一步恶变。

病案4

赵某，女性，65岁，初诊日期：2001年7月3日。

主诉：间断胃部疼痛2年。

现病史：2年来患者间断性胃脘胀痛，餐后加重，嗳气频，夜间口干，口渴不欲饮水，无口苦，常口中黏腻，偶有胃脘灼热感，无泛酸，咽喉部梗阻感，纳可，睡眠欠佳，夜间多梦，睡眠浅，精神状态欠佳，大便秘结，舌红苔黄少津，脉细数。

检查：胃镜示，萎缩性胃窦炎伴肠上皮化生；病理检查结果显示，（胃窦）呈慢性炎症改变的黏膜组织伴萎缩及肠上皮化生。

【中医诊断】胃痛。

【西医诊断】慢性萎缩性胃炎。

【辨证】胃阴亏虚，气机阻滞。

【治法】益气养阴，行气止痛。

【处方】益胃汤加减。

石　斛 20g	鱼腥草 15g	生地黄 15g	玄　参 10g
柏子仁 10g	丹　皮 15g	知　母 15g	北沙参 15g
麦　冬 15g	天门冬 15g	伏　神 10g	郁　金 10g
天花粉 10g	女贞子 10g	浙贝母 15g	白　及 15g
玉　竹 15g			

7 剂，水煎服，日 1 剂。

二诊（2001 年 7 月 10 日），服药 1 周后，患者症状明显缓解。再诊胃脘胀痛明显缓解，偶有嗳气，晨起口干明显，偶有胃脘灼热感，较前次数明显减少，咽喉异物感，纳可，寐可，二便调。继上方加合欢花 10g、八月扎 10g、木蝴蝶 10g、竹茹 15g、百合 15g、瓜蒌仁 12g，以增疏肝和胃，化痰滋阴之功，继服 20 剂。

随访，患者无明显不适，半年后萎缩的胃黏膜明显好转，未见肠化生。

【按】 患者以胃脘胀痛为主症，伴嗳气频，夜间口干，胃脘灼热，咽喉梗阻感，以舌脉为佐证。平素心情抑郁，情志不畅，气机阻滞，肝气横逆犯胃，土虚木乘，气机阻滞，胃失和降，故胃脘胀痛，嗳气呃逆，咽喉梗阻感；嗜食辛辣肥甘厚味之物，蕴生湿热，日久湿郁化热，热伤阴津，胃阴亏虚，脾不能为胃行其津液，无以上承，则口干，舌红苔黄少津，脉细数为胃阴亏虚，气阴两伤之症。辨证属胃阴亏虚，气机阻滞，治宜益气养阴，行气止痛，方中石斛、生地黄、北沙参、玉竹为君药，益胃生津，滋阴清热，以滋养胃阴，清热生津。《中国药学大辞典》称其"专滋肺胃之气液"，即石斛益胃生津、滋阴清热，主要治疗阴亏之症。《神农本草经》载："称其为胃肠药，善治胀痛"。北沙参甘寒，养阴清肺、益胃生津，临床用于胃阴亏虚导致口干、胃脘嘈杂、饥不欲食等症。生地黄甘寒，养阴生津。玉竹补而不腻，不寒不燥，故有"补益五脏，益气养血，平补而润，兼除风热"之功，故可养胃阴，清胃热，主要用于燥邪伤胃，胃阴亏虚之症，常与北沙参、生地、石斛等合用，以养阴生津，滋阴益胃之功；方中麦冬、天冬、丹皮、玄参为臣药，二冬养胃阴，生津液，辅助君药治疗胃阴亏虚之症；《本草纲目》载："丹皮滋阴降火"，方用牡丹皮，滋阴已降虚火；玄参清热泻火滋阴，治疗口渴、少寐等阴亏诸症，《温病条辨》载："温热病……阴素虚……玄参一两，麦冬八钱"，故玄参可谓滋阴降火之佳品；鱼腥草、白花蛇舌草、浙贝母、白及共为佐药，辅助君臣清热解毒，化痰散结，则口干、咽喉异物感、胃脘灼热可解；茯神、郁金、天花粉、女贞子、柏子仁共为使药，以清热养心安神，行气止痛，兼润肠通便之功。全方共奏滋阴养胃，理气和胃之功。

◎总结／体会◎

李老根据临床大量治疗萎缩性胃炎的病例，得出了以下三条规律：①凡属胃癌前病变（重度萎缩性胃炎，活检中发现不典型增生呈肠上皮化生改变）均出现了六脉弦实有力或洪大有力之征，出现此种脉象，乃由于胃内潜伏恶变或肿胀，胃气衰败，病邪乘之，邪正相争，出现正虚而邪进之势，李老谓之曰"李氏排斥脉象"。因指恶变组织为体内非正常细胞，故机体免疫系统对其产生正常生理排斥反应，此种表现即反应于脉上，这是李老从脉象与临床实践相结合中探索出的一大发现；②从舌象观察，舌体羸瘦，舌面无神无根，舌质紫绛，苔呈黄白而腻，层叠峰起，口干而不欲饮水，舌体呈香蕉形、锥体形或板状形，有此舌象多为胃腑积郁化热，与湿毒互结内蕴，灼伤胃津，耗伤脾胃之气，脾胃运化失常，终至胃气衰败所致；③从形体观察，患者体重急剧下降，胃纳欠佳，口干不渴，面色灰垢无华，皆为湿热蕴结，成毒为痛，耗伤正气，脾胃腐熟运化功能严重受损之征象。

上述三部诊候症见其一，从胃内窥镜活检提示，屡屡出现浅表性胃炎、浅表萎缩性胃炎、萎缩性胃炎，并发不典型增生或肠上皮化生改变。如三症俱现，往往怀疑胃癌前趋势，若体重骤减，消瘦明显，则进一步怀疑已成恶变，须做胃镜活检证实，及时进行阻断治疗。三者合参，临床初步诊断率达到94%。故运用中医诊法在胃镜检查之前提早发现癌变亦是中医界的一大突破。舌诊脉象之深奥乃临床经验积累所得，更需要多下苦功用心钻研方可学得大成。

（蔡 昕 张时浩 **整理**）

查玉明治疗心血管疾病经验

◎名医简介◎

查玉明(1918—2015年),男,回族,辽宁省新民市人,中共党员,辽宁省中医药研究院、辽宁中医药大学附属第二医院主任医师、教授。查老16岁师从中医世家杨耀泰先生学习。1942年取得行医资格,开始在沈阳地区行医。曾先后担任沈阳市北市区中西医医院祠堂街卫生所所长,沈阳市第三人民医院中医科主任,沈阳中医研究所理论研究室主任,辽宁省中医药研究院主任,教授。查老从医70余载,学识渊博,大医精诚,在学术上融东垣、丹溪之所长,承清任之启迪,法叶、吴之缓图收功,博采众长,兼收并蓄,在临床辨证施治过程中,提出了很多具有独到之处的见解,积累了丰富的经验,创立多首行之有效的验方,基本上形成了自己比较系统的学术思想。查老被国家人事部、卫生部、国家中医药管理局评选为全国第一批、第二批老中医药专家学术经验继承工作指导老师,是辽宁省中医高级职称评审委员会委员,辽宁省新药评审委员会第一、第二届委员,《辽宁中医杂志》编委会委员;曾参加国家《药典》全国审稿定稿工作;曾任沈阳市中医药技术鉴定委员会主任委员,沈阳市卫生局医学科学技术委员会第一、第二届顾问,中华药学会辽宁分会顾问,沈阳市中医专家临床研究会副会长,辽宁省及沈阳市中医学会理事、常务理事,辽宁省第四届、第五届政协委员,沈阳市第七届、第八届政协委员,沈阳市民委委员等职,荣获全国首届"中医药传承特别贡献奖",享受国务院颁发的政府特殊津贴。

◎学术思想◎

1. 重视气、阴与瘀血的作用

查老在学术方面,一贯主张当勤求古训,博采众长,兼收并蓄,不得偏执。查老在几十年临证过程中,精研金元四大家学术著作和学术主张,融朱震亨、李杲之长,注重阳气和阴津在疾病发生发展以及传变中的作用,提出了气阴两虚的辨证分型并将其应用于临床,辨证有理,疗效显著。同时查老在临床中继承清代王清任"活血化瘀"的学术思想,创立了"活血化瘀"学说。他认为《医林改错》独辟蹊径,发展拓宽中医精气血津液理论。查老在辨证论治中重视气、阴与瘀血的作用关系,认为气是人体生命活动的动力源泉,阴是人体生命活动的物质基础,瘀血乃疾病发展到一定程度的病理产物,又为致病因素。这三者相互关联,相互影响,对疾病的发生、发展及转归起到了重要的作用,作为医家不可小视。查老在冠心病的治疗中特设气阴两虚证,血瘀痹阻心脉证,充分体现了查老重视气、阴与瘀血的学术思想。在治疗中,查老指出"血府逐瘀汤""膈下逐瘀汤""少腹逐瘀汤"三个逐瘀汤,条分缕析,论证清晰,功能明确,乃其临证智慧之结晶,极受后世赞赏。"补阳还五汤"更具有实用价值,古方今用,丰富了中医学异病同治之理论。对现今之临床实践具有很大的指导意义。

2. 基于经典，法于阴阳

查老治疗心血管疾病的学术思想根源于中医经典理论,查老强调为医者勤求古训,博采众长,但不应拘泥于古人之一药一方,一生刻意遵循宗古方宜活而不离其轨,师古意当变而不泥其方之原则,在师从古人辨证论治的基础上,结合实际大胆创新。查老认为疾病发生的根本原因在于阴阳失调,治疗疾病的根本目的就是调整阴阳盛衰,阴阳学说可以完美地阐释人体的组织结构、生理功能及病理变化并用于指导疾病的诊断和治疗。结合经典古籍和自己的临床经验,查老提出了"调和阴阳,以平为期"的治疗法则,他认为一般的心血管疾病的根本病机为"阳微阴弦",此处的"阳微"既指上焦之阳虚,也指中下焦的阳虚,但重点仍为上焦阳虚即心阳气虚衰,治疗上应结合临床辨证施治。

3. 中西结合，病证结合

查老不仅精通中医,而且对西医亦无门户之见,认为这两种医学体系都是面对病人,当互为借鉴,扬长避短。主张临床当病症结合,认识疾病。提倡现代科学检测方法为我所用。查老认为不能因为单一的证而忽视整个疾病的特点,也不能因为疾病的共性而忽视了疾病中所属证型的特点。中医诊疗疾病,辨病和辨证都是重要的,要辨病、辨证相结合,二者是不可分割的统一体。在临床诊治方面,尤其面对复杂疑难重症,极力推崇运用中医辨证与西医辨病相结合,互相取长补短,析病论治,力求实效。

◎治法特点◎

1. 五脏一体论治冠心病

根据临床表现,西医所说的冠心病属中医学胸痹、厥心痛、怔忡范畴。查老在临床工作中发现本病的发生发展与多种原因有关,年老体虚、情绪失调、饮食不节等均可诱发冠心病。

虽然病变在心,但与其他四脏功能密切相关。将其发病机理总结为:根源在肾、代谢在脾、变动在肝、气本在肺、归宿在心、显示五脏功能的内在关联,具有整体观,为指导本病论治提供了科学依据。

查老指出心以阴血为本、以阳气为用,血液的循行靠心气的鼓动。心属火,与脉相合,它的荣华反映到面色上。因此属水的肾脏能够制约心脏。肾藏精,为阴阳之宅、水火之脏、生命之根。精来源于先天之真元,具有内养五脏、外濡形体的功能,是人体各个器官功能活动的原动力,推动十二经脉之循行,是气之本,人体生命活动的本源。故肾气之盛衰关系到人体脏腑功能及抗病能力,对人体具有特殊意义。心气根于肾气的资助,心阳有赖肾阳的温煦方能推动有力。肾之精气不足则四脏供养减少、经络空虚。肾气一衰四脏皆摇,显示根源在肾之理。冠心病患者以中老年居多,青少年极为罕见。本病为慢性发病,很少见急性者(心梗除外)，显示根源在肾之理。饮食不调，嗜酒厚味，损伤脾胃。脾阳不运，反生痰湿，浊脂内积，上犯心胸则痛。脾之运化功能失调，精微不化，代谢障碍。精神紧张主要影响内脏的气机，使疏泄失常，变动在肝，气机阻滞，气滞则血瘀，可导致心胸痛；或五志过极，化火伤阴，阳亢化风，阴津耗损，心脉失养，可致心胸痹痛。肺为诸气之本，上司呼吸，下注心脉，肺主气、主血，主持血液之循行，若肺气虚则心气不足，鼓动无力，血行不畅，心肌失养则心动过缓；气虚则血滞，痹阻心肺则闷痛，显示出气本在肺之理。

2. 从脾胃论治心系疾病

查老熟谙经典，博采群书，认为"脾胃和则百病皆安"，临床治疗中擅长运用调理脾胃的方法治疗各种心血管疾病，继承了李东垣《脾胃论》中："内伤脾胃，百病由生""治脾胃即所以治五脏"的观点。查老认为，心血管疾病的发生多与五脏失调相关，而五脏失调又多与脾胃功能失调有关。因脾主升清，胃主降浊，脾胃为人体气机的枢纽，是后天之本，脾胃为气血生化之源，脾胃的强弱决定着元气的盛衰。故当脾胃功能失调则导致气机不畅，升降失司，脏腑失和，气血生化，元气衰，百病滋生。因此，在临证中查老多从调理脾胃入手治疗冠心病、慢性心衰等心血管疾病，且取得了良好的疗效。同时查老认为，心为脾之母，脾为心之子，脾胃为后天之本，气血生化之源，全身各脏腑皆赖脾胃所生之气血的濡养，如脾的运化功能失常则气血生化乏源，故心血不足，导致心脉失养；而脾气旺盛，气血生化正常，则心血充足。心藏神，主血脉，血液赖脾胃运化水谷精微而化生，脾乃气血生化之源，却需心血濡养，心神主宰，说明了心与脾胃相关。

3. 益火之源论治慢性心衰

查老认为慢性心衰的发展系正虚邪实，心肺两损，最终精气被夺，出现心阳衰竭之重证。心衰病机，其标在心，其本在肾。故治疗采取温肾阳、益心气是治慢性心衰的最佳法则。"因其衰而彰之"是本病立法之旨。本方在于温补，温补可以化气，从而达到阳复阴化，水行悸安的目的。盖风心病及肺心病两病机理，一是外邪内侵，留恋血脉，内舍于心，心阳受累；一是内伤痰饮，肺气先伤，痰浊壅塞，水邪内伏，累及心阳。虽然两病始发病困不同，但殊途同归。最终转归为心阳衰竭。阴胜则内寒、阴胜则阳病是慢性心衰的规律。治以温阳益气。查老在多年医疗实践中运用温阳利水，益气化湿法治疗慢性心衰屡见成效。

4. 灵活用药 随证变方

查老长期潜心精研《伤寒论》《金匮要略》《脾胃论》等中医经典著作，认为经方虽用药简单精练，但临床治疗效果显著，故在临床实践中，查老多以经方为基础方对其加减应用，如真武汤、承气汤等，结合个人临证加以灵活应用，广泛应用于心血管疾病的临床治疗。

在临床遣方用药上，查老在辨证审因后，确定治法之后，遵循组方原则，选择适宜的药物，并明确其用量、用法的药物配伍组合，对初病邪实，正气未衰，利在速战，首先祛邪，邪去则正安。邪实热盛非大剂重剂不能克制，但是施用大剂重剂务须辨证精确，用之有据，不可滥投，安危立见，邪之不去，留之生变，当以除邪务尽。当久病正虚，应先扶正，用药力求和缓，不宜急切图功，滥投峻剂，妄伐无辜，遗留后患。扶正应取气味甘温性润和缓之剂，且应剂小量轻，力不太过，中病即止，不伤正气。药量之轻重取决于证。掌握分寸，当重则重，

167

当轻则轻，勿太过，勿不及。多量则损见地伤正气，药轻则不达病所。据证施方用药，慎重而精详，圆机而活法，应用独到方药无误，常常取得很好的疗效。同时查老之临床治疗中以证为准绳。方药依从症候变化而变化。症候的改变，就是变方的原则，方药也随之增减。

◎基本方及方解◎

1.基本方药

茯苓9g　芍药9g　白术6g　生姜9g

附子9g

2.方解

本方以辛热药为主，配苦燥渗利之品，少佐酸柔收敛之物，泻中有补，标本兼顾。以大辛大热之附子为君，温肾助阳，化气行水。白术甘苦而温，健脾燥湿；茯苓甘淡而平，利水渗湿。二者合用，使脾气得复，湿从小便而去，共为臣药。佐以辛温之生姜，既助附子温阳散寒，又合苓、术宣散水湿，兼能和胃降逆止呕。配伍酸收之白芍，其意有四：一者利小便以行水气，《本经》言其能"利小便"，《名医别录》亦谓之"去水气，利膀胱"；二者柔肝缓急以止腹痛；三者敛阴舒筋以解筋肉瞤动；四者防止附子燥热伤阴，亦为佐药。诸药合用，温脾肾以助阳气，利小便以祛水邪。

◎病案举例◎

病案1

王某，女，64岁，汉族，已婚。初诊：1991年10月20日。

主诉：心悸气短10年，加重2年。

现病史：10年前始出现心悸，气短。近2年心悸气短，下肢水肿，尿少，不能安卧，卧则欲起。症状逐增，形寒肢冷，感冒反复发作，被诊为风心病，慢性气管炎，肺心病。曾用地高辛及利尿剂等治疗，症状略为缓解，但不巩固，症状时有反复。现症状：心慌，尿少水肿，气短不续。面色晦滞，两颧紫红，二目少神，神情倦怠，口唇青黯，舌胖边有瘀斑，气息短促，脉象促代脉频见。

检查：肝大（肋下2cm），质硬，双下肢指压痕(+)。胸透提示右肺下叶散在斑点，两肺门增大。则脉促代频见。

【中医诊断】心悸、水肿（心肾阳虚）。

【西医诊断】冠心病。

【辨证】疾病日久，反复发作，心肾两损，正虚可知。心失血养而悸；肾虚水泛，凌心射肺则喘；心阳衰不能下交于肾，水湿不化则尿少水肿；阴盛于内则形寒肢凉。卫气虚则易感，水凌心肺，胸阳被阻，气机不利则咳逆倚息，不得安卧，唇青颧紫，舌有瘀斑，胁下痞块，乃气虚瘀阻之象。气血失调，脏气衰败则脉促频见。

【治法】温阳益气、化湿利水。

【处方】真武汤化裁。

制附子 10g　　白 术 25g　　茯 苓 25g　　赤 芍 15g

黄 芪 50g　　五加皮 25g　　细 辛 5g　　桂 枝 7.5g

五味子 10g　　党 参 20g　　甘 草 10g　　生 姜 12 片

6 剂，水煎，每服药煎取 300ml，每日早晚各 1 次，每次 150ml 温服。

二诊 (1991 年 10 月 30 日)：尿利肿消，气喘改善，能平卧，但下肢水肿仍在，饮食无味，大便溏薄。复诊辨证论治：仍守前方加砂仁、佩兰以温中和胃；加苍术、防己以燥湿。

【处方】

制附子 10g　　白 术 25g　　茯 苓 25g　　赤 芍 15g

黄 芪 50g　　五加皮 25g　　细 辛 5g　　桂 枝 7.5g

五味子 10g　　党 参 20g　　甘 草 10g　　生 姜 12 片

砂 仁 10g　　佩 兰 10g　　苍 术 15g　　防 己 15g

6 剂，水煎，每服药煎取 300ml，每日早晚各 1 次，每次 150ml 温服。

治疗结果：食欲增进，症状基本消失，肢凉转温，尿液通畅，治愈出院。

【按】本案乃心肾阳虚，失于蒸化，阳虚水泛，水气凌心射肺所致。故投予真武汤，温阳化气以行水。方中重用黄芪益气补虚、利水消肿，配合细辛、桂枝温通心阳以行水。方中以赤芍易白芍，是因该患唇青颧紫，舌有瘀斑，是为气虚血滞之象。"赤芍与白芍主治略同，但白则有敛阴益营之力，赤则止有散邪行血之意；白则能于土中泻木，赤则能于血中活滞……"（《本草求真》）。二诊见大便溏薄，饮食无味，知脾气仍虚，湿浊未化。故加砂仁、佩兰化湿健脾以和中，加苍术、防己化湿消肿。

病案 2

崔某，女，65 岁，汉族，已婚，工人。初诊：2005 年 10 月 20 日。

主诉：胸闷、气短时作 10 年，加重并伴双下肢水肿 1 个月。

现病史：该患于 10 年前曾患心肌梗死，经治疗好转。但时常出现胸闷、气短。近 1 个月加重，并出现水肿。口服利尿药后，水肿略消。为进一步治疗今日来诊。现症状：胸闷气短，活动后加重，双下肢水肿，怕冷，小便少，大便稀。否认糖尿病、高血压史。否认家族遗传病史。面色无华，双下肢水肿。舌体胖，质红，少苔，边有瘀斑。脉象细数。

检查：心电图，陈旧性前壁心梗，心率 85 次 /min；尿常规，正常；血压，140/90mmHg。双下肢指压痕 (+)。

【中医诊断】胸痹（心肾阳虚）。

【西医诊断】冠心病。

【辨证】症系心肾阳虚。肾阳虚，水湿不化，则尿少、水肿；心阳虚，鼓动无力，气血不足，则乏力；肾阳虚，水气凌心，则胸闷气短；脾肾阳虚，则便稀，食少，阳虚则寒，故怕冷。

【治法】温阳益气，化湿利水。

【处方】真武汤加减。

黄　芪 50g	细　辛 5g	桂　枝 7.5g	大腹皮 20g
五加皮 25g	甘　草 10g	大　枣 10枚	生　姜 5片
茯　苓 25g	白　术 25g	赤　芍 15g	制附子 10g
西洋参 7.5g	五味子 7.5g		

5剂，水煎，每服药煎取 300ml，每日早晚各 1次，每次 150ml 温服。医嘱：调情志，避风寒。

二诊（2005年10月28日）：水肿减轻，胸闷气短改善，但大便稀，食少。舌质红，少苔。血压：140/5mmHg。治疗以上方加砂仁、佩兰以温中和胃；加苍术、防己以燥湿健脾。

【处方】

茯　苓 25g	白　术 2.5g	赤　芍 15g	制附子 10g
西洋参 7.5g	五味子 7.5g	黄　芪 50g	细　辛 5g
桂　枝 7.5g	大腹皮 20g	五加皮 25g	甘　草 10g
砂　仁 10g	佩　兰 10g	苍　术 15g	防　己 15g
大　枣 10枚	生　姜 5片		

5剂，水蘸，每服药煎取 300ml，每日早晚各 1次，每次 150ml 温服。复诊医嘱：调情志，避风寒。

治疗结果：经 1个多月的治疗，诸症消退，病情好转。

【按】　本案特点有二。其一，该患病症动辄尤甚，是心气虚衰，鼓动无力所致，故在主方基础上加西洋参、五味子益气养心；又重用黄芪补气，加桂枝、细辛益气通阳而利水；大枣、甘草健脾和中化湿；大腹皮、五加皮行水消肿以治其标。其二，舌见瘀斑，是为血行不畅，故以赤芍易白芍敛阴和营兼化滞。诸药合用，功效甚佳。二诊，见大便仍稀，食少。是为心肾之阳气渐复，但脾胃之气尚虚，故加砂仁、佩兰以温中和胃；加苍术、防己以燥湿健脾。以善其后。

病案 3

李某，女，58岁，汉族，已婚，退休工人。初诊：2006年1月5日。

主诉：心慌，胸闷，气短 5年，加重并伴双下肢浮肿 10d。

现病史：5年前，因心慌，胸闷气短，于某医院就诊，被诊断为：冠心病门颤。多次住院，口服中西药治疗，病情时好时坏。10d前，因劳累心悸，胸闷、气短加重，并伴有双下肢浮肿。欲求中医治疗，今日来诊。现症状：心慌，气短，胸闷，活动后加重，伴浮肿，神疲乏力，怕冷，饮食减少，二便量少。否认高血压、糖尿病及各种传染病史。15岁月经初潮，每隔 30~31d 来潮 1次，每次持续 4~5d，50岁绝经。否认家族遗传病史。面色晦滞，舌胖，边有瘀斑，质绛红，少苔。语声低微，气短。脉象促代相兼。

检查：心电图房颤，心率 110次/min，心肌缺血；尿常规：白细胞 5个 HP；血常规：正常；血压：140/90mmHg。听诊：双肺呼吸音粗，呼吸 25次/min，心律不齐。肝大，肋下 1cm；双下肢指压痕 (+)。

【中医诊断】　心悸（心阳虚衰）。

【西医诊断】　冠心病。

【辨证】　病久反复发作，心肺两损，气血两耗，正虚邪实，精气被夺，心失血养而悸；

气虚饮停，肺失宣降则胸闷气短；心阳衰微，不能下交于肾，而致肾阳不足，水火不济，水湿不化则尿少浮肿；阴盛于内，则形寒肢冷；舌有瘀斑，肋下痞块乃气虚血行瘀阻之象；气血失调，脏气虚衰则脉象促代频见。

【治法】温阳益气，化湿利水。

【处方】温肾救心汤（自拟方）加减。

制附子 7.5g	白 术 25g	茯 苓 25g	赤 芍 15g
黄 芪 50g	五加皮 25g	细 辛 5g	桂 枝 7.5g
五味子 10g	党 参 20g	防 己 15g	生 姜 12 片
大 枣 7 枚

5 剂，水煎，每服药煎取 300ml，每日早晚各 1 次，每次 150ml 温服。医嘱：注意休息。

二诊(2006 年 1 月 12 日)：浮肿渐消，心悸，气短减轻。但感觉食少无味，大便稀。舌体胖，边有瘀斑，质绛红。脉象促代兼见。血压 :140/90mmHg；心电图：房颤，心率 90 次 /min，心肌缺血改善。病情好转，继用前方，加砂仁、佩兰以温中和胃，健脾化湿。

【处方】

制附子 7.5g	白 术 25g	茯 苓 25g	赤 芍 15g
黄 芪 50g	五加皮 25g	细 辛 5g	桂 枝 7.5g
五味子 10g	党 参 20g	防 己 15g	砂 仁 10g
佩 兰 10g	生 姜 12 片	大 枣 7 枚

10 剂，水煎，每服药煎取 300ml，每日早晚各 1 次，每次 100ml 温服。复诊医嘱：注意休息。

三诊(2006 年 2 月 9 日)：浮肿基本消退，心悸气短明显缓解，乏力减轻，纳食尚可，肝脏肋下未触及，二便正常。舌质红，舌边有少量瘀斑。脉细兼见代脉。血压：140/85mmHg；心电图：房颤，心率 85 次 /min，心肌缺血明显减轻。此为阳气复，水火济，湿化肿消，然瘀血未消，故见舌有瘀斑，脉见代象，治以前方减五加皮，加丹参化瘀养心。

【处方】

制附子 7.5g	白 术 25g	茯 苓 25g	赤 芍 15g
黄 芪 50g	细 辛 5g	桂 枝 7.5g	五味子 10g
党 参 20g	防 己 15g	砂 仁 10g	佩 兰 10g
丹 参 20g	生 姜 12 片	大 枣 7 枚

5 剂，水煎，每服药煎取 300ml，每日早晚各 1 次，每次 150ml 温服。

治疗结果：经 2 个月治疗，浮肿消退，无心悸气短，心率 85 次 /min，房颤、心肌缺血明显改善，肝肋下未触及。

【按】本案其标在心肺，其本在肾，肿、喘、悸为临床主要表现。治疗上，以"病痰饮者，当以温药和之"，"形不足者，温之以气"之理论为指导。温肾救心汤乃真武汤衍化而来，因其衰而彰之，是本方组方之旨，立意于温补，温补可以化气，从而使阳复阴化，达到饮行悸安的目的。另本病亦有瘀血内停的症候，查老认为病心衰者，首先应扶正为主，正复则邪祛，气充则血行。若心衰尚未控制，切不可祛瘀攻邪，徒伤正气。待心衰控制后，在温阳益气的同时，兼以化瘀，攻补兼施，尤为重要。寒淫内胜，治以辛热。方中附子壮阳益肾，温寒化水；党参、茯苓、白术健脾制水，水饮去则心悸安；赤芍酸收，敛阴和营兼活血；生姜温散水气，配黄芪、大枣益气利水；桂枝温阳化水；细辛平喘利水；五加皮、防己祛湿利水消肿，使气化水去而肿消，配五味子收敛肺气，以益心气。诸药合用使心肺得补，肾阳得振，心衰可解。

病案 4

王某，女，65岁，已婚，辽宁新民人，农民。初诊日期：1997年12月10日。

主诉：咳嗽、气短、心悸20年，加重3d。

现病史：患者20余年来经常有咳嗽、气喘症状，但能自缓解，尚能参加劳动，曾多次就近医治，均未见效。近5～6年来，咳嗽发作频繁，甚则卧床不起，来诊前3日更加严重，咳嗽气急，吐白色泡沫痰，不能平卧，夜间阵发性咳嗽日渐加重，食欲减退，上腹部胀满，口渴不欲饮，故来本院门诊诊治。

既往史：高血压病史25年。

检查：端坐呼吸，面色潮红，无发绀，体温36℃，血压180/120mmHg，颈静脉怒张，气管居中，甲状腺未触及肿大，两肺满布干性啰音，心尖冲动弥散于第五、六肋间锁骨中线外3cm，心界向左扩大，心率130次/min，律齐，心尖区闻及轻微吹风样杂音，主动脉第二心音亢进，腹软，肝右肋下5cm，中等硬度，脾未触及。移动性浊音（－），下肢凹陷性水肿。舌苔薄白，质淡，脉细数无力。胸部X线摄片：心影普遍增大，左心室、左心房显示膨隆，肺纹理增厚，两肋膈角消失。ECG示：窦性心动过速，左心室劳损。心脏彩超示；①左心增大。②肺动脉瓣、二尖瓣、三尖瓣轻度反流。实验室检查：血红蛋白118g/L，红细胞4.7×10^{12}/L，白细胞6.8×10^{9}/L，中性粒细胞百分比67%，余检查正常。

【中医诊断】心悸（阳虚水泛）。

【西医诊断】①高血压Ⅲ期。②高血压性心脏病。③心功能Ⅳ级（心衰Ⅲ度）。

【辨证】此证属阳虚水泛之心悸，由久病失调，肾阳亏耗所致。肾主水，肾阳不足，气化失权，水湿内停，泛溢肌肤，故身体浮肿；水势泛滥，阻滞气机，则心下痞满，食后尤甚；膀胱气化失职，故小便不利；水气凌心，抑遏心阳，则见心悸；水泛为痰，上逆犯肺，肺失宣降，则见咳喘，吐白色泡沫痰。脉细数无力，舌苔薄白，质淡，为阳气亏虚，水湿内停之征。

【治法】益气温阳，行气利水。

【处方】

黄 芪20g	红 参10g	附 子6g	川 芎15g
泽 泻20g	丹 参20g	刺五加15g	猪 苓20g
茯 苓15g	陈 皮15g	泽 兰15g	茯 苓15g
桂 枝20g	白 术15g		

共煎服50mL，日3次，口服，以益气活血、温阳利水。

【西药治疗】①地高辛0.25mg，日1次，口服。②卡托普利12.5mg，日3次，口服。③呋塞米20mg，日1次，口服。④螺内酯20mg，日1次，口服。⑤单硝酸异山梨酯缓释片40mg，日1次，口服。呋塞米、螺内酯可在患者尿量正常、双下浮肿消失后停用。

二诊（1998年1月30日）：服药6d后，尿量增加，下肢浮肿明显减退，仍有胸闷、咳嗽、气短，去桂枝、白术，加止咳降气之苏子10g，再服药5d后，咳嗽止，去苏子，汤药再服 6d 后心力衰竭已基本控制。

【按】 此病属阳虚水泛证型之心悸，以益气温阳，行气利水为主要治则，根据兼证以真武汤为基础方进行加减，配以西药强心、利尿、扩血管并根据其症状改善情况将药物减量服用，由于中西药作用机制不同，具有协调相加效应，能显著提高心力衰竭治疗效果，提高患者生活质量。

◎总结/体会◎

《伤寒论·少阴病证》曰："少阴病……腹痛，小便不利，四肢沉重疼痛，自下利者，此为有水气……真武汤主之"(316 条)。真武汤为温阳散寒利水而设。附子为真武汤之主药，性味辛热。可壮肾中阳，散寒化水，使水有所主。白术甘温苦燥，可建立中土、助脾行水。使水有所制，为臣药。生姜之辛散可佐附子扶阳主水，拨开阴霾，意寓化水；茯苓之淡渗可佐白术健土制水，从上下行以降水，意在利水；附子为纯阳之品，补火扶阳有余，须防伤阴，妙加白芍之酸收，能敛阴和营，为使药。全方壮元阳以消荫翳，逐留垢以清水源，组方严谨，配伍精炼。真武之温热能发越阳气、开腠理、司气化、散寒邪、利水源，上助心阳以通脉，中助脾阳窗以健运，下助肾阳以益火。临床用于症见面色晦滞、神疲乏力、形寒怕冷、肢凉、小便不利、大便不实、全身浮肿、心悸怔忡或气喘不续、舌质暗紫或淡润、脉沉迟而涩或结代者，凡属阴证、寒证、虚证，用之屡验。运用温阳利水、益气化湿之法，以真武汤化裁，治疗水肿、怔忡、水气病疗效显著。凡素有各类心脏病史，反复发作，临床表现为不同程度心动悸、气喘、尿少、浮肿(下肢为甚)，口唇发青、颈脉动、肝大、脉数疾或结代，用之多效。施用真武汤常配加益气利水之黄芪、温阳化水之桂枝、平喘行水之细辛、消肿祛水之五加皮。具有温肾阳、救心阳之效，常加五味子、人参敛肺气、益心气，使心肺得补、肾阳得复、水湿得化、心阳复振、心衰可解，达到阳复阴化、气化水行、肿消悸安的目的。水肿、心悸、怔忡是心系疾病的主要表现，而心衰常与心悸、水肿、气喘相并见。"水病下为浮肿大腹，上为喘呼，不得卧者，标本俱病，故肺为喘呼(肺心病)；肾为水肿(肾病)，肺为逆不得卧"(《素问·水热穴论》)，此为形成心衰水肿与喘的病理。阴盛阳衰，水邪内伏则肿；水气凌心则悸；肺失于宣降则喘，导致心悸怔忡、尿少浮肿、喘不得卧、口唇青，形寒肢凉之水气病表现。水为阴邪，非阳不化，得温则行，得寒则聚。《素问·至真要大论》云："寒淫所胜，平以辛热。"真武之辛热，重在温阳利水、扶阳抑阴，审证准确，安危立见。

（刘 涵 王广军 **整理**）

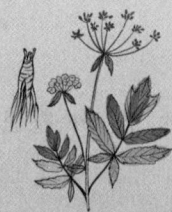

李寿山治疗内科杂病经验

◎名医简介◎

李寿山（1922—2002年），男，山东平度人，出身于中医世家，从事中医临床、教学、科研工作60余年，原任大连市中医院院长、大连市中医研究所所长。1989年受聘为中国中医研究院研究生部指导老师。发表学术论文50余篇，著有《李寿山医集》《中医临证指南》等专著。精通《黄帝内经》《难经》，服膺于张仲景学说。擅长于内科疑难杂病。如对心脑血管病证，善用活血化瘀为主治疗，认为胸痹心证，应重视"阳虚为本，痰瘀为标，燮理脏腑，补通兼施"的辨治方法。治疗肺系病，自拟四纲十二证的辨治原则，治疗咳喘哮，尤以豁痰化瘀截哮法治疗顽固性哮喘急性发作，取得奇效。对肾系病，认为慢性肾炎有非湿即瘀的病理特点，创用清化益肾法的治疗，而以清宣解毒法治疗急性发作，清开降浊法治疗肾衰等。消化系病，创拟萎缩性胃炎从"痞"论治，消化性溃疡从"痈"论治，溃疡性结肠炎从"痢"论治。李寿山老先生自幼秉承庭训，博采众长，善理杂病沉疴，在学术思想上注重以胃气为本，崇尚脾胃学说，并致力研讨；上溯经典，下涉各家，兼取众长，在长期医疗实践中，形成了独特的治学风格和学术经验。

◎学术思想◎

1.急症重疾，活用经方

李老潜心于仲景学说之研究50余载，师法不泥，自出机杼，临大证敏于思索，用经方尤有卓见，每获良效，转危为安。李老认为经方配伍法度严谨，药专效速。用经方辨证识病贵在准确活用，在纷杂的症状中，要善于把握主证，适证而用方。在治疗方面，还要随证以立方，莫要执着古方，一成不变。选药应少而精，勿使掣肘，药量宜大，突击截断，中病辄止。其煎服方法，遇急重症更应宗仲景之训，昼夜服之，以保证药物在体内的有效时间和有效适度。多年来，李老在急重症的治疗上，积累了较为丰富的经验。如善用白虎加人参汤增损治疗高热病人，石膏日用量每每用至500g。盖石膏性寒而味辛甘，辛甘发散有透邪外达之力，其性寒可乘发散之势而逐热外解，故《名医别录》说，石膏可"解肌发汗"。若热邪久稽，可加青蒿、白茅根以透发郁久之热。另外，还主张凡用白虎汤必加人参。因热邪犯人必然耗伤气阴，况且患阳明病者，多系内有伏热之体，用人参补益气阴恰合病机。若遇经腑同病者，常用清下合治以救其急。

2. 杂病沉疴，擅理脾胃

李老在学术思想上注重以胃气为本，对脾胃学说致力研讨。上溯经典，下涉各家，兼取众长。认为脾胃学说渊源于内经，发展于仲景，形成于东垣，充实于叶桂。他指出脾胃为后天之本，气血生化之源，同居中州，乃气机升降出入之枢，五脏六腑四肢百骸皆禀气于脾胃。故临床治疗中应处处刻意于调治脾胃，兼安五脏。如治疗较为棘手的诸虚劳损、再生障碍性贫血、发育不良异常消瘦的疾患，强调"补肾当先健脾"。运用调治脾胃首治后天，使脾胃健运，再投血肉有情之品以补先天，多获良效。李老尝谓：治胃以通为补，拟调气、活血、疏肝、通腑诸法以治胃脘痛、噎膈、反胃、胆胀等顽症。以收病同异治之效。疗脾以运为健，常用健运法治疗脾虚不运，生化无源所致的慢性肝炎、慢性肾炎；用升运法以治脾虚气陷，统摄无权之胃下垂、子宫脱垂、崩漏，用温运法以治脾阳不振、寒湿内困所致的冠心病、慢性腹泻；用滋运法以治脾阴亏虚、燥热内伤的糖尿病等皆有良效。其他如疏运、导运、通运、辛开苦降和中助运等，多种治法皆在变通之中。总之，调理脾胃，意在寓通于补，寓运于化，恢复纳化功能，以疗沉疴杂病。

3. 汇通诸家，师法不泥

李老学崇仲景，而又不拘泥于一家之说，对内伤杂病运筹帷幄，广收博采百家之长，临床实践数十载，积累了丰富的经验。如自拟胃康复冲剂治疗萎缩性胃炎，通络活血汤治疗三叉神经痛，颇多效验。曾治一患者王某，女，偏头痛反复发作数月，经某医院确诊为"三叉神经痛"，近日疼痛频发，如刺如割，恶心呕吐，面肌搐动，曾注射哌替啶而痛不解，针刺、封闭亦不减。脉证合参为风痰夹瘀阻络之证，投予自拟通络活血汤以活血通络、搜风止痛，药用川芎30g、当归30g、细辛5g、蜈蚣2条、白芷15g、白附子5g、甘草10g，服药6剂，疼痛大减，又服6剂，诸恙悉平。对慢性肾小球肾炎的治疗，始终着眼于"湿"与"瘀"的病理症结，自拟清利湿热，益气化瘀之法，治以驱邪为主兼扶正气的清化益肾汤，有效率达91.7%。对痹症之治疗尤具慧眼，拟温痹汤和清痹汤，一温通一清宣。前者治疗风寒湿痹，后者治疗风湿热痹。久治不愈之顽痹乃虚实夹杂，痰瘀互阻于络脉，拟通痹汤重用虫类搜剔兼益肝肾，并制"痛风药酒"内服外擦，综合治之。李老尝谓：喘分虚实，哮辨寒热。肺肾为金水之脏，一主气一纳气。治疗虚证喘哮，辨证眼目在标本兼顾，肺肾同治。自拟固本平喘汤治之。消渴一证，滋阴清热润燥为之大法，然而久病多有兼证并病出现，治当补肾燮理阴阳。总之，李老汇通诸家之说，择善而从，创意鼎新，经验独到，屡获良效。

4. 详察舌脉，明辨血瘀

李老在多年的临床诊疗中，认真地观察了"舌下络脉"的色泽形态变化。提出了"舌下络脉"对瘀血证的辨证论治有特殊诊断价值，从而为运用活血化瘀法则，提供了有力的客观依据。李老认为：全身络脉能直接用肉眼看到的，并且最浅表、最显露、最能反映五脏六腑者，莫过于舌下络脉。因此脏腑有疾，尤其是血脉病，便可一目了然。通过临床观察300例患者，说明舌下络脉之异常与脏腑之寒热，气血之虚实有着密切联系。概而言之，虚者淡红而细短，瘀者青紫而粗长，寒者淡紫而紧束，热者红紫而怒张。根据丰富的临床治疗经验，总结出活血化瘀八法，证之临床，确有执简驭繁的指导作用。诸如行气活血法治疗不孕症、冠心病均有显效。如治一患者王某，女，19岁，病历3年，经常胸前闷痛或刺痛，胸痛彻背，并伴有胃痛、痞满、嗳气，常因情欲刺激而发病或加重。曾在某医院诊为冠心病、心绞痛、慢性胃炎，服冠心苏合丸及西药效不显，诊其脉弦细、沉涩，舌苔腻，舌质暗红，边有紫气，"舌下络脉"色紫而粗长，弯曲，周围有小结节若干，此为气滞血瘀之胸痹，胃脘痛，拟以行气活血之四逆散合失笑散加减，服药3剂，胸脘痛减，原方加减10剂后，诸证若失，复查心电图恢复正常。其他，如温阳化瘀法疗雷诺氏病、痛经；清热祛瘀法治疗弥散性血管内凝血、视网膜出血；益气治血法治疗中风半身不遂；化痰消瘀法治疗痰瘀互阻的肺心病等，均系效验之法。

◎治法特点◎

1. 疏肝和胃、理气化瘀——治疗慢性萎缩性胃炎

慢性萎缩性胃炎，属于中医痞证的范畴。是临床常见的多发性疾病，并且病情反复，慢性炎症反复刺激胃肠黏膜，迁延至后期易转化为慢性疾病，炎症浸润和反复刺激，黏膜增生或发生肠上皮化生，严重者可诱发胃癌，疾病发展后期单用西药的抗炎、促胃肠动力药很难痊愈，所以李老辨证论治，在临床中用疏肝和胃、理气化瘀之中药加减治疗疗效突出。

慢性萎缩性胃炎病情日久，炎症长期存在并刺激胃肠黏膜很容易增生或肠化，中医认为疾病迁延会累及气血，日久症瘕积聚，胃炎恶化之慢性萎缩性胃炎伴"肠化"或异型增生之癌前病变。初起病在气分，病久由气及血，气滞血瘀胃络痹，胃络失养渐至萎而不荣，形成胃黏膜萎缩之变；由于胃络痹阻进一步发展，而酿成有形之症结，则类似"肠化"或异型增生之癌前病变。据此病机，李老主张萎缩性胃炎从"痞"论治；自拟消痞方药疏肝理气、健脾和胃、化瘀消症，标本兼顾，调整升降枢机，临床上取得了很好的疗效。李老创立治痞三法，补中消痞、和中消痞、清中消痞辨治萎缩性胃炎的临床研究；运用健中调胃汤治疗胃脘痛（消化性溃疡）临床的研究，皆荣获省市科技进步奖。

2. 中虚不用，健脾为纲——治疗功能性消化不良

功能性消化不良（以下简称FD）发生于20%～40%的正常人群，占消化系门诊患者50%左右，它以饱胀、嗳气、隐痛、早饱、胃灼热、厌食等症状为主要临床表现，属中医痞满、胃痛等范畴。随着现代生活方式的改变和压力的增加，此疾病的发病率越来越高，因其在初期没有严重的症状而被大部分群体忽视，故容易发展为慢性病并长期损害机体正气，李老认为消化不良当从痞满、胃痛等论治。其病机关键为中虚不运、肝郁气滞、寒热错杂、阴亏津枯，尤以中虚不运为多见，治宜健脾、疏肝、和解、润下为主。自拟补中消痞汤、舒肝和胃汤、和中消痞汤、清中消痞汤，验证于临床，疗效显著。

李老认为，脾胃中虚，运化失职，胃缓无力，排空缓慢，是FD的病机关键。脾之与胃，一脏一腑、一升一降、一纳一化，相互制约，协调互用。"脾宜升则健，胃宜降则合"，二者共同完成后天的受纳、运化和滋养肌肉的功能。所谓"胃中元气盛，则能食而不伤"《医宗必读》，"脾应肉，肉坚大者胃厚"《灵枢·本藏》，此之谓也。若脾气虚弱，健运失职，运化无力，不能为胃行其津液，不能荣肌厚胃，则清气不升，浊气不降，胃缓无力，"下管约不利"，

排空缓慢，而见胃脘痞满，食后加重，纳食减少，倦怠乏力，舌淡胖苔白，脉虚细或濡细诸证。治宜健脾为纲，理气消痞。李老化裁经方，自拟效方补中消痞汤。药用：党参、黄芪、桂枝、炒白芍、枳实、柴胡、白术、炙甘草、姜枣为引。芪、术、草补中益气，健脾和胃，增加胃肌动力，为补益脾胃中虚的主药；柴胡、枳实和中理气，加强胃肠蠕动，促进胃排空；与白术合用，消补兼施，以助升清降浊之枢机。诸药合用，共奏补中消痞之效。临证之中，随证加减。如脘中隐痛，加香橼皮、佛手；胁背胀痛，加广木香、郁金；食少方中加内金、炒谷、麦芽等。此型病人占FD之大半，诊治过程中，应始终不忘健脾之纲，治病求本，常取良效。

3. 健脾贵在运——治疗慢性非特异性溃疡性结肠炎

慢性非特异性溃疡性结肠炎（下面简称慢结）是一种原因不明的常见病。其主要症状为腹泻腹痛及黏液血便，多伴有里急后重，病程缓慢，反复发作，经久不愈。治疗颇感棘手，李老认为本病多由脾胃素虚，饮食不节或劳倦太过，中气损伤，以致脾失健运，湿郁化热下注大肠，或由情志不畅，肝气犯脾，气滞湿郁下及大肠。再者，外感邪毒，特别是暑湿热毒侵犯脾胃，并于大肠而致其证。其病机以脾虚湿郁为本；其病位在脾胃兼涉肝肾。初起多为气滞湿热蕴结，实证居多；久而不愈，脾病及肾，造成本虚标实，寒热错杂之证。

本病的病机是脾虚湿郁，调整和恢复脾胃运化功能是治疗本病的关键所在。故李老主张溃疡性结肠炎从"痢"论治，指出"健脾贵在运"，处处着意调治中宫之运化功能。①治宜温运：慢结久延不愈，既有脾阳不足虚寒，又有湿热内结，本虚标实寒热夹杂。其根本病变为中阳不振，湿邪内停，当以温药和之。自拟味军理中汤加减治之，正可谓对证之方。②疏中寓运：《素问·举痛论》云："怒则气逆，甚则呕血及飧泄"。肝脾不和，气滞湿郁之慢结，当重在疏肝理气，肝气调达则脾运湿化. 疏肝即是健脾，香军四逆散契合病机，切中病情。③导滞助运：慢结属滞下范畴。湿邪内蕴久病入络，均可导致气滞血瘀。临床上最易出现腹痛腹泻、里急后重和黏液血便，缓解期少腹坠胀也很难消失. 因此在治疗方面酌用理气导滞之品，对消除上述诸症是很重要的一个环节。李老在两种证型中均选用小量酒军炭即系此意。④善后健运：病情缓解后当节饮食、慎寒暖、疏情志、适劳逸。常服健脾益气、温运化湿之药物，以巩固疗效，防止复发。

◎基本方及方解◎

1. 基本方药

党　参20g	黄　连20g	白　术15g	枳　实15g
白　芍10g	莪　术10g	桂　枝8g	干　姜30g
柴　胡8g	丹　参15g	炙甘草15g	黄　芪15g
蒲公英10g	大　枣3g	生　姜3g	

2. 方解

方中所用黄连清热燥湿，干姜温中祛湿，两药合用辛开苦降，为和中消痞之主药；脾胃为后天之本，气血生化之源，党参、白术、炙甘草补中气、健脾胃；黄芪补中气、补气阴，四药合用，以补脾胃。制半夏燥湿化痰与党参合用，助运化祛痰湿以消痞结；枳实行气降逆导滞以治痞满；蒲公英苦味健胃以清胃中郁热；白芍缓急止痛与甘草合用酸甘化阴以益而防燥药之急；干姜、甘草辛甘化阳扶脾阳而化寒湿之邪；两组药对配伍有益阴济阳、和调寒热之功，柴胡疏肝理气解郁，与白芍合用，柔肝理气防止肝气横逆犯胃，配伍丹参养血活血，寓补于消，配伍莪术活血益气以和胃通络，生姜、大枣即顾护中焦又调和诸药。诸药合用有益气健脾、调和寒热、辛开苦降、和中开痞之效。最终使寒热适从，阴阳通达，升者得升，降者得降，上下无碍，气机通畅，则病自瘥矣。李老在用药方面注意补而勿滞，通而勿伐，滋而勿腻，清勿过寒，温勿过燥，以保持机体生化冲和之气。

◎病案举例◎

病案 1

张某，男，48 岁，初诊日期：2009 年 3 月 11 日。

主诉：胃脘部反复胀痛 4 年余，加重 20d。

现病史：患者胃脘胀痛反复发作 4 年，常因情志不畅而诱发，春秋换季时尤为多见。2 年前曾查胃镜示：胃溃疡。此次于 20d 前复因情志不畅胃脘胀痛又作。现症见：胃脘胀痛，连及两胁，餐后尤甚及遇恼怒加重，嗳气、矢气则痛减，胃灼热泛酸，食欲缺乏、善叹息。

检查：胃脘部按之压痛，疼痛拒按，腹部柔软，面色较红，舌质暗红，苔薄白，脉沉弦。胃镜示：胃溃疡。

【中医诊断】胃脘痛（肝胃气郁证）。

【西医诊断】胃溃疡。

【辨证】外邪、饮食等侵犯脾胃，脾胃升降失常，不能运化水谷精微，又遇情志刺激，肝气失和，横逆乘脾犯胃而致胃脘痛。

【治法】治宜疏肝和胃、理气化瘀佐以清热解毒。

【处方】理气调胃汤加减。

柴 胡 15g	枳 壳 15g	白 芍 20g	香 附 15g
郁 金 15g	浙贝母 15g	甘 草 5g	海螵蛸 25g
鸡内金 20g	神 曲 15g	厚 朴 15g	

日 1 剂，水煎，早晚分服。

二诊（2009 年 3 月 17 日），服用 5 剂后，胃脘胀痛明显缓解，但仍有两胁胀痛及胃灼热泛酸，查体：舌质淡暗，苔薄白，脉弦。上方去鸡内金、神曲，加大柴胡用量至 20g，海螵蛸 30g、黄连 15g、吴茱萸 3g，以增强疏肝和胃，制酸止痛之功。

三诊(2009 年 3 月 29 日），继服药 15 剂后，患者两胁部的胀痛以及胃灼热泛酸症状明显缓解，偶有饱餐后胃胀不适、嗳气，纳可，查体：舌质淡红，苔薄白脉象沉。上方去黄连、吴茱萸，海螵蛸减至 5g，继续服药 14 剂，诸症消失。1 个月后复查胃镜溃疡愈合。随访 1 年，未复发。

【按】胃脘痛的病名和诊断，最早见于《素问·病能论篇》，"黄帝问曰：人病胃脘痈者，诊当何如？岐伯对曰：诊此者，当候胃脉，其脉当沉细，沉细者气逆……故胃脘为痛也。"从脉测证，可知胃脘痛与其他内痛不尽相同，脉沉主里，细为本虚，痛者气血壅滞，标实也，初起即为本虚标实证《外证医案汇编》的"胃中气虚，两头门户最小，上口为贲门，下口为幽门，胃痛有上下之分。"此与胃及十二指肠溃疡病灶颇为一致。胃脘痛的临床主症为胃脘痛病机为气病及血，壅滞不通，损伤胃络，血肉腐坏而成痈疡，由于气机阻滞，胃失濡养而产生胃脘疼痛诸症。肝为刚脏，主疏泄。肝胃之间，木土相克。肝气郁结，易于横逆犯胃克脾，导致中焦气机不通而痛。本案患者平素性情急躁易怒，肝失疏泄，肝气郁结，肝郁日久化热，灼伤胃络，入血分，营气不从，瘀而成痛。如《沈氏尊生书·胃痛》所说："胃痛，邪干胃脘病也……惟肝气相乘为尤甚，以木性暴，且正克也。"《临证指南医案·胃脘痛》说："胃痛久而屡发，必有凝痰聚瘀。"方中柴胡疏肝解郁，枳壳行气散结，二药合用一升一降，升清降浊以畅气机、疏达郁热；白芍入营和血、缓急止痛，甘草益气和中，二药合用酸甘化阴，柔肝散结止痛；香附疏肝理气通络；郁金行气活血化瘀；浙贝母清热解毒以消痈肿；海螵蛸敛疡制酸；鸡内金、神曲消食和胃；厚朴行气除痞。诸药合用共奏疏肝和胃、理气化瘀、散结消痈止痛之效。

病例 2

滕某，男，18 岁，初诊日期：2003 年 5 月 19 日。

主诉：衄血、乏力、短气 5 月余，加重 7d。

现病史：患者 5 个月前因急性再障住院，经中西医结合治疗高热、出血好转，但骨穿及血常规检查，贫血日趋严重，证见面色苍白，倦怠乏力，纳呆食少，心悸短气，低热不退。

检查：鼻齿衄血，皮下散在瘀点，脉来洪大而数，舌淡嫩无苔。

【中医诊断】虚劳病（气血大伤，脾肾两亏证）。

【西医诊断】急性再生障碍性贫血。

【辨证】患者因急性再障入院，后天脾胃已经大伤，后天气血生化之源受损，无力运化水谷精微，更加重疾病，机体没有精微濡养，则面色苍白、倦怠乏力、心悸气短而致此病。

【治法】健脾助运，补益气血。佐以引火归原，待脾健火敛再议补肾。

【处方】四物汤加减。

黄 芪 50g	人 参 15g	白 术 15g	当 归 15g
炒白芍 15g	熟 地 20g	制首乌 15g	阿 胶 15g
肉 桂 3g	炒 谷 15g	麦 芽 15g	

日 1 剂，水煎，早晚分服。

二诊（2003 年 5 月 26 日）：服 7 剂后，低热平，衄血止，但患者现胃纳不佳，体力不支，面色萎黄，精神欠佳，静卧懒言，乏力食少。查体：舌淡苔薄白，脉来虚细，血常规检查为轻度贫血。在原方的基础上加茯苓 15g、山药 15g、陈皮 10g、甘草 10g 以补益脾气，助脾运化。

三诊（2003 年 6 月 16 日）：服药 20 剂后，患者现胃纳佳，精神健，饮食恢复，但患者 18 岁，为防止因病损伤后天而未得到充分资助，故遵"形不足者温之以气，精不足者补之以味"。在原方基础上加鹿龟二仙胶、紫河车等溶胶炼蜜为丸，服药 3 个月，血常规及骨髓象均恢复正常，体质强壮，病告痊愈。

【按】虚劳，顾名思义因劳致虚，虚是病机，劳是病因，虚有脏腑经络阴阳气血之分，劳有五劳七伤之说……《素问·宣明五气篇》曰："久视伤血、久卧伤气、久坐伤肉、久立伤骨、久行伤筋，是谓五劳所伤"，即论病因《难经·十四难》曰："一损损于皮毛，皮聚而毛落；二损损于血脉，血脉虚少不能荣于五脏六腑；三损损于肌肉，肌肉消瘦饮食不能为肌肤；四损损于筋，筋缓不能自持；五损损于骨，骨痿不能起于床"。即论症状七伤，如《金要要略·虚劳篇》："食伤、忧伤、饮伤、房室伤、饥伤、劳伤、经络营卫气伤"，总之凡是由劳伤致脏腑经络阴阳气血诸虚有一系列劳损症状皆称为虚劳。虚劳的治疗即《素问·三部九候论》曰："虚则补之"。《素问·阴阳应象大论》曰："形不足者温之以气，精不足者补之以味"。而《难经·十四难》则曰:"损其肺者益其气；损其心者调其荣卫；损其脾者调其饮食，适其寒温；损其肝者缓其中；损其肾者益其精，此治损之法也"。本案病人由于后天疾病耗损，脾胃之气大伤，久之后天损及先天，虚劳加重，故李老用四物汤加减，其中当归、炒白芍、熟地补血活血，补血之中暗藏活血，使其补而不滞，重用黄芪50g大补中焦脾胃之气，和补血药合用有补气生血之效，人参、白术健脾益气，佐以甘草有四君子之意，以助黄芪之效，制首乌、阿胶为血肉有情之品，滋补阴血，又暗含补后天肾脏之意，炒谷、麦芽健脾运脾，寓通于补，诸药合用，健脾助运，补益气血。佐以肉桂引火归原，寓意待脾健火敛再议补肾。

病案 3

王某，男，46 岁。初诊日期 1996 年 12 月 10 日。

主诉：胃脘痞满不舒 6 年加重 2 周。

现病史：患胃病史 6 年。平素胃脘痞满，饱胀不舒，食后尤甚，常因进食冷硬之品而发作。近 2 周症状加重，不敢饱食，伴体倦乏力。

检查：胃镜检查提示，胃窦部黏膜红白相间，以红色为主，幽门前区黏膜稍粗糙，呈细颗粒样增生。活检病理报告为浅表性胃炎。B 超检查，肝、胆、脾、胰腺均正常。舌淡黯苔薄白，脉沉弦。

【中医诊断】痞证（中虚气滞证）。

【西医诊断】功能性消化不良。

【辨证】患者平素患有脾胃病，导致中焦虚耗，气血亏虚，脾胃无力运化饮食而出现痞证，进食生冷，脾胃阳气受抑，更不能运化水谷而出现症状加重。

【治法】补中消痞，理气导滞。

【处方】补中消痞汤化裁。

党 参 15g	黄 芪 30g	白 术 15g	枳 实 15g
白 芍 10g	莪 术 10g	桂 枝 7.5g	良 姜 5g
柴 胡 7.5g	佛 手 15g	炙甘草 6g	

姜枣为引，日 1 剂，水煎，早晚分服。

二诊（1996 年 12 月 17 日）服药 6 剂后，痞满诸证明显缓解，但仍有恶心，不欲饮食，食后腹胀等症状，查体：舌质淡红，苔白腻，脉细弱，在上方基础上去掉莪术，加陈皮 15g、麦芽 6g、焦山楂 10g 以健脾气、助脾运，佐以消食健胃。

三诊（1886 年 12 月 23 日）守方继服 1 周，痞满诸证缓解，但因患病较久，正气损伤较重，脾胃为后天之本，遵循"百病皆有脾胃衰而生"，故去掉桂枝、良姜、佛手、山楂，保留顾护脾胃药调理 2 周，病已痊愈，进食少量水果冷饮，未再复发。

【按】痞证，始见于《内经》。后来张仲景在《伤寒论》中，详细阐述了痞证的源流和治疗，其中治疗痞证诸方，尤为后世医家极力推崇，并广泛运用于临床。痞，其病状主要表现于心下即胃脘部，故又称心下痞。《伤寒论》中做了明确描述。《伤寒论》149 条："但满不痛者，此为痞"，151 条"脉浮而紧，而复下之，紧反入里，则作痞，按之自濡，但气痞耳"，临床表现心下痞塞，满闷不适，但胀无痛，按之柔软，或见心下硬满者，为痞证，此病人长期患有胃部慢性疾病，导滞脾胃中虚，运化失职，胃部无力，排空缓慢所以饮食物不能在胃部消化，出现胃脘部的胀满不适，不思饮食，故李老自拟补中化痞汤加减。用黄芪、白术、甘草补中益气，健脾和胃，增加胃肌动力，是补益脾胃中虚的主药；柴胡、枳实和中理气，增强胃肠蠕动，促进胃排空；与白术合用，消补兼施，以助升清降浊之枢机加入适量白芍和柴胡合用柔肝、疏肝，以防肝气不畅横逆乘脾犯胃，佛手梳理肝和脾胃之气，桂枝、良姜温胃暖脾。诸药合用，共奏补中消痞之效。另外，李老强调指出，目前国内中医界对 FD 重视程度不够，把内镜下黏膜的轻度改变均归结到慢性胃炎的范围，结果增加了患者的心理压力，恐癌滥治，加重病情，也造成药品浪费。故李老认为，对具有消化不良症状、内镜下轻度胃及十二指肠黏膜炎症者，仍应包括在 FD 范围之内。治疗上审因论治，合理选方，发挥中医中药治疗功能性疾病的优势，协调胃肠道功能，常可取得良效。

病案 4

刘某，女性，40 岁，2008 年 6 月 2 日初诊。

主诉：腹泻、腹痛反复发作 4 年，加重半个月。

现病史：患者缘于 4 年前因情志不畅而发腹泻，每日排黄色稀便 3～6 次，偶有黏液便，无脓血便、黑便及鲜血便，腹部呈阵发性绞痛，泻后痛减，时有腹胀、心烦等症状，间断应用止泻、止痛及消炎药物治疗以缓解症状。半月前因与家人口角而症状加重，自服黄连素片、左氧氟沙星片等药物无效。现症见大便泄泻，时有腹痛，肠鸣，矢气多，泻后痛减，每因抑郁恼怒而发作或加重，心烦易怒，口苦，嗳气，纳少。

检查：神清，息平，精神欠振，心肺无异常，腹软无压痛，肠鸣音略活跃。实验室检查血常规、便常规、便培养、结肠镜、钡灌肠造影未见异常，舌质红，苔薄黄腻，脉弦细。

【中医诊断】泄泻（肝郁脾虚）。

【西医诊断】慢性非特异性结肠炎。

【辨证】患者平素情志不畅，肝失疏泄，乘脾犯胃，胃气失和，不能受纳腐熟水谷，影响大肠，大肠气机不利而发病。

【治法】健脾疏运。

【处方】疏运止泻汤加减。

柴 胡 7.5g	炒白芍 15g	白 术 15g	炒枳壳 6g
酒制大黄炭 1.5g	广木香 3g	乌 梅 9g	木 瓜 10g
橘 核 15g	炙甘草 6g		

日 1 剂，水煎，早晚分服。

二诊（2008 年 6 月 8 日）：服药 5 剂，患者腹泻缓解，大便 1 日 2 次，但仍有少量黏液便，查体：腹部柔软，按之有右下腹轻压痛，偶有因抑郁恼怒而加重病情，患者自诉口苦、嗳气、纳少等症状减轻，舌质淡，苔白腻、脉缓。故在上方的基础上减去酒制大黄炭，加当归 12g、白芍用量至 20g 以补血活血，还可以缓解下利赤白，加以槟榔 5g、广木香加至 9g，两药合用理气止痛，痛除泻止。

三诊（2008 年 6 月 16 日）：继续服药 7 剂之后，患者自诉无黏液便，大便 1 日 1 次，便质正常，腹痛，肠鸣，口苦，嗳气，纳少等症状消失，但因病情较久，正气受损，肝脾失于调和日久，故继用逍遥散加橘叶、香附等，20 剂调和肝脾。随访半年未见复发。

【按】古人以木气的冲和条达之象来类比肝的疏泄功能，在五行中将其归属于木，故《素问·灵兰秘典论》谓"肝者，将军之官，谋虑出焉"。人体的消化功能有赖于胃的和降、脾的运化、肝的疏泄及胆、小肠、大肠等脏腑功能共同作用的结果，这是脏腑气机升降出入的具体表现形式之一。唯有气机调畅，升降出入处于相对平衡状态，才能维持正常的消化功能。一旦忧思恼怒、精神紧张等情志失调，则肝气郁结，肝失疏泄，易导致本病的发生。忧思恼怒，气郁而伤肝，肝木失于疏泄，横逆脾土，脾失健运，升降失调，则导致排便异常；精神紧张，亦可导致肝气疏泄太过或不及，从而影响脾胃的升降功能，肝木疏泄太过，而发腹泻。胃为水谷之海，脾主运化腐熟水谷，小肠泌别清浊，大肠为糟粕外出的通道，脾胃的正常运化有赖于肝的正常疏泄调节功能。所以本病例病位虽在肠腑，却有赖于肝之条达。李老自拟疏运止泻汤加减治疗，方中柴胡配芍药疏肝解郁；甘草配白芍缓急止痛，配白术以益气健脾；酒制大黄炭配木香疏肝理气，和脾止泻。诸药合用，共奏健脾疏运之功。

◎ 总结 / 体会 ◎

中医学植根于我国博大精深的古代文化沃土之中，在其理论体系的形成和发展过程中，无不受其文化、哲学及古代科学技术等整体特征的影响。故欲精究岐黄之术，必上稽《周毅》和《洪范》等哲学论著，方能更深刻理解《黄帝内经》《难经》之自然观、人体观、疾病观、诊疗及认识论和方法论。李老尝谓：溯源以识流，《黄帝内经》根据《周易》关于"象""阴""阳"的实践和理论，采用"取象比类"的方法，构建了中医的理论体系，这也是中医学朴素的唯物主义和辩证法思想的哲学渊源。李老私淑于四大经典，服膺于仲景学说。认为辨证论治是仲景学说之理论核心，《伤寒论》《金匮要略》集理法方药为一炉，堪称众法之宗，群方之祖。几千年来，屡用不衰，至今仍有效地指导着临床。李老治学精勤，源流兼蓄。诊余之暇，博览历代医药名著，对各家学说均能留心研究。由于各时代的医学家所处历史条件不同，所观察的对象也各异。诊疗过程中应融各家之所长于一炉，综合各家学术见解，不同风格，取其偏而得其全。同样，历代医家也不可避免地具有民族的、地区的和时代的局限性。所以不可毫无批判地兼收并蓄，而应该删其繁芜，摄其枢要，寓创新于继承之中。

（潘郭海容 付晨菲 **整理**）

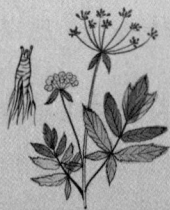

周学文治疗溃疡性结肠炎经验

◎名医简介◎

周学文（1938—2018 年），男，汉族，辽宁辽阳人，主任医师，二级教授，博士生导师，国家级名医，国医大师。曾担任国家中医脾胃病学会名誉主任委员，辽宁中医药大学学术委员会副主任委员，临床试验专家委员会主任委员，第三、四、五、六批全国老中医药专家学术经验继承工作指导老师及传承博士后指导老师，国家食品药品监督管理局药审委员、中华中医药学会内科学会副主任委员、中华中医药学会内科学会脾胃病专业委员会副主任委员、中国中药临床药理学会副主任委员、辽宁省中医内科学会主任委员、辽宁省中医药学会脾胃病专业委员会主任委员、辽宁省新药审评委员会委员及副主任委员、《世界华人消化杂志》副总编、《中国中西医结合消化杂志》副主编等职，享受国务院政府特殊津贴。

周老从事中医临床、教学、科研工作 50 余年，拥有丰富的临床经验，精通各类病症的辨证施治，广览博取，潜心研究，医术精湛，救死扶伤，"精于脾胃，又不限于脾胃"，擅长治疗脾胃、肝胆等消化系统疾病及内科疑难杂病，首次提出将中医外科"消、托、补"法应用于内科溃疡病的治疗，首创"肝脾并调，寒热并用"治疗胆汁反流性胃炎，"从脾论治，内清外柔"论治血脂异常及动脉硬化，成绩斐然。多次被评为辽宁省卫生厅先进工作者，并获得"感动校园人物"称号。发表《消化性溃疡》《慢性萎缩性胃炎中医证治旨要》《消化性溃疡中医辨证论治》等学术论文及《实用中医消化病学》等学术专著 60 余篇（册）。

在中医消化系统重大疾病领域，周老开展了多项临床应用研究，荣获多项奖励荣誉。在国内首次提出"以痈论治"并获得辽宁省政府科技进步一等奖，承担了国家科技部基于"以痈论治"胃癌前状态性疾病（活动期）毒热病因创新研究，深入进行病因学与临床循证医学系统研究，获得教育部科技进步二等奖，并获国家新药证书；科技部"863"重大项目"中药新药临床试验关键技术及平台建设"，获得辽宁省政府科技进步一等奖。

◎学术思想◎

1.中医脾胃理论探析

（1）脾胃气机升降失调与多种脾胃病密切相关。气与气机是人体生存的基础，气机升降出入正常才能保证机体正常的新陈代谢以维持生理活动，而脾胃气机的升降为人体气机升降的关键。只有脾胃健运，才能维持清阳出上窍，浊阴出下窍；清阳实四肢，浊阴归六腑的正常运化，脾宜升则健，胃宜降则和，脾胃为人体气机升降的枢纽。周老认为多种原因可致脾胃气机升降失司，该升不升，当降不降，演变成多种病理表现。就胃而言，有胃气不降和不降反升两种情况。胃气不降，则糟粕不能向下传递，而生脘腹胀满疼痛、便秘等症状。胃气不降反升，可出现呃逆、呕吐等症状。对脾而言，有脾气不升和不升反降二种情况。脾气不升则不能运化水谷精微，从而出现痞满、腹胀、腹泻等临床表现，脾气不足当升反降则中气下陷，而出现脱肛、内脏下垂等症状。根据脾胃升降理论，周老采取调节脾胃气机升降的方法，在临床系统治疗疾病中，取得了较为满意的疗效。

（2）对慢性萎缩性胃炎的认识。周老根据慢性萎缩性胃炎的舌象、脉象的变化特点，并结合胃镜的病理变化及古代医家论述，指出本病的病因为饮食不节、饥饱失常、嗜食肥甘而起或由七情所伤、忧思恼怒及情绪紧张等，致使肝气郁结，横逆犯胃所致，而气机郁滞，气滞日久，血行不畅，瘀血阻络亦可引发本病。病机以脾胃虚弱，气机失调为本，热毒侵袭，肝胃郁热为标，久病入络，气血瘀滞为变。

（3）消化性溃疡的"内疡"学说。消化性溃疡包括胃溃疡和十二指肠溃疡，中医亦多认为属"胃脘痛"范畴，周老根据多年临床实践结合本病胃镜下病理形态学所见认为外疡红肿疼痛，溃腐成脓之局部特征，与内镜下的溃疡灶之特点几近一致，其不同之处是生于胃及十二指肠之内疡灶，由于长期处于胃酸刺激的特定环境，又与饮食、情志、劳逸、季节、居住环境等有关，多种不良因素致其久不愈合或反复发作。基于上述认识对本病的病机之演化、症候之特点、治疗之玄机进行了详细的阐述。

（4）胆汁返流性胃炎的"胆火逆胃"说。胆汁反流在胃炎发病中占有重要地位，胆汁返流入胃是导致消化性溃疡、慢性胃炎，尤其是慢性萎缩性胃炎的主要病因之一。中医对该病的认识多局限于呕苦、胃脘痛范畴，认为这是胃中蕴热、肝气犯胃、肝胃郁热等所致，周老则依据"邪在胆，逆在胃""肝胆之火逆入于胃"的理论认为该病的发病为胆邪逆胃，与现代医学认识的胆汁返流入胃的观点是十分吻合的。因此提出胆汁运流性胃炎的病机特点为"胆水胃逆，胃络损伤"学说，在此学说指导下确立了治疗本病的相应的治疗法则及系列抗胆汁反流药物。

2. 溃疡性结肠炎的审机论治

（1）溃疡性结肠炎脾虚为本，湿热为发病条件。溃疡性结肠炎属中医"便血""泄泻""久痢""肠风"等范畴。《黄帝内经》称之为"肠澼"；《难经·五十二难》称之为"小肠泄""大瘕泄"；《伤寒杂病论》称之为"下利"；《诸病源候论》称之为"休息痢"。周老认为，本病以湿邪贯穿疾病始终，而湿热、寒湿、气滞、血瘀、痰浊、食积以及脾胃虚弱、脾肾阳虚等病理表现又可出现在病情发展的不同阶段。由湿邪致病，故周老提出湿邪致病理论，本病病位在大肠，病邪以湿邪为主，与脾胃、肝肾等密切相关。其病因病机多由素体脾胃虚弱或饮食不节，或忧思恼怒，外感六淫，肝木克土，导致脾胃损伤，传导失司，水湿内停，郁久化热，湿毒之邪蕴结大肠，并可合并他邪，使肠络受损，血腐肉败化为脓血，从而形成溃疡。

脾胃虚弱和肠道湿热就是溃疡性结肠炎的最主要发病机理。临床上常见患者病程长，病情缠绵不愈，常因受凉而发，因此多具有脾虚的病理基础。脾居中焦，有升清降浊之功，脾失健运，则清阳不升，浊阴不降，水谷精微失于输布，化为水湿，下注于肠间，故其发病因素为体脾虚弱；或因感受外邪，困阻脾土，脾失健运，清浊不分；或因饮食过量，过食肥甘，误食生冷，损伤脾胃；或因情志失调，郁怒伤肝，肝气犯脾，忧思伤脾，脾气受损，运化失常；

或因病情迁延，脾气不足，脾阳不振，谷食不化，进一步影响脾胃。

（2）溃疡性结肠炎标本同治，祛湿为主。湿邪蕴结肠道是发病的条件，在脾虚的基础上或因外感邪毒，热毒内侵；或因嗜食肥甘，热毒内蕴；或因情志不遂，郁而化热；或因脾虚湿盛，久蕴成毒，湿浊内阻，以致腹痛、腹泻；湿热内蕴，脾胃受损，清浊不分，混杂而下，并走肠间，湿热阻滞，肝气乘脾，脾胃失职，运化失常，腹痛即泻，郁而化热，湿热蕴结大肠，肠道受湿热熏灼，气机不利，传化失职，故里急后重；热毒内蕴，阻于脉络，气机不畅，湿热与气血相搏结，血腐肉败而化为脓血；邪热内蕴，熏灼于舌，苔见黄腻，故临床上常见溃疡性结肠炎患者有腹痛、脓血便、苔黄腻等热毒内蕴的临床表现。二者互为因果，互相影响。临床中周老常常在补脾的同时加祛湿中药，参苓白术散加温胆汤应用，疗效显著。

◎治法特点◎

1. 疾病早期——清热化湿，凉血解毒为主

本病发作之初，多症见腹痛，腹泻，黏液脓血便，里急后重，肛门灼热或坠痛，口苦、口臭、身热、脘痞、纳呆，身重倦怠，小便短赤，舌质红或暗红，边有瘀点、瘀斑，苔黄腻，脉滑或濡数。本期以标实为主，反复发作者多伴有脾胃虚弱的表现。此时湿热毒邪壅盛，肠腑气滞血凝是其主要病机，非清解无以化其热，非清解无以驱其邪。故治以清法为主，清热化湿解毒，活血化瘀生肌。方可选白头翁汤、葛根芩连汤、香连丸加减。药用黄连 10g、白头翁 15g、苦参 15g、白芍 15g、木香 15g、滑石 25g、地榆炭 25g、马齿苋 20g、白及 20g、桃仁 10g、当归 15g、甘草 10g 等。同时配以清热解毒，化瘀生肌的中药煎剂保留灌肠，内外同治，以使药液直达病所，迅速起效。

周老认为，本期治疗值得注意的几点是：①切勿过用寒凉。②时时顾护脾胃。③注重疏肝柔肝、调气和血。④慎用收涩之品，以免闭门留寇。

2. 疾病中期——补脾益气，祛瘀化湿，托毒生肌

经发作早期治疗后，腹痛、黏液脓血便基本消失，里急后重、腹泻症状明显减轻，黄腻苔基本消退，而表现出体倦乏力、肢冷便溏、腹凉喜温、口淡乏味等脾虚征象，或伴有腰膝酸软、畏寒肢冷等肾虚之象。周老认为，本期表现以正虚为主，兼有余邪，本虚标实，寒热错杂为其主要病机特点。治疗多以健脾益气，托毒生肌为主，兼以祛瘀化湿，寒温并用，补泻兼施，标本同治。方选参苓白术散加减。若久病久泻脾阳不足，进而损及肾阳，命门火衰，虚寒内生，便泻不固而出现五更作泻，腹中隐痛，畏寒肢冷，甚者大便滑脱不禁等症状表现，应治以温补脾肾，涩肠止泻。方药选用：党参 20g、白术 20g、山药 20g、薏苡仁 20g、苍术 15g、茯苓 15g、干姜 5g、当归 15g、砂仁 10g、陈皮 10g、赤石脂 15g、甘草 10g。同时，应注意到瘀血阻滞贯穿于疾病的始终，它既是溃疡性结肠炎形成的病机，也是溃疡性结肠炎复发的病理基础。所以，在健脾益气的基础上，适当配伍五灵脂、生蒲黄、丹参、桃仁、红花、三七粉、川芎、赤芍等活血化瘀药使用。久痢伤阴，在溃疡性结肠炎晚期常表现阴虚火热之候，此时如果患者出现痢下鲜血黏稠、脐腹灼痛、食少、心烦口干等症状，治宜滋阴清热为主，

选用驻车丸（黄连、阿胶、当归、炮姜），或加用生地、沙参等养阴药物。此外，在健脾益气的基础上，还应注意应用消导法。常用的消积导滞药有山楂、鸡内金、枳实、枳壳、大黄、莱菔子、槟榔等。

3. 疾病缓解期——温补脾肾，调和阴阳，调气和血

溃疡性结肠炎缓解期里急后重、黏液脓血便等主要症状完全消失，仅余腹痛隐隐，或大便偶有不成形，或偶有少量黏液便，或偶因饮食不当而大便次数增多，脘腹痞满不适，体倦乏力，舌象多表现为舌质暗淡、青紫，边有瘀斑，舌体胖大或瘦小等气虚血瘀、阴虚血瘀征象。结肠镜下可见肠腔狭窄，黏膜充血水肿及溃疡糜烂消失，瘢痕存在，炎性息肉形成。周老认为，本期湿热毒势已去，元气虚弱，治疗的重点在于扶正固本，预防复发。本期常见脾气亏虚，脾肾阳虚，阴血亏虚之证。气虚而血运无力，阳虚则血失温煦，阴亏则血行瘀滞，且久病多瘀，瘀血不去，新血不生，气血愈虚，又加重瘀血阻滞，故瘀血留恋难去。阴阳气血亏虚，瘀血阻滞为此期的主要病理因素，亦是溃疡性结肠炎复发的宿根。现代研究认为，遗传和免疫是溃疡性结肠炎发病的两大关键因素，而中医脾肾与遗传素质和免疫失调有十分密切的关系。脾为后天之本，元气生成之所，主卫，机体的免疫功能与"脾"的功能状态关系密切。肾为先天之本，主藏精，主生殖，故先天禀赋差异主要归于"肾"，而肾特别是肾阳与神经内分泌关系密切。微循环障碍是溃疡性结肠炎的重要病理改变基础，血流动力的改变及高凝状态的持续存在，使得局部炎症持续存在。而活血化瘀药不仅能直接改善微循环，促进炎症吸收和组织修复，有助于溃疡愈合，还能通过影响免疫系统等方面而达到增强抗炎和调节免疫功能的作用，故缓解期应以温补脾肾、调和阴阳、调气和血为主，防止复发。

◎ 基本方及方解 ◎

1. 基本方药

黄　芪 10g	黄　连 6g	苦　参 6g	白　及 10g
陈　皮 10g	生甘草 6g	白　术 15g	三　七 1.5g
白　芍 10g	白头翁 20g	地榆炭 10g	木　香 15g

2. 方解

黄芪、白术、甘草补脾益气，固本益肠；苦参、黄连、陈皮清热祛湿、凉血止痢；白芍缓急止痛；白及、三七止血止痛；白头翁清热解毒、凉血止痢；木香疏肝健脾、行气止痛；地榆炭清热解毒、凉血止血。再根据不同病例的各自特点，佐以相应的药物，使之达到最佳的疗效。

脓血便重者加白头翁、败酱草、秦皮；腹部拘急而痛，加元胡、川楝子；便前腹痛，腹痛欲泻，泻后痛减，加木香、防风；少腹胀满，加苍术、厚朴；肾阳虚腰酸怕冷，加补骨脂、肉豆蔻；肝郁气胀窜痛明显，加柴胡、青皮；息肉形成加炒薏米等。若临床症见神疲乏力、纳呆脘闷、四肢不温、脘谷不化、下利黏液等脾虚症状明显者，应加强健脾益气之力，常可

加用党参、太子参、补骨脂、甘草等；若临床症见腹痛、发热、里急后重、下利脓血、舌苔黄腻等热毒炽盛者，应加强清热解毒之法，常选用青黛、苦参、败酱草、胡黄连、白头翁、秦皮等；久病不愈，反复发作者，适当佐以活血化瘀、通络止痛、常加丹参、当归等；大便鲜血量多，加地榆炭、槐花、血余炭等；夹有积滞者加炒鸡内金、焦三仙等。

◎病案举例◎

病案 1

张某，女，48 岁，初诊日期：2010 年 4 月 19 日。

主诉：腹痛、腹泻 30 年，加重 20d。

现病史：该患者 30 年前无明显诱因出现下腹疼痛、腹泻、黏液脓血便，每日腹泻 3～4 次，曾于当地医院就诊，诊断为溃疡性结肠炎，当地医生给予中药及西药口服、灌肠治疗（具体用药不详），数日后症状逐渐减轻，未再就诊。由于家务繁忙，经常吃饭不定时，凉热不定，有时挨饿，回到家后就暴饮暴食，导致上述症状反复发作，且春秋季易复发，发作后均在当地医院治疗，症状可缓解，具体用药不详，未规律用药。20d 前患者劳累后出现下腹痛、腹泻加重，泻下为黄色稀便带有少量鲜血，每日 8～9 次，在当地医院治疗后无缓解，遂来我院就治，于是被收入院治疗。入院时症见：下腹疼痛，喜温喜按，腹泻，泻下黄色稀便，伴黏液，带少量鲜血，每日 8～9 次，排便不爽，肛门重坠，肠鸣辘辘，胃痛胀满，并伴有嗳气，无泛酸胃灼热，无恶心呕吐，口干口苦，纳少，乏力明显，面色晦暗萎黄，舌淡，苔薄黄腻，脉弦细。

检查：结肠镜检查显示：降结肠溃疡及糜烂，结肠息肉。

【中医诊断】痢疾——休息痢。

【西医诊断】溃疡性结肠炎。

【辨证】脾气虚弱，湿热蕴结。

【治法】健脾益气，清热化湿。

【处方】参苓白术散方加减。

党 参 10g	黄 芪 20g	炒白术 30g	白扁豆 10g
山 药 30g	莲子肉 10g	薏苡仁 20g	砂 仁 6g(后下)
桔 梗 10g	三 七 10g	白 及 10g	柴 胡 10g
赤 芍 15g	白 芍 15g	败酱草 20g	石菖蒲 10g
桂 枝 12g	大 枣 10g	甘 草 10g	制附子 10g(先煎)

7 剂，水煎服，早晚分服。

穴位贴敷方以涩肠止痢为主，用五倍子 10g、地榆 15g 打粉后黄酒调匀，贴于神阙、脾俞、大肠俞穴；同时给予白及粉 3g(包)、三七粉 3g、虎杖 15g、黄柏 10g，水煎 100mL 保留灌肠，日 1 次。西医治疗予以营养支持及调整肠道菌群。

二诊（2010 年 4 月 26 日）：服药 1 周后，患者大便减少到每日 2～3 次，质软，大便带血及黏液情况较前明显减少，腹部喜暖喜按，食欲改善，口干口苦消失，面色较前有光泽，舌淡，苔腻，脉弦滑。继服上方。

三诊（2010年5月17日）：服药3周后未再见便血，大便每日2次，舌淡苔薄，脉弦滑。此时，要去掉上方石菖蒲、白及二药，加入石榴皮15g，酸收而不敛邪。患者4月12日病好出院。

【按】该患者病史长达30余年，多春秋季易复发，应想到肝气犯逆的问题。春天是肝主令，是肝气疏发的季节。春季肝气得天气之助而增强，克制脾土大过，造成脾土更虚，导致上述症状发生。因此，要在补脾的基础上加用疏肝柔肝的药物，疏肝首选柴胡，但其用量不宜过大。而柔肝的药物，莫过于白芍，可以在补土中伐木。此外，患者有后重下坠之感，也属于肝气不舒之象。陈士铎《辨证录》治久痢之方，最重要的是当归与白芍两味药，而且重用至50g，周老在治疗溃疡性结肠炎时也常用这两味药。另外，本病患者虽然有口干口苦的症状，但其腹部喜温喜按，四肢不温，也不能排除阳虚的因素。《金匮要略》中薏苡附子败酱散一方，对于下焦阳虚兼有湿热的溃疡性结肠炎十分合适，应加用薏苡附子败酱散，利湿排脓、逐瘀消肿、温经祛湿、散寒止痛。方中柴胡、白芍疏肝养血，补肝体、和肝用，脾气得健，脾阳得温，则湿邪易去。白芍一药与凉润药同用，善补肺；与升散药同用，又善调肝。入桔梗上开肺气，下消肠积，使肺气开则腑气通。白及入肺经，此药入血分以泄热散结逐腐。

病案2

董某，男，32岁。初诊日期：2011年6月10日。

主诉：脓血便2个月余。

现病史：患者于2个月前因过量饮酒后睡凉炕出现脓血便，在外院多方诊治无效，遂来就诊。症见：排稀软便，每日6～7次，便中带有少量黏液及脓血，便前腹痛肠鸣，便后不爽，伴乏力，口干不渴，食欲尚可。患者平素饮食不规律，有过量饮酒史。查体：面色灰垢，形体适中。脐旁轻微压痛。

检查：当地医院行肠镜检查示，溃疡性结肠炎。

【中医诊断】休息痢。

【西医诊断】溃疡性结肠炎。

【辨证】湿热蕴结证。

【治法】清热利湿，行气通腑。

【处方】白头翁汤加减。

苦 参15g	甘 草20g	槐 花20g	白头翁20g
秦 皮20g	葛 根10g	当 归20g	厚 朴15g
茯 苓20g	薏苡仁20g	槟榔片15g	芡 实15g
黄 连15g	沉 香5g		

7剂，水煎服，早晚分服。

嘱忌酒及辛辣饮食，勿过劳，避寒凉。

二诊（2011年6月17日）：患者自述大便干稀不调，脓血及黏液都较前减少，伴有肠鸣，舌红，苔腻微黄，脉弦滑。患者服药后，湿热症减，但郁滞未除，故予行气解郁，通腑泄热。此证多湿热夹杂为患，病势缠绵，故治疗应始终坚持清热利湿之原则，再以随症加减。前方中加防风12g，祛肠风而止利，木香顺气，行气而化滞。7剂，水煎服。

三诊（2011年6月24日）：患者服药后，排便完全恢复正常，无黏液脓血便，无腹胀腹痛等症状，面色渐露光泽，体重略微增加。未复查肠镜。随访病情无复发，嘱其注意起居饮食。

【按】本例患者年纪尚轻，因酒后着凉而发作腹泻，便黏液脓血。患者素体蕴热，有饮酒史，从症状上来看，大便黏滞而不爽，口干不渴，面色灰垢，舌红，苔白腻，脉弦数，均为体内湿热蕴结之征。结合现代医学之诊断，溃疡性结肠炎多为一种炎症反应，肉眼可见黏膜弥漫性充血、水肿，表面呈细颗粒状，脆性增加，糜烂及溃疡，病理可见大量中性粒细胞浸润。从西医角度来讲，其病理过程可释放大量的炎性介质，是一种产热反应；从中医学理论来讲，它是一种内痈的表现，血败肉腐，化热生疮。两种理论殊途而同归，故治疗用药当以清热利湿，行气化滞为原则，且根据其病势缠绵难愈之特征,清热利湿之原则当贯彻始终。待湿邪渐清，热无所倚，则势不可张，再予健脾利湿之法扶正，进一步铲除余邪，以达到治愈之目的。

病案3

高某，女，46岁，2008年11月24日初诊。

主诉：脓血便反复发作1年余。

现病史：1年前无明显原因出现腹痛、腹泻，大便呈黏液脓血样，次数增加，饮食尚可，睡眠尚可，小便正常。曾于某医院就诊，并用激素灌肠4次。查体：腹平软，肝脾触及，左下腹轻微压痛，无反跳痛。舌质暗红，苔薄白，脉滑数。

检查：胃镜，进镜抵达回盲部，距肛门30m以下见黏膜充血、水肿，呈颗粒样，表面覆脓性分泌物，血管纹理不清，可见黏膜糜烂、浅溃疡及出血点。肠镜诊断：溃疡性结肠炎（2008年6月11日）。

【中医诊断】痢疾。

【西医诊断】溃疡性结肠炎。

【辨证】湿热蕴结证。

【治法】清热除湿，收敛止血。

【处方】自拟方加减。

黄　芪10g　黄柏10g　黄　连10g　生甘草6g
地榆炭10g　侧柏炭10g　槐　花10g　血余炭10g
陈　皮10g　防　风10g　白　芍10g　三　七1.5g
苦　参6g

水煎服，日1剂，连服3个月。

二诊（2009年2月24日）：服药症减，大便略成形，仍有少量脓血，咽干，无明显腹痛。舌红，苔薄白，脉弦细。前方加白及10g、白花蛇舌草10g。

【按】溃疡性结肠炎临床常以腹痛、腹泻、排黏液脓血便为主要临床表现，属中医"便血""泄泻""久痢""肠风"等范畴，《黄帝内经》称之为"肠"；《难经·五十二难》称之为"小肠泄"；《伤寒杂病论》称之为"下利"；《诸病源候论》称之为"休息"。本病病位在脾胃、大肠，病邪以湿邪为主，其病因病机多由素体脾胃虚弱或饮食不节，或忧思恼怒，外感六淫，肝木克土，导致脾胃损伤，传导失司，水湿内停，郁久化热，湿热蕴肠，肠络受损，血腐肉败化为脓血，从而形成溃疡。周老认为湿热蕴结肠道是本病的症结所在，因此在治疗上以清热祛湿、收敛止血为治疗原则。

由黄芪、黄柏、黄连、生甘草、地榆炭、侧柏炭、槐花、血余炭、陈皮、防风、白芍、三七、苦参等药物组成。其中黄芪益气养元，健脾利湿；黄柏、黄连清解下焦湿热；苦参清热燥湿，清解胃肠郁热；三七活血化瘀，止血定痛；陈皮、防风化湿止泻；白芍、甘草酸甘化阴，缓急止痛；地榆炭、槐花、血余炭凉血止血；白芍敛阴和营，缓急止痛；甘草益气缓急，和解诸药。诸药相合，共奏清解肠道湿热、收缴止血止泻之功。陈皮、防风、白芍乃痛泻要方，去白术用甘草，嫌白术壅滞，并仿芍药甘草汤之意加强止痛效果。

二诊病情好转，大便略成形，仍有少量脓血，咽干，无明显腹痛，故加用白及，敛疮生肌。《神农本草经》曰："白及主痈肿恶疮败疽，伤阴死肌，胃中邪气。"白花蛇舌草清热解毒，祛肠间余热。

病案 4

万某，男，34 岁，初诊日期：2014 年 12 月 8 日。

主诉：大便带脓血反复发作 2 年余。

现病史：2 年前因不洁饮食出现大便带脓血，量较多，色鲜红或暗红，血与便相混淆，大便质稀，里急后重感，每日 9 ～ 10 次，伴腹痛，泻后痛减，饮食尚可，睡眠正常，小便正常。曾于当地医院行电子结肠镜检查并治疗，症状反复发作，时轻时重。查体：贫血貌，体瘦，腹平软，肝脾未触及，左下腹压痛，无反跳痛。舌质红，苔黄腻，脉滑数。

检查：电子结肠镜，全结肠慢性充血、水肿、糜烂，直肠部可见点片状小溃疡。肠镜诊断：溃疡性结肠炎。血常规：RBC 3.10×10^{12}/L，HGB 70g/L。

【中医诊断】痢疾。

【西医诊断】溃疡性结肠炎。

【辨证】湿热蕴结证。

【治法】清热除湿，收敛止血。

【处方】自拟方加减。

黄　芪 10g	黄　柏 10g	茯　苓 10g	生甘草 6g
地榆炭 10g	侧柏炭 10g	白　及 10g	炒薏苡仁 10g
败酱草 10g	白　芍 10g	苦　参 6g	

水煎服，日 1 剂，连服 3 周。

二诊（2014 年 12 月 29 日）：继服药 3 周后，患者仍自觉症减，大便略成形，每日 5 ～ 6 次，便中脓血明显减少，腹痛有所缓解。舌红，苔薄白，脉弦滑。常规：RBC 3.95×10^{12}/L，HGB 85g/L。处方：前方加石榴皮 10g、三七 3g。1 个月后来诊，大便如常。

【按】溃疡性结肠炎是消化系统的常见病、多发病，具有缠绵难愈、反复发作的特点，常以腹痛、腹泻、排黏液脓血便为主要临床表现，本病例病因在饮食不洁，感染性肠病后失治误治，湿邪困扰大肠，郁久化热，湿热蕴结肠道，损伤血络，导致本病。排脓血便，里急后重感，舌质红，苔黄腻，脉滑数，均为肠道湿热之表现。湿热蕴结肠道是本病的症结所在，因此在治疗上以清热祛湿，收敛止血为治疗原则。

由黄芪、黄柏、黄连、生甘草、地榆炭、侧柏炭、槐花、血余炭、陈皮、防风、白芍、

三七、苦参等药物组成，其中黄芪、茯苓益气养元，健脾利湿；黄柏清解下焦湿热；苦参清热燥湿，清解胃肠郁热；地榆炭、侧柏炭凉血止血，应用炭类更加强止血之功；败酱草、炒薏苡仁清热解毒，利湿排脓；白芍敛阴和营，缓急止痛；甘草益气缓急，和解诸药。诸药相合，共奏清解肠道湿热，收敛止血止泻之功。

二诊病情好转，大便略成形，脓血、便次均有所减少，湿热之邪渐去，加强止泻、止血，加石榴皮固肠止泻，三七活血化瘀，止血定痛。

◎总结/体会◎

溃疡性结肠炎具有持续或反复发作腹泻和黏液脓血便、腹痛、里急后重，并且可伴有（或不伴）不同程度的全身症状，由于多属于自身症状和排便改变，医者多不能直接观察其性状，因此问诊在诊治此病时至关重要。周老在诊病过程中会仔细询问排便的习惯、大便性状、有无黏液便及血便、有无腹痛、便后疼痛能否缓解，以及感染史、遗传史。

望诊、切诊在周老诊病过程中也是必不可少的，望诊主要包括望患者的精神状态、形体的胖瘦、舌苔的变化。通过脉诊判断疾病的寒热虚实及预后。另外，周老亦特别重视医疗设备的检查，如电子结肠镜、气钡双重造影等，能够更加客观地了解疾病的发展程度，并且可以排除其他肠道疾患，避免了漏诊和误诊，大大提高诊病的准确性。

在预防调护方面，周老主要从饮食及心理因素这两个方面为主要出发点。饮食因素，现已被认为是溃疡性结肠炎发病及复发的危险因素。同时，溃疡性结肠炎也是一种慢性病，经常反复发作，迁延难愈，需要长期接受治疗，因此患者的营养与饮食调配很重要。已有许多研究表明，饮食中的某些成分与溃疡性结肠炎发病和复发有一定的关系，如牛奶制品摄入过多而纤维摄入减少，过多摄入红肉、高脂肪和高蛋白食物，这些都与本病的发病和复发有关联。由于患者对饮食比较敏感，因此饮食宜忌在本病的治疗中地位十分重要。总的原则应食用柔软、易消化、高热能、高蛋白、高维生素、少油少炸食物及适时补充益生菌。宜少食多餐，不宜吃得过饱，不宜吃生冷、肥厚、黏腻、辛辣刺激性食物，不宜吸烟喝酒，不宜吃能引起过敏的食物，应根据个人的体质灵活变通。牛奶过敏者慎食牛乳及乳类制品。在平时无高热呕吐等情况，应多食荞麦、刀豆、荠菜、马齿苋、萝卜、冬瓜、山楂、山药、鲫鱼、鸡蛋、猪肝、绿茶等。药物治疗时应根据疾病的寒热、虚实，新病及久病确定饮食方法治疗也遵循这一原则。心理因素，近年来心理因素受到越来越多学者的重视，敏感、内向、悲观、抑郁、焦虑、易怒等不稳定的情绪在一定程度上促发本病的发生、复发及恶化。如精神受创，生气、发怒、急躁或不良心态，如多忧多虑、焦虑抑郁或感到治疗无望时，往往会使得本已稳定的病情再度复发，并且复发后多有血便，反之又使得情绪和心态更加不稳，甚至两者间构成恶性循环。好的心态、稳定的情绪对疾病的预防及病情的改善至关重要。因此，在临证时应耐心细致地向患者解释病情，解除患者的思想包袱，鼓励其积极调整心态，保持心态平和，稳定情绪，以乐观的心态看待生活，树立战胜疾病的信心。周老在溃疡性结肠炎方面提出以脾虚为本，湿热为标；标本同治，治湿为主的学术思想理念，为现代临床诊疗溃疡性结肠炎提供了一个卓有成效的治疗方案。

（刘 业 王 龙 整理）

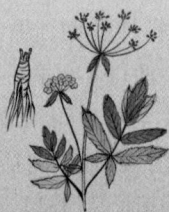

白山黑水，杏林撷珍——东北名医医案精粹

杨积武治疗心力衰竭经验

◎ 名医简介 ◎

杨积武（1945年—），男，汉族，辽宁省丹东人。辽宁中医药大学附属医院心血管内科首席主任医师、博士研究生导师，原辽宁中医药大学附属医院心血管内科主任。兼任辽宁省医疗高级职称评审委员会委员，国家食品药品监督管理局药品审评专家，中华人民共和国人力资源和社会保障部医疗保险司医保药品遴选专家，中华中医药学会内科学会委员，中华中医药学会急症委员会委员，中国中西医结合学会心血管病专业委员会委员，辽宁省中医药学会常务理事，辽宁省中医药学会心血管专业委员会主任委员，辽宁省中西医结合学会活血化瘀委员会副主任委员，中华医学会辽宁省心血管专业委员会委员，沈阳市医学会心血管分会副主任委员，《中国康复》杂志、《辽宁中医杂志》编委等职务。

2002年被辽宁省卫生厅授予"辽宁省中医名医"称号。2008年4月被评为"全国中医名医"，长期从事中医心血管内科的临床、教学、科研工作，在长期的临床实践中，总结了一套中药针剂与辨证施治相结合的治疗方法并取得良好疗效。根据多年临床经验研制的强心宁煎剂、心肌乐、冠脉1—冠脉6号已作为院内制剂应用于临床，取得可观的经济效益和社会效益。

◎ 学术思想 ◎

杨老结合自己几十年的临床工作经验，采用中西医结合方法治疗慢性心力衰竭并研制了纯中药制剂强心宁煎剂，临床应用取得较好疗效。杨老认为，慢性心力衰竭的发生是由于体质素虚，复感外邪，内舍于心。主要为：①脏腑功能衰竭，心病日久，耗伤正气，导致心气虚、心阳虚、心阴虚。其他脏腑亏损，亦可影响到心。②外邪侵袭，在脏腑虚衰基础上，复感风、寒、湿、热诸外邪，很容易影响到心脏功能和血脉运行。③忧思劳倦，耗伤心气、心血，引起心悸、气短。④饮食不洁，损伤脾胃，积食生痰，痰湿阻遏心阳，发为心悸、咳喘。

1. 心力衰竭辨病辨期，早期以心气阳虚为本

心力衰竭临床表现复杂，中医辨证和西医辨病结合，临证心衰中医认为以虚为本。所谓本虚为五脏气血阴阳亏虚，而从临床表现看，本病以心肾阳(气)虚为主。病位在心，主要为心脏结构和功能受损。《素问·痿论》曰："心主身之血脉。"心主血脉，心气推动血液在脉中运行，流注全身，发挥营养和滋润作用。心和脉直接相连，互相沟通，血液在心和脉中不停地流动，周而复始，循环往复，如环无端。心、脉、血三者共同组成一个循环于全身的系统，在这个系统中，心起着主导作用。因为只有心气才能推动血的运行，使血液流行，

脉管搏动，全身的五脏六腑、形体官窍才能得到血液的濡养，以维持生命活动。若心气衰竭，则血行停止，心与脉的搏动亦消失，生命也随之终结。从西医角度看，气虚无以推动血行则血液瘀滞，血液黏度增高，血液流速减慢，微循环障碍。气虚进一步发展则形成阳虚。在血液运行中，一方面需要心气和心阳的推动作用，另一方面需要心阳的温煦，使血液保持流动状态。当心阳不足时，阳虚则寒，寒则血凝而不能流，形成心血瘀阻。心阳与心气是有密切关系的。临床上心阳虚证多由心气虚发展而来，心阳虚是心气虚发展到严重阶段的表现，心气虚是心阳虚的早期经过。随着病情的发展，心阳虚的症候日渐显著，到心衰的终末期则以阳虚为突出表现，最终表现为阳气厥脱之危象。心气虚可无心阳虚的表现，而心阳虚者必兼心气虚。心阳衰者，往往整体机能衰退，尤其是脾胃的消化功能首先减退，从而进一步影响元气的化生，使病情变得复杂而难愈。心衰早期以心气阳虚为主，临床治疗时多以补气补阳药物为主，常用人参、黄芪、桂枝等。

2. 心力衰竭中后期以肾阳虚为主，多伴血瘀痰湿

心之阳气全赖肾阳的温煦，故心阳气虚衰除本脏病损外，往往与肾阳不足有直接关系。张景岳谓："五脏之阳气，非此不能发"，今肾阳不足，不能温煦心阳，则心阳无助，更易为外邪所乘。而且心力衰竭多起病缓慢、隐匿，根据中医"久病及肾""穷必及肾"的理论，心阳虚日久，心火不能下温肾水，亦必致肾虚。肾为先天之本，五脏之阴气非此不能滋，五脏之阳气非此不能发，心失肾阴滋养，就会水火不济，心肾不交。心主血脉，血液之循行靠心阳推动，心阳源于肾阳，心阳失去肾阳温煦，则心肾阳虚，心血瘀阻，水饮泛滥，又由于肾虚不能纳气，阳虚不得化水，在上则为咳逆喘促，在下则为尿少水肿，"跗肿大腹"。临床亦证实，心肾阳虚与心力衰竭的病理表现相一致。因此，在心力衰竭的病理变化中，心肾阳虚是其病机基础和关键环节。心肾阳虚日久，影响血脉，津液运行，久之必致血瘀痰凝。血瘀痰凝又加重心阳(气)郁遏，如此恶性循环，病情逐渐加重。临床常加补肾利水药物附子、肉桂、茯苓等。

杨老通过大量临床病历观察，认为心力衰竭的病机虽变化多端，标本俱病，但以"痰""瘀"为其最主要的病理产物和病理因素，且痰瘀并重，互为因果。一方面，痰浊内阻，血行不畅，停而为瘀；另一方面，瘀血阻脉，致津液不化，变为痰浊。瘀血停滞临床可见面色晦暗、颈静脉怒张，胸闷痛，胁下痞块，舌紫暗，脉涩等；痰饮内停则见心悸、怔忡等水饮凌心表现；亦可见咳嗽、喘促、不能平卧等水饮射肺表现；或见恶心，食欲缺乏，便溏，四肢浮肿，甚则胸水、腹水等痰湿困脾，水泛脾肾的表现。

◎治法特点◎

1. 心力衰竭临床分清标本缓急

杨老认为，治疗慢性心力衰竭要从整体观念出发，辨证施治。其治疗原则可概括为益气、温阳、利水、化瘀。其中益气、温阳是治本的主要措施。益气温阳药能提高心排血量，同时可改善心肌能量代谢与能源储备，提高心脏耐缺氧能力，保护心肌细胞结构完善性和电的稳

定性，对抗心律失常；活血化瘀药可改善血液循环，增加冠状动脉血流量，对抗心肌缺血。标证明显时，又须急用利水化瘀之剂，利水消肿是治疗心衰的重要环节。由于心衰患者通常均有不同程度的血脉瘀阻症状，因此活血化瘀应贯穿治疗的始终。临床应用活血化瘀药应注意的是：第一，要根据血瘀证的辨证诊断，特别应注意鉴别血瘀及其兼证的主次、轻重，做到辨证选方选药。第二，根据活血化瘀药的作用性质选择不同的活血化瘀药。根据药物特性，结合病人病症性质，做到祛邪而不伤正，避免过度活血破血，更易收到预期疗效。第三，结合配伍应用，易于发挥作用。虽然心衰各证型的病机和症候特点有所差异，但益气温阳，活血化瘀的治疗原则应始终如一。

2. 强心宁临床辨证应用

杨老集几十年临床经验，借丰富的中医理论，研制了强心宁煎剂。强心宁煎剂的组方依据：强心宁是由人参、黄芪、附子、丹参、泽泻等十几味中药组成。方中人参大补元气，附子助阳补火，两药相伍，既补先天命门之火，又补后天真元之气，共为君药。杨老认为，补后天之气无如人参，补先天之气无如附子，故益气温阳当首选人参、附子。现代研究认为，人参能改善缺血心肌的合成代谢，使心脏在低耗氧状态下工作，同时促进心肌细胞DNA的合成，改善心脏组织的血流量，对损伤心肌超微结构有保护作用；附子有增强心肌收缩力、改善房室传导、扩张血管、降低外周阻力及改善微循环等作用；黄芪不仅具有明显强心正性肌力及改善微循环、增加机体耐缺氧能力、保护和修复心肌细胞作用，还兼有抑制病毒，减轻心肌炎症反应，促进炎症吸收，调节机体免疫机制，提高患者细胞免疫能力，减少氧自由基，稳定细胞膜，增强心肌细胞的抵抗能力，改善心肌肌浆网钙泵的活力，减少心肌细胞内钙超载对心肌细胞的损伤等作用，是各界医家均认可的具有抗病毒、免疫调节及保护心肌病心肌作用的中药；北五加含10余种苷类化合物，具有强心、增强心肌收缩力、减慢心率作用，同时，还有增加肺循环及利尿作用；泽泻，《本草纲目》谓："泽泻，最善渗泄水道，专能通行……惟其滑利，故可消痰"，现代研究亦证实，泽泻有利尿及降低血中胆固醇作用，其利水消肿作用亦是治标的重要环节，可明显减轻心脏前负荷；丹参，活血化瘀，安神宁心，《神农本草经》谓其"主心腹邪气……破症除瘕，止烦满，益气"，《别录》谓其"养血，去心腹痼疾结气"，现代研究证明，活血化瘀药具有促进心肌血液循环，抑制血小板聚集，降低血黏度，改善微循环，保护线粒体、心肌纤维，促进心肌细胞再生，增强心肌的耐缺氧能力，清除氧自由基，阻滞钙内流，增强吞噬细胞的吞噬能力，增强抗炎、抗病毒能力，抑制炎性渗出物增多和炎症后期肉芽组织增生等作用，因此，活血化瘀药应贯穿治疗始终。诸药合用，共奏益气温阳，活血化瘀利水，养血安神之功。根据慢性心力衰竭的各证型及其兼证的不同，可在强心宁基础方的基础上进行方药加减。①心肺气虚证，可在强心宁基础上酌加党参、五味子、酸枣仁、天冬、柏子仁以补肺益气，养心安神；②气阴两虚证，可在强心宁基础上酌加党参、白术、麦冬、石斛、酸枣仁、合欢、夜交藤等以补气滋阴，宁心安神；③气虚血瘀证，可在强心宁基础上酌加川芎、延胡索、红花、益母草以行气活血止痛；④心肾阳虚证，可在强心宁基础上酌加益智仁、杜仲、肉苁蓉、肉桂、丹参、猪苓等以补益心肾；⑤阳虚水泛证，可在强心宁基础方上酌加泽兰、葶苈子、茯苓、桑白皮、桂枝、白术以振奋心阳，化饮利水；⑥痰饮阻肺证，可在强心宁基础上酌加半夏、茯苓、杏仁、桃仁、赤芍、丹参、陈皮以豁痰活血化饮。

强心宁煎剂治疗心力衰竭是杨老丰富临床经验总结之一，强心宁煎剂涵盖了现代医学治疗本病所倡导的强心、利尿、扩血管及抑制心室重构的治疗大法，揭示了古老的中医疗法所富有的现代科学内涵。根据各证型及兼证的不同，用药的加减体现了重视个体化用药的原则，遵循这样的用药原则不但对全身有利，而且对局部有利，使慢性心力衰竭的治疗收到更好效果。

◎基本方及方解◎

1. 基本方药：强心宁

人 参 10g	黄 芪 15g	附 子 10g	北五加 20g
丹 参 10g	泽 泻 15g	肉 桂 15g	川 芎 10g
茯 苓 10g	猪 苓 10g	陈 皮 15g	甘 草 15g

2. 方解

强心宁是由人参、黄芪、附子、丹参、泽泻、北五加、川芎、甘草组成。方中人参大补元气，附子助阳补火，两药相伍，既补先天命门之火，又补后天真元之气，共为君药。杨积武教授认为，补后天之气无如人参，补先天之气无如附子，故益气温阳当首选人参、附子。现代研究认为，人参能改善缺血心肌的合成代谢，改善心脏组织的血流量，对损伤心肌超微结构有保护作用；附子有增强心肌收缩力，扩张血管，及改善微循环等作用；黄芪不仅具有明显强心正性肌力及改善微循环增加机体耐缺氧能力、保护和修复心肌细胞的作用，还兼有抑制病毒，减轻心肌炎症反应，促进炎症吸收，调节机体免疫机制，提高患者细胞免疫能力，增强心肌细胞的抵抗能力，是各界医家均认可的具有抗病毒、免疫调节及保护心肌病心肌作用的中药；北五加含 10 余种苷类化合物，具有强心、增强心肌收缩力，减慢心率作用，同时，还有增加肺循环及利尿作用；泽泻《纲目》谓其："泽泻，最善渗泄水道，专能通行小便……惟其滑利，故可消痰。"现代研究亦证实，泽泻有利尿及降低血中胆固醇作用，其利水消肿作用亦是治标的重要环节，可明显减轻心脏前负荷；丹参，活血化瘀，安神宁心，《本经》谓其："心主腹邪……破症除瘕，止烦满，益气。"《别录》谓其"养血，去心腹病疾结气。配以川芎活血行气，甘草调和诸药"。

◎病案举例◎

病案 1

王某，女，65 岁，已婚，辽宁新民人，农民。

主诉：咳嗽、气短、心悸 20 年，加重 3d。

现病史：患者 20 余年来经常有咳嗽、气喘症状，但能自缓解，尚能参加劳动，曾多次就近医治，均未见效。近 5~6 年来，咳嗽发作频繁，甚则卧床不起，来诊前 3 日更加严重，咳嗽气急，吐白色泡沫痰，不能平卧，夜间阵发性咳嗽日渐加重，食欲减退，上腹部胀满，口渴不欲饮，故来本院门诊诊治。

既往史：高血压病史 25 年。

体格检查：端坐呼吸，面色潮红，无发绀，体温 36℃，血压 180/120mmHg，颈静脉怒张，气管居中，甲状腺未触及肿大，两肺满布干性啰音，心尖冲动弥散于第五、六肋间锁骨中线外 3cm，心界向左扩大，心率 130 次 /min，律齐，心尖区闻及轻微吹风样杂音，主动脉第二心音亢进，腹软，肝右肋下 5cm，中等硬度，脾未触及，移动性浊音（－），下肢凹陷性水肿。舌苔薄白，质淡，脉细数无力。

胸部 X 线摄片：心影普遍增大，左心室、左心房显示膨隆，肺纹理增厚，两肋膈角消失。ECG 示：窦性心动过速，左心室劳损。心脏彩超示：①左心增大。②肺动脉瓣、二尖瓣、三尖瓣轻度反流。实验室检查：血红蛋白 118g/L，红细胞 4.7×10^{12}/L，白细胞 6.8×10^9/L，中性粒细胞百分比 67%，余检查正常。

【中医诊断】心悸。

【西医诊断】①高血压病Ⅲ期。②高血压性心脏病。③心功能Ⅳ级 (心衰Ⅲ度)。

【辨证】阳虚水泛证。

【治法】益气活血、温阳利水。

【处方】强心宁加减。

<pre>
人 参 15g   黄 芪 15g   附 子 10g   北五加 10g
丹 参 10g   泽 泻 10g   泽 兰 15g   茯 苓 15g
桂 枝 20g   白 术 15g
</pre>

共煎服 50mL，日 3 次，口服。

服药 6d 后，尿量增加，下肢浮肿明显减退，仍有胸闷、咳嗽、气短，去桂枝、白术，加止咳降气之苏子 10g，再服药 5d 后，咳嗽止，去苏子，汤药再服 6d 后心力衰竭已基本控制。

【按】此证属阳虚水泛之心悸，由久病失调，肾阳亏耗所致。肾主水，肾阳不足，气化失权，水湿内停，泛溢肌肤，故身体浮肿；水势泛滥，阻滞气机，则心下痞满，食后尤甚；膀胱气化失职，故小便不利；水气凌心，抑遏心阳，则见心悸；水泛为痰，上逆犯肺，肺失宣降，则见咳喘，吐白色泡沫痰。脉细数无力，舌苔薄白，质淡，为阳气亏虚，水湿内停之征。以益气温阳，行气利水为主要治则，根据兼证以强心宁为基础方进行加减，配以西药强心、利尿、扩血管并根据其症状改善情况将药物减量服用，由于中西药作用机制不同，具有协调相加效应，能显著提高心力衰竭治疗效果，提高患者生活质量。

病案 2

颜某，男，71 岁，已婚，辽宁省沈阳人，干部。

主诉：双下肢浮肿加重 10 余天。

现病史：患者 2 年前自觉心悸、胸闷气短并出现双下肢浮肿，曾于我院就诊，诊断为慢性心力衰竭，经治疗症状好转后出院。此后间断出现双下肢浮肿，自服卡托普利、单硝酸异山梨酯等药物维持。10 d 前患者因劳累双下肢浮肿加重，并伴有心悸、心胸憋闷、气短、形寒肢冷、神疲乏力、痰多清稀、失眠多梦、小便不利，故来医院就诊。

既往史：冠心病不稳定型心绞痛 10 年。

体格检查：神清，语声清晰，口唇发绀，体温 36.3℃，血压 135/80mmHg，无颈静脉怒张，气管居中，甲状腺未触及肿大，双肺呼吸音粗，双肺底可闻及湿啰音，心界叩之向左扩大，心率 130 次 /min，律齐，可闻及舒张期奔马律，主动脉第二心音亢进。腹软，肝脾肋下未及，移动性浊音 (−)，双下肢浮肿，指压痕 (+)。舌胖，苔白腻，脉沉细。

胸部 X 线摄片：双肺纹理增强紊乱，心胸比大于 0.5，主动脉增宽，主动脉结可见钙化。心脏彩超示：①左心增大。②心包少量积液。③肺动脉瓣、二尖瓣、三尖瓣轻度反流。④二尖瓣开放幅度减低。ECG：窦性心动过速，心肌缺血。实验室检查：血 BNP 1090pg/mL。余检查正常。

【中医诊断】心悸。

【西医诊断】①冠心病不稳定型心绞痛。②心功能Ⅲ级 (心衰Ⅱ度)。

【辨证】心肾阳虚证。

【治法】补益心肾，利水消肿。

【处方】强心宁加减。

<blockquote>
人 参 20g　　黄 芪 15g　　附 子 10g　　北五加 15g

丹 参 15g　　泽 泻 10g　　桂 枝 10g　　白 芍 15g

瓜 蒌 15g
</blockquote>

共煎服 50mL，日 3 次，口服，以补益心肾。

服药 6d 后，患者心悸、形寒肢冷、神疲乏力症状较前明显好转，尿量增多，双下肢浮肿较前减轻，去瓜蒌，加泽兰 10g、猪苓 10g，以加强利水之力，服药 1 周后，下肢水肿消退，仍略有心胸憋闷，去泽兰、猪苓，续服 7d，以资巩固。

【按】此证属心肾阳虚之心悸，由心阳虚衰，病久及肾，心肾阳俱虚所致。心为阳脏，属火，能温运、推动血行。肾中阳气，为人身阳气之根本，能气化水液。心肾阳虚，心失温养、鼓动，故见心悸；胸阳不展，故心胸憋闷，气短；肾阳不振，膀胱气化失司，水湿内停，泛溢肌肤，则见肢体浮肿，小便不利；阳虚形神失于温养，故形寒肢冷，神疲乏力；苔白腻，脉沉细，为心肾阳虚、阴寒内盛之象。以温心肾之阳为主要治则。强心宁的应用体现了益气温阳，利水化瘀的主要治则应贯穿心肾治疗的始终，根据其兼证的不同对主方的加减。体现了用药的个体差异及对疾病不同证型的针对性治疗，使疗效更加明显。

病案 3

吴某，男，68 岁，已婚，吉林长春人，工人。

主诉：双下肢浮肿 1 年，加重 1 周。

现病史：患者 1 年前感冒后，开始咳嗽气短。双下肢浮肿，经治疗后好转，但常心悸。2 个月前开始症状又加重，出现心悸、气急、咳喘不能平卧、头晕目眩，胸脘痞闷，痰白黏稠。小便不利。并出现颜面浮肿，双下肢浮肿加重。故来医院就诊。

既往史：慢性支气管炎 15 年。

体格检查：端坐呼吸、颜面浮肿，唇轻度发绀，颈静脉怒张、心界向左稍扩大。

心率 100 次 /min，律齐。一尖瓣区可闻及Ⅱ级吹风样收缩期杂音。两肺满布细湿啰音。腹稍膨隆、移动性浊音 (+)。肝右肋下可触及二指，下肢凹陷性水肿。舌质暗、苔白腻，脉弦。

胸部 X 线摄片：右心室段显著延长膨隆，两肺广泛性索状及斑片状模糊阴影。ECG：肺型 P 波、V 导联 ORS 波群呈 Qr，V_5R/S<1，R_{v1}+S_{v5}>1.05mV。心脏彩超：右室增大 (右心室内径 23mm)。实验室检查：血气分析：$PaCO_2$ 40mmHg，PaO_2 65mmHg，SaO_2 90%。肺功能检查：FEV_1/FVC<70%，FEV%<80% 预计值。血常规，WBC15×10^9/L，NE%74.5%。

【中医诊断】心悸。

【西医诊断】①慢性支气管炎。②阻塞性肺气肿。③慢性肺源性心脏病。④心功能不全 IV 级 (心衰 III 度)。

【辨证】痰饮阻肺证。

【治法】宣肺平喘，利水消肿。

【处方】强心宁加减。

> 人 参 15g　黄 芪 15g　附 子 10g　北五加 15g
>
> 丹 参 10g　泽 泻 20g　麦 冬 10g　五味子 5g
>
> 杏 仁 10g　麻 黄 15g　生石膏 10g

共煎服 50mL，日 3 次，口服。

服药 5d 后咳喘虽减，但双下肢浮肿未减轻，改为强心宁加茯苓 15g、车前子 10g、泽兰 15g，以加强利水消肿之力。服药 7d 后，下肢水肿明显好转，颜面浮肿消失，仍时有心悸气急，予强心宁加厚朴 10g、陈皮 10g，以宽胸理气。服药 5d 后，心悸气急症状好转，与强心宁服 1 周，以巩固疗效。

【按】此证属痰饮阻肺之心悸，由心肾阳虚，痰饮阻滞所致。痰饮阻肺，肺失宣降，肺气上逆故咳嗽气急；痰浊中阻，胃失和降则胸满痞闷；痰阻心脉，心阳不振，失于温养，故见心悸。肾阳不振、膀胱气化失司、水湿内停，泛溢肌肤，则见肢体浮肿，小便不利；痰蒙清窍、则头晕目眩。舌质暗，苔白腻，脉弦，为痰浊内阻的表现。心力衰竭的治疗同时要注意原发病的控制，治疗过程中要监测病情变化情况，根据兼证的变化对用药进行调整，中西药的联合应用可缩短疾病疗程，并使预后更好。

病案 4

李某，男性，74 岁，初诊日期：2006 年 6 月 16 日。

主诉：心悸、气短 2 年。

现病史：心悸怔忡，动则气喘汗出，疲乏无力，夜间不能平卧，寐差，食欲缺乏，二便调，舌质淡，苔白腻，脉沉细无力。

既往史：冠心病史 6 年，慢性心衰病史 3 年。查体：神清口唇青紫，双肺呼吸音粗，心率 109 次 /min，心律齐，二尖瓣区闻及 3 级收缩期杂音双下肢浮肿。心电图示心肌缺血。心脏彩超示左心增大。

【中医诊断】心悸。

【西医诊断】①高血压 III 期。②高血压性心脏病。③心功能 IV 级 (心衰 III 度)。

【辨证】阳虚水泛证。

【治法】益气活血，温阳利水。

【处方】强心宁加减。

黄　芪 20g　　川　芎 20g　　当　归 15g　　桂　枝 15g

巴戟天 15g　　肉　桂 10g　　大腹皮 15g　　茯　苓 15g

猪　苓 15g

7 剂，每日 1 剂，水煎分 3 次口服。

二诊：心悸症状减轻，乏力症状好转，水肿明显减轻，夜寐差，舌质红，苔白，脉沉。治以益气温阳，养心安神。处方：黄芪 20g、川芎 20g、当归 15g、鸡血藤 15g、桂枝 15g、巴戟天 15g、肉桂 10g、茯苓 15g、酸枣仁 15、珍珠母 20、远志 15g。每日 1 剂。

三诊：下肢肿消，运动量明显增加，夜间可平卧入睡，偶有气短乏力，舌质淡红，苔薄白，脉沉细。治以益气补脾，温肾纳气。处方：黄芪 20g、党参 20g、白术 15g、川芎 20g、当归 15g、桂枝 15g、巴戟天 15g、肉桂 10g、酸枣仁 15g、远志 15g。共服 20 剂，随访半年病情控制平稳。

【按】　本例冠心病患者心功能不全病程长，中医病机复杂，病位涉及心肺、脾、肾病性虚实夹杂。患者年老体虚，阳气已衰，又反复感受外来邪气，正气亦虚，机体功能长期不能恢复正常，致使水饮作为病理产物上逆凌心射肺，外溢肌肤。方中黄芪补气升阳、益卫固表，药理研究表明不仅有强心、正性肌力的作用，还兼有调节机体免疫机制等作用。桂枝通阳化气；巴戟天补肾阳，益精血强筋骨；肉桂补火助阳散寒止痛；大腹皮、茯苓、猪苓利水消肿；川芎、当归、鸡血藤活血。如此脾肾气充盈运化得力，水饮自除，诸恙悉无。

◎总结 / 体会◎

临床对比观察及现代药理研究均证明，强心宁可使心衰患者病理生理改变，向良性循环转化，其主要有益作用归纳如下：①强心宁具有加强心肌收缩力，增加心排血量，改善心功能，提高心脏指数和射血分数；②抗心律失常，对心率呈双向调节，既可对抗室性或室上性心律失常，减慢心率，降低心肌耗氧量，又能提高窦房结兴奋性，改善房室传导；③增加冠脉流量，改善微循环，提高心肌耐缺氧能力，保护缺血心肌；④利尿消肿，降低循环阻力，减轻心脏前后负荷；⑤保护心肌免疫毒性损伤，延缓病情发展；⑥提高体内 SOD 活性，抑制脂质过氧化反应；⑦降低血浆中心钠素 (ANP) 和内皮素 (ET) 水平，防止心肌细胞内钙超负荷引起的细胞损伤。强心宁煎剂治疗心力衰竭是杨教授丰富临床经验总结之一，强心宁煎剂涵盖了现代医学治疗本病所倡导的强心利尿、扩血管及抑制心室重构的治疗大法。揭示了古老的中医疗法所富有的现代的科学内涵。

（蔡　昕 杨　露 整理）

跋

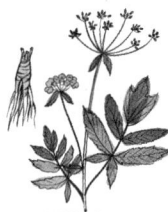

其言才有不济，觉有未尽之意、未明之言，其间肯定亦有错误不当之处，敬请同仁批评指正。最后，感谢为整理本书付出大量时间和精力的专家、领导、老师，感谢为此书出版付出大量心血的出版社的同仁！希望本书不辜负大家的辛勤努力，将中医名医精神传扬下去，带动更多的人，传承精典，布医天下。

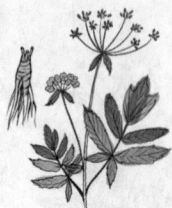

总　结

　　中医学是古代哲学与古代科学的结合，中医学的传承与发展依赖于各个时期中医医师尤其是中医名医对于临证经验与相关理论的不断探索与创新。传承名老中医的医理、医术和医道，历来是中医传承的重中之重，名老中医经验的传承模式及方法多种多样。其中，中医医案作为名老中医学术思想和临证经验的重要载体，对医案的研究和挖掘一直受到重视。名老中医典型医案是名老中医学术思想经验传承的范本，是中医药理论创新发展的源泉，是构建和创新中医药理论的重要依据和支持。两千余年来，历朝历代政府和学界都尽力保存了先贤的医案，这是宝贵的中医文献，对传承和交流历代名医学术经验有着不可替代的作用。本书收集了来自东北三省的20位名老中医典型医案，并且介绍了各位名老中医生平著述，所选医案以名老中医自身擅长诊治的病证为主，是他们长期临床经验的真实再现；所录医案，不但理法方药具备，诊次完整，而且每诊后之得失分析及案后之按语均十分中的。本书展示了当代名老中医关于内科疾病的临证思辨特点和处方用药经验，为广大中医工作者提供了临证思路与经验，对临床治疗内科疾病时有较大的参考价值，同时也为当时以及后世研究与弘扬中医药留下了巨大财富和发展空间。